ANNA TRÖKES / BETTINA KNOTHE

NEURO-YOGA

ANNA TRÖKES / BETTINA KNOTHE

NEURO-YOGA

Wie die alte Weisheitspraxis auf unser Gehirn wirkt

O.W. BARTH

Besuchen Sie uns im Internet:
www.ow-barth.de

FSC
www.fsc.org
MIX
Papier | Fördert gute Waldnutzung
FSC® C083411

Ein Imprint der Verlagsgruppe
Droemer Knaur GmbH & Co. KG, München.

Umschlaggestaltung: ZERO Werbeagentur, München
Umschlagabbildung: FinePic®, München
Satz: Daniela Schulz, Puchheim
Druck und Bindung: CPI books GmbH, Leck
ISBN 978-3-426-29229-7

Inhalt

Vorwort von Dr. Ronald Steiner 7

Vorwort der Autorinnen 9

Einleitung 13

1 Der Ausgangspunkt unserer Yoga-Praxis:
Das sich selbst überlassene Gehirn 29

2 Was im achtsamen Gehirn geschieht –
die neurowissenschaftlichen Grundlagen 65

3 Der Yoga-Weg
Vom sich selbst überlassenen
zum achtsamen Gehirn 131

4 Der Yoga-Weg II –
wie Yoga wirkt
Die einzelnen Übungsschritte 181

5 Vom Ich zum Wir –
Der Yogi und sein Umfeld 265

Literatur 303

Abbildungsnachweis 315

Vorwort von Dr. Ronald Steiner

Yoga kann viele Gesichter und Namen haben. Gerade in den letzten Jahren entstehen mehr und mehr Namen für scheinbar neue Übungsmethoden des Yoga. Dieses Buch reiht sich jedoch nicht in diese Folge ein, es geht gerade nicht darum, eine neue Weise des Übens zu definieren, sondern vielmehr darum, die Grundlagen jeder Yoga-Praxis besser zu verstehen.
Denn wie auch immer eine Übungsmethode des Yoga heißen mag, im Kern möchte sie den Übenden dabei unterstützen, einen klaren Geist zu kultivieren, damit sie oder er die wahre Natur erkennen kann.
Fast alle Wege des Yoga sehen diese, hier frei nach Patañjali zitierte, Basis als ihr eigentliches Ziel. Jeder Übungsweg, egal ob durch alte Traditionslinien über Generationen hinweg überliefert oder durch die vielfältigen Neuschöpfungen der letzten Jahrzehnte entstanden, steuert immer wieder auf dieses gleiche Ziel zu. Die Wege zu diesem gemeinsamen Ziel jedoch können verschiedener gar nicht sein.
Während sich einige in bewegungsloser Meditation auf ihr wahres Selbst konzentrieren, versuchen andere mit Atemübungen den Geist zur Ruhe zu bringen. Manche Wege muten sportlich an und die körperliche Fitness scheint wesentlich, andere legen ihren Schwerpunkt auf subtile philosophische Betrachtungen. Wieder andere folgen langsamen, vom Atem getragenen Bewegungsfolgen, um in der körperlichen Dynamik mentale Stille zu finden. Auch statisches minuten- bis stundenlanges Verharren in Positionen und schnelle wiederholende Bewegungen umfasst das weite Spektrum der Übungswege, die unter dem Namen

Yoga zusammengefasst sind. Es ist schwer bis unmöglich, Yoga über die konkrete Praxis zu definieren. Eine Definition kann erst durch die Ausrichtung auf das Ziel gelingen. Wie kann es aber sein, dass so unterschiedliche Übungswege immer wieder zum gleichen Ziel, dem klaren Geist führen? Was ist überhaupt dieser, immer wieder beschriebene, klare Geist? Welche Veränderungen lassen sich in unserer Psyche und in unserem Gehirn basierend auf den unterschiedlichen Techniken feststellen? Kann moderne Psychologie und Neurowissenschaft diesen Zustand näher erklären und uns helfen, ihn besser zu verstehen? Genau mit diesen Fragen beschäftigen sich Anna Trökes und Bettina Knothe in diesem Buch und eröffnen so eine neue Sichtweise auf die uralte Tradition des Yoga.
Moderne Forschungsergebnisse helfen uns, die Wirkungsweisen des Yoga besser nachzuvollziehen und so über Jahrtausende überlieferte und immer wieder neu sich entwickelnde Techniken in einem klareren Licht zu sehen. Sie helfen uns, deutlicher zu erkennen, welche neuronalen Anpassungen durch die verschiedenen Übungen hervorgerufen werden. Wo und wie sich diese Anpassungen gegenseitig ergänzen und wie ganz unterschiedliche Ansätze überraschend ähnliche Lernprozesse in uns anstoßen. Uraltes Erfahrungswissen begegnet so neuen Erkenntnissen aus Wissenschaft und Forschung. Dieses Buch macht das Zusammentreffen für uns nachvollziehbar und zeigt Zusammenhänge und Hintergründe auf. Daraus entsteht ein neues, klareres Verständnis von dem, was Yoga ist, und über seine Praxis. Dieses Buch ist ein wertvoller Leitfaden für alle, die in diese Hintergründe des Yoga und seiner Wirkungsmechanismen eintauchen möchten.

Dr. Ronald Steiner
Arzt und Yogalehrer – AshtangaYoga.info

Vorwort der Autorinnen

Wie dieses Buch Gestalt annahm

Jede Autorin und jeder Autor, die versuchen, die Wirklichkeit unseres Gehirns und seiner Wirkzusammenhänge zu beschreiben, steht vor der Schwierigkeit, einen enorm komplexen und vielschichtigen Inhalt in einer linear organisierten Sprache wiedergeben zu müssen. Genau wie bei den Yoga-Konzepten hängt auch in unserem Nervensystem, unserem Geist und unserem Körper alles mit allem zusammen. Den Grad der Vernetzung beginnen wir gerade erst zu erahnen, und wahrscheinlich wird er uns in seiner ungeheuren Komplexität immer unfassbar bleiben. Das lehrt Respekt und vor allem Demut.

Wir, die Autorinnen, haben unzählige Bücher verschlungen und durchgearbeitet. Wir haben Kongresse und Symposien besucht, viele inspirierende Vorträge führender Wissenschaftlerinnen und Wissenschaftler gehört und uns ganz auf unser wundervolles Thema eingelassen. Wir haben viele lange und intensive Gespräche geführt, um uns unserem Forschungsgegenstand, nämlich den erstaunlichen Überschneidungen zwischen der Yoga-Lehre und den Erkenntnissen der Neurowissenschaften, zu nähern.

Um der Komplexität und der Vernetztheit wenigstens annähernd gerecht zu werden, haben wir uns entschlossen, bestimmte Themen wie zum Beispiel das Konstrukt unserer Persönlichkeit, die verschiedenen Wahrnehmungsqualitäten, die Entfaltung von Emotionsregulation oder das System der Spiegelneuronen bewusst mehrfach und in unterschiedlichen Zusammenhängen darzustellen. Diese bewussten Wiederholungen möchten der Leserin und dem Leser helfen, möglichst vielen Aspekten dieser spannenden Themen begegnen zu können. Bei der Erarbeitung der Inhalte haben wir sehr oft Mindmaps gemalt, die uns sehr darin unterstützt haben, komplexe Strukturen miteinander in Beziehung zu setzen und durch ihre Veranschaulichung besser zu verstehen. Besonders das 5. Kapitel, das das Eingewobensein aller Aspekte unseres Wahrnehmens, Denken und Fühlens – und damit unseres Gewordenseins – betrachtet, versucht sprachlich eine solche Mindmap abzubilden.

Kurz: Wir haben alles versucht, uns gestalterisch und sprachlich den Inhalten so zu nähern und diese so aufzubereiten, dass sie Ihnen als Leserin bzw. Leser trotz ihres hohen Grades an Komplexität verständlich werden und Sie sich eingeladen fühlen, dieses Wissen nutzbringend in Ihren Alltag zu integrieren.

Es ging uns darum, Wissen wachzurufen und Einsicht und Erkenntnis zu ermöglichen. Zu diesem Zweck stellen wir Ihnen ein Instrumentarium an Wissen, Erkenntnissen und Methoden vor und zur Verfügung, das Ihnen zur Grundlage der Arbeit an und mit sich selbst (im Sinne der Selbstentfaltung und Transformation) werden kann.

Dabei ist uns sehr bewusst, dass wir nur das erörtern und beschreiben können, was uns zum jetzigen Zeitpunkt bedeutungsvoll erscheint und was wir zu verstehen meinen. In welchem Maße sich die Bewertung von Bedeutungsvollem und vor allem unser Verständnis wandeln, erfahren wir, die Autorinnen, sehr intensiv im Prozess des Durchdenkens, des Schreibens und des erneuten Durchdenkens in den vielen Durchgängen des Korrekturlesens. Im Grunde genommen erfahren wir unseren Text als etwas Lebendiges, das sich nie in seiner Gesamtheit, sondern immer nur als das darstellt, was es in gerade diesem Moment zu sein scheint. Unser Text ist eine solche Momentaufnahme unseres aktuellen Wissens- und Erkenntnisstandes – und er kann auch gar nichts anderes sein.

Bettina Knothe & Anna Trökes,
Berlin im Mai 2014

Einleitung

> Wir schwimmen Tag für Tag im Strom des Lebens, und wie es halt so ist, hören wir dabei die meiste Zeit nicht auf das geflüsterte Verlangen unseres eigenen Herzens.
>
> *Jon Kabat-Zinn*

Unser Verständnis von Yoga

Was ist Yoga? Diese Frage steht oft am Anfang eines neuen Yoga-Kurses mit Teilnehmenden, die noch nie Yoga praktiziert haben. Sie wird gelegentlich gestellt, wenn Menschen sich für Yoga interessieren und für sich entscheiden müssen, mit welchem Yoga-Stil sie anfangen wollen.
Da Yoga etwas ungemein Komplexes und Vielschichtiges ist, beziehen wir als Yoga-Lehrerinnen uns bei dieser Frage in unserem Unterricht gerne auf Bilder aus dem Alltag, um unser Verständnis von Yoga zu vermitteln. So beispielsweise:

- Yoga heißt, mit sich selbst wieder in Kontakt und in Beziehung kommen.
- Yoga heißt, sich mit sich selbst anzufreunden.
- Yoga heißt, die eigenen Bedürfnisse zu erkennen und sich selbst etwas Gutes zu tun.

Dahinter steht die Idee, dass alle Menschen mit den Vorstellungen von Kontakt, Beziehung und Freundschaft etwas anfangen können, weil sie mit diesen Begriffen eigene Bilder, Erfahrungen und Vorstellungen verbinden können, die positiv gefärbt sind. Wir wählen diese Begriffe aus, weil wir annehmen, dass unsere Teilnehmenden mit ihnen etwas Positives verbinden. Selbstverständlich können wir nicht wissen, was sie auf der Grundlage ihrer momentanen Verfassung tatsächlich mit »Kontakt«, »Beziehung« und »Freundschaft« assoziieren und wie sich diese Aspekte für sie anfühlen. Aber wenn sie Yoga üben, werden sie auf jeden Fall Gelegenheit haben, im Kontakt mit sich selbst Erfahrungen damit zu machen und diesen Empfindungen nachzugehen. Wenn Yoga-Praxis und Unterricht bewirken, dass sie sich eingeladen fühlen, sich (wieder) auf sich selbst einzulassen, dann wird sie der Yoga sicher darin unterstützen, sich zunehmend in dem zu gründen, was ihnen guttut und was sie geistig und körperlich gesund erhält.

Wie der Yoga sich selbst definiert

Einer der angesehensten und bekanntesten Grundlagentexte des Yoga ist das *Yoga-Sutra* (*sutra:* Leitfaden), das dem Weisen Patañjali zugeschrieben wird. Er definiert den Yoga dort (YS I,2) mit den Worten *»yogas citta vritti*[1] *nirodhah«*, was zumeist übersetzt wird mit: »Yoga ist das Zur-Ruhe-Kommen der Aktivitäten des Geistes.« Aus unserer Sicht beschreibt diese Definition den Kern des Yoga-Weges, der uns in einen mentalen Zustand zu führen vermag, der gekennzeichnet ist durch Unmittelbarkeit und Klarheit sowie ein intuitives Verstehen, wer wir wirklich im tiefsten Wesenskern sind. Dieser Kernaussage werden wir in diesem Buch folgen.

Das *Yoga-Sutra* ist einer der Texte, der uns in diesem Buch begleiten wird. Obwohl zweitausend Jahre alt, ist dieser Text doch so klar und so zeitlos in seiner Analyse des menschlichen Geistes, dass er uns auch heute noch als

---

1 *Zum Begriff der Vrittis siehe Anmerkung* 5.

ein unverzichtbarer Ratgeber zu verstehen hilft, wie wir »funktionieren« und was wir tun können, um zu persönlicher Klarheit, innerer Ruhe und innerer Freiheit zu finden.
Ein weiterer Yoga-Text, auf den wir uns beziehen, ist die *Bhagavadgita* (ein berühmter Lehrdialog, der ca. 400 v. Chr. entstand). Außerdem wird in unsere Darstellungen indirekt auch immer wieder buddhistisches Gedankengut mit einfließen. Siddharta Gautama praktizierte viele Jahre intensiv Yoga, bevor er Erleuchtung fand und zum Buddha wurde. In seinen Lehren entwickelte Buddha den psychologischen Ansatz der Yoga-Praxis konsequent weiter. Vieles davon floss wiederum in spätere Konzepte des Yoga ein, sodass es zu einer Durchdringung älteren und neueren yogischen und buddhistischen Gedankenguts kam, die wir heute manchmal in ihrem Ursprung kaum noch zu unterscheiden vermögen.

Schlüsselbegriffe unseres Ansatzes

Schlüsselbegriffe innerhalb unserer Yoga-Praxis und Yoga-Lehre sind *Innehalten* und *achtsames Gewahrsein.* Sie sind für uns bedeutsam, weil wir die Erfahrung gemacht haben, dass sie es uns erlauben, Zugang zu unserer unbewussten Welt von Erinnerungen, Gewohnheiten, Einstellungen, Konzepten und Alltagsautomatismen zu finden.
In diesem Buch gehen wir davon aus, dass jede Yoga-Übungspraxis Spuren im Nervensystem hinterlässt, und zwar sowohl hervorgerufen durch den Prozess der Wahrnehmung an sich als auch durch unsere Verarbeitung motorischer, sensorischer und kognitiver Eindrücke, mit denen uns diese Praxis konfrontiert. Diese Eindrücke treffen auf die bereits in uns bestehenden neuronalen Abbildungen unserer Körper- und Bewegungsempfindungen.

Gleichzeitig schaffen sie durch das *aufmerksame* Spüren und Bewegen aber auch neue, sinnliche erfahrbare Abbildungen im Nervensystem und im Gehirn. Vermittelt durch unsere *Aufmerksamkeit* entsteht in uns ein subjektives oder emotionales Gewahrsein, bei dem wir uns selbst *be-wusst* in unserem sensorischen Erleben beobachten, und zwar dergestalt, dass wir zu uns selbst etwas Abstand bewahren. Das erlaubt es uns, uns selbst beim Handeln, Spüren und Denken zuzuschauen, und es erschafft in uns etwas, was sich im Yoga größter Wertschätzung erfreut: die Instanz des inneren Beobachters oder – wissenschaftlich ausgedrückt – eine Metaposition, bezogen auf das eigene Erleben. »Meta«, was sinngemäß »dahinterstehend« heißt, bedeutet, dass wir gewissermaßen hinter das treten, was wir gerade erfahren, und uns so aus dem Geschehen zurückziehen. Dadurch verändert sich verständlicherweise unsere Perspektive komplett.
Yoga bietet uns in diesem Sinne neben einer Philosophie, die seit Jahrhunderten immer wieder neu durchdacht und angewandt wird, noch eine außerordentlich differenziert ausgearbeitete und vielfältige Methodik, die uns darin unterstützen möchte, Momente und Erfahrungen des Innehaltens in unserem Alltags- und Lebensprozess zu etablieren. Im Innehalten finden wir allmählich zu einem sensiblen Empfinden von Präsenz und lernen, einen hohen Grad bewusster Aufmerksamkeit zu entfalten und beizubehalten. Das wiederum ermöglicht uns, psychische Erfahrungen im JETZT unmittelbar zu spüren, sie auszuhalten, anzunehmen und achtsam mit ihnen umzugehen – eine Fähigkeit, die wir als *Selbstwirksamkeit* bezeichnen.

Unser Verständnis von Geist (Mind)

Das *Yoga-Sutra* ist in einer sehr dichten und komprimierten Sprache verfasst. Es vermittelt einerseits den Eindruck, dass Patañjali jemand war, der sehr genau beobachtet hat. Zum anderen hinterlassen die Texte des *Yoga-Sutra* bei uns Autorinnen den Eindruck, als habe sich die Struktur des Denkens und Reflektierens in den letzten Jahrhunderten und Jahrtausenden im Kern so gut wie gar nicht verändert.

Deswegen lohnt es sich auch, ganz genau hinzuschauen, wie Patañjali das definiert, was wir in der deutschen Sprache »Geist« nennen. Er verwendet dafür das Wort *citta*, wörtlich: »das Gesehene, das Beobachtete, das Erkannte« (Deshpande/Bäumer 1977:23). Citta wird auch als der Bereich oder als das *Feld* in uns bezeichnet, in dem wir wahrnehmen, denken, fühlen, uns an etwas erinnern, in dem wir uns unserer Gefühle gewahr werden und unsere inneren Bilder erfahren können. Eliade nennt Citta »die psychische Kraft, welche die von außen kommenden Empfindungen ordnet und erhellt«[2]. Es ist auch die Instanz in uns, die es *mir* ermöglicht, zu wissen, dass *ich* es bin, die oder der da sieht, hört, denkt und fühlt. Aus diesem Grunde übersetzt Sriram *citta* mit »das meinende Selbst« (Sriram 2006:32).

Das deutsche Wort »Geist« mag als erste Übersetzung für den Begriff Citta stehen, es gibt jedoch unserer Meinung nach nur sehr ungenau die Vielfalt der Funktionen von Citta wieder. Denn: Der Begriff »Geist« wird sehr oft mit Vernunft und Verstand gleichgesetzt; dabei gerät aus dem Blick, dass auch unsere Empfindungen und unsere Gefühle Teile des Geistigen sind. Unsere Lebenserfahrung wie auch die moderne Hirnforschung zeigen nämlich, dass alle

2 Eliade 1977:78.

diese Erscheinungsformen des Geistigen auf das intensivste miteinander *vernetzt* sind. So können wir uns den Citta auch physisch als das milliardenfach verknüpfte Netz von Nervenzellen vorstellen, in dem alle unsere mentalen Inhalte bewahrt werden und aktiv sind. Und dazu gehören neben unserem Verstand eben auch unser Gemüt (also unser emotionales Bewusstsein) wie auch der gesamte riesige Fundus unserer Erinnerungen, unserer inneren Bilder, der Konzepte, auf die wir uns ständig unbewusst beziehen, und nicht zuletzt auch unsere Intuition (also unsere Gabe, etwas jenseits von Konzepten und Worten zu verstehen und zu wissen).

Im weiteren Verlauf dieses Buches werden wir uns an einer Definition von »Geist« (engl.: mind) orientieren, wie er von dem bekannten Neurowissenschaftler Daniel Siegel entwickelt wurde. Danach ist »Mind« etwas, das (uns) durch folgende Qualitäten erfahrbar wird:

- Mind ist *selbstorganisiert,* das heißt, er erschafft und verändert sich aus sich selbst heraus.
- Mind ist *emergent,* das heißt, er trägt in sich die Fähigkeit, aus dem Zusammenwirken unterschiedlichster Faktoren (wie z. B. Eindrücken und Erinnerungen) neue Qualitäten des Verstehens und Erkennens zu entwickeln.
- Mind ist *verkörpert,* das heißt, unsere Erfahrungen haben sich bis auf die zellulären Ebenen »eingeschrieben«. Ohne das Zusammenwirken mit dem Körper, der ihn beherbergt, würde er nicht funktionieren.
- Mind ist *relational* (bezogen auf etwas), das bedeutet, er ist immer veränderlich und eingebunden in ein Geflecht von Beziehungen.

Siegel definiert Mind als »einen selbstorganisierten, emergenten Prozess, der in uns und zwischen uns auftaucht und sich dann – auf sich selbst bezogen – immer wieder reguliert. Das, was dabei ständig reguliert wird, ist der Fluss von Energie und Information« (Siegel, Vortrag in Graz 2013). Kurzgefasst könnte man sagen, dass unser Mind ein Prozess ist, der ständig aktiv Energie und Informationen reguliert.

Um sowohl dieser komplexen Definition gerecht zu werden, als auch die diversen Bedeutungen des Sanskrit-Worts *citta* zu würdigen, haben wir uns dazu entschlossen, in vielen Fällen anstelle von »Geist« das englische Wort »Mind« zu verwenden.

Alle Aktivitäten unseres Mind sind abhängig davon, wie er in der Kindheit und Jugend *geprägt* wurde.[3] Dies umfasst die Fähigkeit des Geistes, wahrzunehmen, zu empfinden, also Zugang zu unseren Gefühlen zu bekommen bzw. zu unserem Denk- und Reflexionsvermögen, zu unseren Erinnerungen und zu unseren inneren Bildern. Darauf weist schon die Wortbedeutung von *citta* als »das Gesehene, das Beobachtete, das Erkannte« deutlich hin. »Prägung« meint hier, dass etwas einen prägenden Eindruck in uns hinterlassen hat, bedingt dadurch, wie unser Gehirn in den ersten Tagen, Monaten und Jahren des Lebens genutzt und gefordert bzw. gefördert wurde, und was wir in dieser Zeit sehen, beobachten und erkennen konnten.

Vor diesem Hintergrund begreifen wir, dass Citta – der Mind – auf eine Weise strukturiert wurde, dass er nur das in sich entwickeln kann, was er an Information und Strukturen angeboten bekommt und dann entsprechend im Gehirn verarbeiten kann.

---

3 Mehr zu der Wirkweise von Prägungen im Abschnitt *Samskaras* in Kap. 1.

Das Konzept der erfahrungsabhängigen Neuroplastizität

Ein Kind verfügt nach der Geburt über unendliche Möglichkeiten zur Vernetzung seiner Gehirnzellen. Was aus diesen Vernetzungsoptionen tatsächlich ausgewählt wird, wird durch das Angebot und die Qualität an Reizen, Kontakten und Bindungen bestimmt, die von außen an es herangetragen werden. Diejenigen Wahrnehmungs-, Denk- und Verhaltensmuster, die sich für ein Kind subjektiv als wesentlich herausstellen, um in einer Gemeinschaft überleben zu können, bilden sich weitestgehend aufgrund dieser Nutzung und werden durch Wiederholung als Muster stabilisiert. Was uns durch solche frühen Erfahrungen eingeprägt wurde, ist zwar keinesfalls unveränderlich, hinterlässt aber zunächst einen so starken Eindruck, dass es die Funktionsweise (das Wie) unseres Mind stark bestimmt.

Das *Yoga-Sutra* beschreibt die vielfältigen Aktivitäten des Geistes (die *Vrittis*[4]) im täglichen Leben. Unser Mind ist demnach – und auch das zeigt unsere eigene Lebenserfahrung – fast ununterbrochen in Bewegung. Wir sind ständig dabei, zu empfinden, zu denken, zu fühlen oder uns zu erinnern; und wir erfahren fortwährend, dass innere Bilder, Vorstellungen oder manchmal auch Melodien unseren mentalen Raum (den Citta) erfüllen. Im Verlauf unserer Yoga-Praxis versuchen wir, diesen Raum zu ordnen, ihn überschaubarer zu machen – und vor allem, ihn immer mehr zu leeren.

Die Neurowissenschaften sprechen hinsichtlich unserer Fähigkeit, unseren Mind immer wieder neu zu gestalten, vom *plastischen Gehirn.* Auch diese Vorstellung, nämlich

---

4 Die fünf Aktivitäten des Citta (die Vrittis) im Yoga-Sutra sind: richtige Wahrnehmung (pramana), falsche Wahrnehmung bzw. Irrtum (vipararyaya), Vorstellung bzw. das Denken in Konzepten (vikalpa), Schlaf (nidra) und Erinnerung (smrti).

dass das Gehirn plastisch, also veränderbar und formbar ist, gab es im Yoga schon immer. Ja man könnte sogar sagen, dass sich in diesem Gedanken Sinn und Anspruch unserer Yoga-Praxis gründen. Sie zeigt uns einen Weg – einen von vielen möglichen Wegen –, der uns darin unterstützen kann, alte und unbewusste Prägungen bewusster wahrzunehmen, unseren Mind besser in all seinen Funktionen und Mustern kennenzulernen sowie kompetenter und handlungsfähiger all den leidvollen körperlichen und mentalen Spannungen begegnen zu können, die uns Leid verursachen. Der Yoga lehrt uns zu verstehen, dass wir zwar mit einer bestimmten mentalen Ausstattung kommen, aber nicht notwendigerweise mit ihr auch wieder gehen müssen. Besonders diese Erkenntnis möchten wir in unserem Buch mit Ihnen teilen.

Die Vernetzung von Yoga und Neurowissenschaften

Neue Ansätze in den Neurowissenschaften, der Positiven Psychologie und der Psychotherapie sowie der ressourcenorientierten Persönlichkeitsentwicklung beschäftigen sich seit Jahren verstärkt mit den Themen Achtsamkeit und Selbstwirksamkeit. Alle diese Methoden bemühen sich um integrative Ansätze, die uns ermächtigen sollen, unser persönliches Wohlbefinden zu begründen, angemessen mit Wandel- und Krisensituationen umzugehen sowie offene und achtsame Beziehungen mit anderen Menschen und mit der Welt als Ganzes zu pflegen. Der Yoga verknüpft dieses Anliegen im Rahmen seiner Philosophie und Übungspraxis: Hier ist der Weg das Ziel, und das, wodurch der Yoga sich definiert (der Zustand des stillen, klaren Mind), beschreibt gleichzeitig auch den Prozess, den wir durchlaufen, um diese innere Verfassung in uns zu entwickeln.

Der Yoga lehrt uns, über die Beobachtung unserer Bewegungen, unserer Haltung, unserer Atmung und unserer Gedanken mehr über uns selbst zu erfahren. Jede dieser Beobachtungen hinterlässt ihre Spuren in unserem Gehirn, insbesondere in den Bereichen, die für die Körperwahrnehmung und die Bewegungsmuster zuständig sind. Und es erscheint uns als sehr wahrscheinlich, dass, wenn wir Yoga in Verbindung mit einem so klaren konzeptionellen Rahmen üben, wie ihn das *Yoga-Sutra* oder andere Yoga-Texte bieten, sich auch jene Gehirnregionen verändern, die es uns ermöglichen, soziale und ethische Entscheidungen zu treffen, also zunehmend soziale und emotionale Kompetenz zu entfalten.
Das betrifft insbesondere unser Stirnhirn bzw. die gesamte präfrontale Region. Und zwar aus folgendem Grund: Im Yoga beschäftigen wir uns kontinuierlich damit, unseren Fokus und unsere Sichtweise so zu verändern, dass wir zusammenführen und einschließen, anstatt auszuschließen und auszugrenzen. Diese Suche nach *integriertem Wissen* und *kohärenter Struktur*[5] sollte sich nach unserem Verständnis auch im Gehirn abbilden. Wir sprechen deshalb gerne davon, dass wir vermittels Yoga in unserem Gehirn die Fähigkeit der Kohärenz stärken können.

Yoga und Achtsamkeit

Wir Menschen sind fühlende und (selbst)reflektierende Wesen. Die Existenz und das Zusammenspiel dieser Eigenschaften sind ein großes Geschenk. In diesem Spiel ist jedes Gehirn an Erweiterung interessiert. In »Erweiterung« steckt »weit werden«. Und: Unser Gehirn ist immer

---

5 Lat.: cohaerere: zusammenhängen; hier im Sinne von: sinnbildende Zusammenhänge schaffen.

»interessiert« an Vernetzung, an Sinnfindung und an Sinnstiftung. Das bedeutet, dass es immer versucht, das Erlebte, Empfundene, Gedachte und Überdachte zu einem für uns sinnvollen Resultat oder einer sinnstiftenden Erfahrung zu verbinden. Auch diese Fähigkeit wird als *Kohärenz* bezeichnet.

Die Art, wie das *Yoga-Sutra* oder die *Bhagavadgita* unseren Mind betrachtet, lässt deutlich werden, dass sehr vieles von dem, was wir wahrnehmen (also: für *wahr* nehmen), was wir an Konzepten erschaffen oder was als Erinnerung und Erfahrung in der Tiefe unseres Gehirns abgelegt ist, dazu beiträgt, dass wir sowohl große Freude und Verbundenheit als aber auch Leid erfahren.

»Jede Aktivität unseres Geistes kann sowohl dazu beitragen, uns Beschwernis zu verursachen, oder aber dazu beitragen, dass wir Erleichterung erfahren bzw. glücklicher werden.« (YS I,5, Desikachar)

Doch leider werden wir uns ganz oft nicht bewusst, wie sich unser Denken und Fühlen, die Art unserer Erinnerungen und die Auswahl von Konzepten, aus denen heraus wir unsere inneren Einstellungen entwickeln, auf unser Wohlbefinden oder Unbehagen auswirken.

Deshalb sind das Etablieren von Innehalten und das achtsame Gewahrsein die beiden Kernkompetenzen, die wir vermittels einer Yoga-Praxis zu entwickeln suchen. Die Verankerung dieser Qualitäten im eigenen Alltag ist eine große Herausforderung, und das Entwickeln von Achtsamkeit insgesamt sogar ein lebenslanger Übungsweg. Beides aber wird uns zuverlässig in unser eigenes inneres Sein führen – und steht damit ganz im Gegensatz zu unserem ständigen Aktivsein im Alltag. Wenn es uns gelingt, sowohl das Innehalten als auch die Achtsamkeit im eigenen Leben zu etablieren, dann können wir damit etwas erschaffen, was das *Yoga-Sutra* »Gegenströmung«

(pratipaksha) nennt. Damit ist die Kraft gemeint, die den ungünstigen und destruktiven Tendenzen und Strömungen unseres Mind etwas entgegenzusetzen vermag.
Unserer persönlichen Erfahrung nach müssen wir uns bewusst und klar entscheiden, diesen Weg zu gehen. Um die Orientierung zu behalten, brauchen wir klare Konzepte und eine »Landkarte«. Und wir brauchen eine persönliche Vision, die uns unser eigenes Bemühen sinnvoll erscheinen lässt und uns dazu motiviert, auch in schwierigen Zeiten am Ball zu bleiben.
Doch auch Konzepte und Visionen wollen erarbeitet werden. Damit sie innerhalb unserer persönlichen Wertvorstellungen, Lebensumstände und Ansichten zu einer verlässlichen und belastbaren Methode werden können, bedarf es sowohl unseres beständigen Bemühens *(abhyasa)* als auch der Fähigkeit, uns bezüglich dessen, was wir tun, immer wieder selbst zu hinterfragen.[6]
Hier setzt unser Verständnis von Yoga in Verbindung mit Achtsamkeit an. Unsere Erfahrung hat uns gezeigt, dass Achtsamkeit so etwas ist wie der »Ariadne-Faden«, der uns sicher durch das Labyrinth unseres Mind zu führen vermag und der uns hilft, sogar in seine Abgründe einzutauchen, ohne uns in ihnen zu verlieren. Wenn wir achtsam Yoga üben, in Verbindung mit den wundervollen und hilfreichen Denkansätzen, die uns die Yoga-Philosophie bietet, dann können wir *allem* in uns furchtlos begegnen. Wenn wir die Schriften des Yoga lesen und uns mit seiner Philosophie beschäftigen, dann sind wir immer eingeladen, uns mit der klaren, sinnstiftenden, haltgebenden und vor allem seit Jahrtausenden erprobten Struktur zu verbinden, die wir dort vorfinden. Diese Struktur ist unge-

6 Dieser Prozess des Über-sich-selbst-Nachdenkens wird in den Neurowissenschaften Metakognition genannt.

mein hilfreich, und zwar zum einen, weil sie uns hilft, unseren persönlichen Weg der Achtsamkeit zu gestalten und ihn zu beschreiten; zum anderen schafft sie günstige Bedingungen dafür, dass wir allmählich eine stabile und doch gleichzeitig gelöste Geistesverfassung in uns etablieren können. Eine solche innere Gestimmtheit verstärkt wiederum unser Vertrauen, dass wir auf unserem Übungs- wie auch auf unserem Lebensweg immer wieder alles neu ausprobieren und auch Fehler machen dürfen. Es geht darum, dass wir uns selbst die Chance geben, »mit uns so zärtlich und liebevoll umzugehen, dass wir uns zumindest immer für Momente mit uns selbst ›zu Hause‹ fühlen« (Reddemann/Wetzel 2011:13). Darin liegt unsere Chance: uns tief mit uns selbst zu befreunden. In solch einer zugewandten Beziehung zu uns selbst gibt es kein wertendes »Richtig« oder »Falsch«, »Gut« oder »Schlecht«. Vielmehr sind wir immer wieder angehalten, uns zu fragen, ob das, was wir denken, fühlen und wie wir handeln, für uns und unsere Umwelt eher günstig oder ungünstig bzw. eher förderlich oder hinderlich ist.

Potenzialentfaltung und Ressourcenorientierung im Yoga

Diesen Zusammenhang empfinden wir als sehr bedeutsam in Bezug auf die Stärkung unserer persönlichen Ressourcen und die zunehmende Entfaltung von Selbstwirksamkeit. Wir betrachten den Yoga als ein Instrument, eine Möglichkeit, an unsere inneren Ressourcen anzudocken, und wir meinen, dass er uns viele Gelegenheiten gibt, übend unsere Kompetenzen und Potenziale immer wieder ein Stückchen weiter auszudehnen. Seine klare philosophische Struktur ist wie eine verlässliche Begleitung, die es uns ermöglicht, wohlwollend an der Erweiterung unserer

Grenzen zu arbeiten. Im Gegensatz zu den üblichen Bewertungen wie »richtig« oder »falsch« herrscht hier das Prinzip der »Fehlerfreundlichkeit«.
Im Zusammenspiel von Yoga und Achtsamkeit geht es daher unserer Ansicht nach darum, für uns selbst bewusst innehalten zu können, mit uns selbst förderlich umzugehen und uns zu erlauben, neugierig, offen, akzeptierend und liebevoll unsere Grenzen zu erforschen und auszudehnen.

Was Sie in diesem Buch erwartet

Yoga unterstützt uns, unsere Achtsamkeit zu schulen und ein Gespür für unsere physische, emotionale und mentale Befindlichkeit zu erlangen. Den Ausgangspunkt unserer Yoga-Praxis bezeichnen wir im ersten Kapitel als den Zustand des »sich selbst überlassenen« Gehirns. Wir stellen Ihnen dort Erklärungsmodelle aus der Yoga-Philosophie über die Funktionsweise unseres Mind vor, über die Art und Weise, wie wir Wahrnehmungen erfassen und verarbeiten. Unser Anliegen ist es, denjenigen Bezugspunkt der Yoga-Philosophie, der uns durch das ganze Buch führen wird – das *Yoga-Sutra* des Patañjali –, darzulegen.
Im zweiten Kapitel wechseln wir die Perspektive und beschäftigen uns damit, was nach dem heutigen Stand neurowissenschaftlicher Forschung im Gehirn geschieht. Wir beschreiben die Anatomie und Physiologie des Gehirns und betrachten ausgewählte und für unser Anliegen relevante Gehirnfunktionen etwas genauer. Vor allem interessiert uns, wie wir Aufmerksamkeit, Bewusstsein, Motivation und Gefühle steuern, mentale Konzepte entwickeln, Verhalten bewerten können, und welche Auswirkungen achtsames Gewahrsein auf die neuronalen Bedingungen und funktionalen Systeme des Gehirns haben kann.

Mit diesen Grundlagen kehren wir im dritten Kapitel wieder zurück zur Yoga-Philosophie und untersuchen verschiedene Wege, die es ermöglichen, in uns ein Zeugenbewusstsein und Achtsamkeit zu etablieren. Wir beziehen uns dabei immer wieder auf die neuronale Plastizität des Gehirns; denn wir glauben, dass, wenn wir uns die Qualität neuronaler Vernetzung bewusst machen und lernen, Achtsamkeit als Weg zur Kontaktaufnahme mit uns selbst zu etablieren, dies einen ganz wesentlichen Stellenwert für unser Wohlbefinden darstellt, und zwar in allen Lebensbereichen. Wir führen in diesem Kapitel außerdem ein Modell ein, mit dem es möglich wird, ein individuelles Zeugenbewusstsein zu etablieren: die »Nabe des Bewusstseins« (nach Daniel Siegel). Wir orientieren uns dabei methodisch an den vier Yoga-Wegen, die uns in der *Bhagavadgita* vorgestellt werden.

An diese Wege anknüpfend entwickeln wir im vierten Kapitel entlang der Elemente Asanas, Atem, Entspannung und Meditation praktische Übungsschritte für eine Yoga-Praxis, die sich nachhaltig günstig auf unseren Körper, unser Nervensystem, unser Gehirn und damit unseren Mind auswirken kann.

Das fünfte Kapitel geht den Schritt über die individuelle Yoga-Praxis hinaus. Bis dahin stand das Interesse im Vordergrund, wie wir mit den Erkenntnissen aus der gemeinsamen Betrachtung von Yoga-Praxis, Yoga-Philosophie und Neurowissenschaften unser Leben selbstwirksam und stimmig (kohärent) gestalten können. Im fünften Kapitel wird es unser Anliegen sein, uns als diejenigen, die Yoga üben bzw. sich für Yoga interessieren, in Beziehung zu unserer sozialen und kulturellen Mitwelt zu setzen. Hier kommen wir abschließend wieder auf die großartige Fähigkeit unseres Gehirns zur Neuroplastizität zurück und gehen dem Aspekt nach, in welcher Weise wir uns in

Wechselbeziehung mit unserer Umwelt begeben und darin unsere eigene Geschichte schreiben – die Geschichte, die wir in der Yoga-Praxis allmählich aufzuspüren beginnen, die wir uns dabei bewusster zugänglich machen und auf die wir Zeit unseres Lebens gestaltend einwirken.

1 Der Ausgangspunkt unserer Yoga-Praxis: Das sich selbst überlassene Gehirn

Sobald wir beginnen, unsere Achtsamkeit zu schulen, wird uns bewusst, in welchem Maße sie eigentlich ungeschult ist! In unserer Kultur gibt es bisher so gut wie keine Ansätze, bereits bei Kindern die Aufmerksamkeit und den Mind zu schulen. Aus diesem Grunde weisen sehr viele Kinder in der westlichen Welt zunehmend größer werdende Defizite in dieser Hinsicht auf, denn insbesondere die sehr früh beginnende und äußerst intensive Beschäftigung mit Smartphones und Computerspielen gewöhnt das heranreifende Gehirn daran, dass Aufmerksamkeit immer an einen Reiz gebunden ist. Da piept es, blinkt es, bewegt sich schnell über den Bildschirm – und lockt so die Aufmerksamkeit. Wenn jedoch nichts piept, nichts blinkt oder sich bewegt – also die Reize ausbleiben –, empfindet ein in dieser Weise geprägtes Gehirn sehr schnell Langeweile und wird unruhig.

Auch Menschen, die noch nicht mit dem ständigen Einfluss der digitalen Welt aufgewachsen sind, sind in der Regel daran gewöhnt, dass ihnen äußere Reize angeboten werden, um ihre Aufmerksamkeit zu binden. Sehr häufig fühlen sich solche Menschen im Yoga-Unterricht dann unwohl, wenn die Übungspraxis deutlich entschleunigt wird und längere Ruhephasen auszuhalten sind; ohne den gewohnten ständigen Stimulus wird ihr Geist – und in der Folge ihr Körper – unruhig und zappelig. Deswegen bevorzugen sie Yoga-Stile, die ihnen einen schnellen und

schweißtreibenden Workout anbieten, wie Vinyasa Flow, Bikram- oder Power-Yoga.
Was macht diesen Menschen die Ruhe so unangenehm, ja oft sogar qualvoll?

Das nicht regulierte Gehirn

Es ist die Dynamik ihres Gehirns, in Wechselwirkung mit ihrem Mind, deren Aktivitäten wie ein wilder Strom an- und abschwellen. Wenn wir davon ausgehen, dass der Mind »ein Prozess ist, der den Fluss von Energie und Informationen regelt« (Siegel 2007:24), dann ist der Mind dieser Menschen ungeregelt, was bedeutet, dass in ihm weder der Fluss von Energie noch der der Informationen einem nennenswerten Zugriff oder einer spürbaren Regulierung unterliegt. Sie sind gewissermaßen so gut wie ständig im »Autopilot-Modus« unterwegs. Siegel hat ein hilfreiches Bild entworfen, wenn er einen solchen Mind mit einem Fluss vergleicht, der – sich selbst überlassen – ständig zwischen den beiden Ufern von Chaos einerseits und Starrheit andererseits hin und her schießt.
Dabei meint »Chaos« hier alle Aktivitäten, die im Gehirn in schneller Folge spontan entstehen: all die Gedanken, Empfindungen, Erinnerungen, Stimmungen usw., die im Kopf umherwirbeln und die im Buddhismus und im Yoga oft mit einer Horde wild zwischen den Bäumen herumhüpfender Affen verglichen wird.
»Starrheit« bezeichnet hingegen die mentalen Muster, nach denen wir funktionieren, ohne sie je zu hinterfragen. Aus ihnen erwachsen unsere inneren Einstellungen, die festlegen, wie die Welt, wie wir selbst und wie andere Menschen sein sollen. Wenn dann das, was geschieht, nicht unseren Vorstellungen und Erwartungen entspricht, entsteht daraus wieder Unruhe bis hin zum Chaos.

Siegel weist darauf hin, dass in diesem Zickzack zwischen den Ufern des Chaos und der Starrheit die Ursache für *alle* psychischen Störungen zu suchen sei. Doch wie lässt sich dieser Zickzack-Kurs abschwächen und eines Tages vielleicht beenden?

Es ist die Fähigkeit unseres Mind, sich aus dem Entweder-oder zu lösen und ein Sowohl-als-auch zu entwickeln, also seine Fähigkeit zur Integration, die in der Lage ist, den mentalen Strom von Informationen und Energie auszugleichen und zu regulieren. Darauf werden wir im nächsten Kapitel ausführlich eingehen.

Vrittis – was unseren Mind auf Trab hält

Patañjali beschreibt in seinem *Yoga-Sutra* nicht nur die Aktivitäten unseres Mind, sondern hinterfragt sie gleichzeitig auf ihre Wertigkeit und Gültigkeit. Dieser kritische Ansatz gegenüber all dem, wozu unser Mind fähig ist, entspringt der Beobachtung, dass sehr viel von dem, was wir wahrnehmen (also: für wahr nehmen), was wir an Konzepten erschaffen oder woran wir uns erinnern, dazu beiträgt, dass wir Leid erfahren.

Der Sanskrit-Begriff *vritti* stammt von der Wurzel *vrit,* die »wählen, vorziehen« bedeutet, aber auch »sich drehen, bewegen«. »*Vritti* bedeutet daher die Form, die das Wählen im Bewußtsein nimmt, und den fluktuierenden Strom des Bewußtseins«, heißt es bei Deshpande/Bäumer (1977:23).

Bevor wir jedes der insgesamt fünf Vrittis einzeln genauer betrachten, scheint es uns hilfreich, sie im großen Zusammenhang der Hirnaktivitäten zu begreifen; denn dadurch werden sowohl die Auswahl der Vrittis unter allen Möglichkeiten des Wahrnehmens als auch ihre Beschreibung und Einschätzung verständlich. Deshpande/Bäumer führen aus: »*Vritti* ist eine Bewegung, die von der Neigung des Menschen, zu wählen und zu entscheiden, in Gang gesetzt wird. Wählen setzt Freiheit voraus. Aber ein Wählen, das sich mit dem Gewählten identifiziert, stellt eine Begrenzung der Freiheit dar, in der sie zu einer Tätigkeit wird, die von vergangenen Eindrücken des Gemütes oder der Gehirnzellen ausgelöst wird. Echte und sinnvolle Freiheit darf aber nie von der Vergangenheit bestimmt werden. *Vritti* ist aber eine Tätigkeit, die in den festen Bahnen der Gewohnheit und Konvention abläuft und die daher der Vergangenheit verhaftet ist.« (Ebd.:24)

Um wählen zu können, müssen wir bewerten, und genau das tut das Gehirn in jedem Moment. Jeder Reiz wird nicht nur daraufhin überprüft, ob er es überhaupt wert ist, weitere Beachtung zu bekommen, sondern es wird auch sofort geprüft, ob er angenehm/sympathisch oder unangenehm/unsympathisch ist. Wie wir später sehen werden, beruhen diese Wertungen auf unbewussten Prägungen. Entsprechend dieser Beurteilung bekommt er dann gewissermaßen noch eine Prioritätsstufe zugewiesen, da im Alltag fast immer mehr Eindrücke samt nachfolgender Reflexion zur Bearbeitung anstehen, als das Gehirn in seinen bewussten Bereichen bewältigen kann – schließlich können wir nicht zwei Sachen gleichzeitig denken, sondern immer nur einen Gedanken dem anderen folgen lassen. Unsere Wahrnehmung springt dabei in der Regel zwischen verschiedenen Gedankensträngen, Gefühlen, Assoziationen oder Erinnerungen hin und her, und zwar umso schneller und hektischer, je höher das Angebot an Reizen ist. Osho, der, wie Patañjali, unseren Mind mit größter Genauigkeit zu beobachten liebte, verglich ihn gerne mit einer Autobahn zur Stoßzeit, auf der die unterschiedlichen Vrittis sich wie Autos drängeln und schieben. Ständig versucht ein Gedanke den anderen zu überholen, ein Reiz den anderen zu verdrängen. Jede einzelne geistige Regung ist dabei bemüht, den ganzen Raum des Mind für sich zu beanspruchen und unsere Wahrnehmung oder unsere Überlegungen oder unsere Gefühle in eine bestimmte Richtung zu lenken. Wenn wir dieses Bild einmal in Ruhe auf uns wirken lassen, wird sehr schnell klar, warum wir oft gar nicht wissen, »wo uns der Kopf steht« oder warum wir den Eindruck haben, in einem Gedankenkarussell gefangen zu sein.[7]

Schauen wir uns nun die fünf Aktivitäten unseres Citta im Einzelnen an. Es sind: richtige Wahrnehmung, falsche Wahrnehmung (Irrtum), Vorstellung bzw. Denken in Konzepten, Schlaf und Erinnerung.

Pramana: richtige Wahrnehmung

Es heißt bei Patañjali, dass das richtige Wahrnehmen (Desikachar) bzw. das gültige Wissen (Deshpande/Bäumer 1977) auf direkter Wahrnehmung, auf Schlussfolgerung oder auf der Überlieferung (d. h. in der Autorität der heiligen Schriften) gründet.

Unter normalen Umständen treffen Menschen in ihren Gemeinschaften untereinander Vereinbarungen, was sie als »gültiges Wissen« oder »richtige Wahrnehmung« (also für wahr) erachten.

Jede Form der Wahrnehmung hinterlässt deutliche Spuren im neuronalen Netzwerk des Gehirns, vor allem aber solche, die – da als richtig und gültig angesehen – nicht hinterfragt werden. Jeder äußere oder innere Reiz, der aufgrund dieser Prägungen als »richtig« identifiziert wird, wirkt im Sinne einer Bestätigung und verstärkt diese neuronale Verschaltung. Gerald Hüther nennt das, was dann entsteht, in seinen Vorträgen gerne eine »neuronale Autobahn«, also eine tief eingefahrene Spur, die kaum noch oder gar keine Nebenwege mehr zulässt.

7 Jon Kabat-Zinn nennt das, was gesamtgesellschaftlich dadurch entsteht, treffend »Die unaufmerksame Gesellschaft« (2008:156).

Um wieder zu einer spontanen oder sogar einer »reinen« Wahrnehmung zu gelangen, müssen alle eingeübten, immer wieder bestätigten und zunehmend verstärkten Reaktionen auf das Wahrgenommene stillgelegt werden; das ist auch die eigentliche Bedeutung des Wortes *nirodha,* das den Yoga-Zustand beschreibt.

Im Yoga trainieren wir, uns bewusst von all dem zurückzuziehen, was normalerweise in dem Moment, in dem wir einen äußeren oder inneren Sinnesreiz wahrnehmen, automatisch vor sich geht.

Pramana – die richtige Wahrnehmung – kann dann bedeuten, dass eines Tages so etwas möglich wird wie die reine Schau einer *unmittelbaren* Wahrnehmung. Damit ist sie frei von den Prägungen der Vergangenheit und gegründet auf einem Geist, der sich befreien konnte aus dem Gefängnis von Neigungen und Abneigungen; also einem Geist, der *nicht wählt* und der das, was er wahrnimmt, lediglich zur Kenntnis nimmt. Pramana ist dabei immer noch ein Vritti, also »das, was wählt«. Es ist aber eine Geistesverfassung und Bewusstheit denkbar, in der wir eben ganz bewusst *nicht* wählen, also nichts »mit dem Eindruck machen«, der durch die Sinne entsteht. In diesem Sinne meint Pramana auch die spontane Erfahrung und Einsicht, die wir im Zustand der Meditation machen. Pramana als unmittelbare Erkenntnis ist die Form der Wahrnehmung, die im Yoga als günstig angesehen wird und die deshalb durch das Einüben achtsamen Gewahrseins und der Beruhigung der mentalen Aktivitäten zunehmend etabliert werden soll.

Viparyaya: falsche Wahrnehmung

Viparyaya wird neben »falscher Wahrnehmung« auch mit »Verblendung« oder »Irrtum« übersetzt. Aus Viparyaya entsteht falsches Wissen. Meist entsteht diese falsche Wahr-

nehmung, dieser Irrtum absichtslos und weitgehend unbewusst, zum Beispiel dadurch, dass wir uns nicht die Mühe machen bzw. nicht die Zeit nehmen, genauer hinzuschauen, und uns trotz eines nur oberflächlichen und vielleicht sogar flüchtigen Eindrucks eine Meinung bilden.
Wir wagen zu behaupten, dass fast alle Aussagen, die mit »Du bist ...«, »Es ist ...« etc. beginnen, im Grunde genommen falsche Aussagen sind. Sie resultieren aus unseren Erfahrungen, unseren Konditionierungen und Erwartungen und sind so gesehen reine Projektionen. Mit dem Objekt, der Person oder dem Sachverhalt, um den es geht, haben sie häufig nur äußerst wenig zu tun und sagen also mehr aus über den, der die Aussage tätigt, als über das, worüber diese Person meint, etwas zu wissen.
Desikachar vertritt die Ansicht, dass falsche Wahrnehmung diejenige Aktivität in unserem Geist ist, die unser Leben am meisten bestimmt (Desikachar 1997:26). Viparyaya ist eine Erkenntnis, die dem Wesen der Sache nicht entspricht. Daraus, dass wir meinen, etwas zu wissen, was wir gar nicht wissen oder gar nicht wissen können, entsteht Verblendung.
Falsche Wahrnehmung entsteht auch, weil das menschliche Gehirn die Neigung hat, Sinneseindrücke zu ergänzen und zu korrigieren. Bevor unsere Computer mit Rechtschreibprogrammen ausgestattet waren, die fragwürdige Schreibweisen unterstreichen, waren wir nie davor gefeit, Druckfehler jeglicher Art zu übersehen, denn unser Gehirn ist in seiner Funktionsweise so beschaffen, dass es uns beim Korrekturlesen vorgaukelt, es sei alles in Ordnung. Man liest es sich richtig, ergänzt fehlende Buchstaben oder Wörter – und merkt es noch nicht einmal!
Schließlich müssen wir noch berücksichtigen, dass die Interpretation unserer Wahrnehmungen schon dadurch falsch ist, weil unsere menschlichen Sinne so begrenzt

sind. Verglichen mit einem Hund ist unser Geruchssinn kläglich, verglichen mit einer Katze sind wir fast taub. Ohne ein spezielles Training ist unser Geschmackssinn undifferenziert und nicht in der Lage, Nuancen herauszuschmecken und damit das Wesen des Geschmeckten zu erkennen. Trotz Sehhilfen aller Art ist unser Sehsinn eher bescheiden, sowohl was das Spektrum der Farben angeht als auch die Nachtsicht oder das Gesichtsfeld. Selbst wenn es dem Überleben dient – wie zum Beispiel zu spüren, ob die Erde tief im Inneren zu beben beginnt (was zur Grundausstattung im Sinnesapparat einer jeden Schlange gehört) –, sind wir völlig unterentwickelt. Wir spüren ja sogar kaum, was sich in unserem Inneren abspielt, sodass die meisten von uns starke Reize brauchen, um zu begreifen, dass mit dem eigenen Körper etwas nicht in Ordnung ist. Alles, was wir über uns und die Welt zu wissen meinen, basiert also auf dieser eingeschränkten sinnlichen Wahrnehmung. »Was wir nicht hören, nicht sehen, nicht fühlen, nicht schmecken und nicht ertasten können, das nehmen wir nicht wahr und es kommt in unserer Welt auch nicht vor«, bemerkt Precht treffend in seinem Bestseller »Wer bin ich – und wenn ja, wie viele?« (Precht 2007:27f.). Das illustriert das folgende Beispiel: Die Indianer der karibischen Inseln, die noch nie so große Segelschiffe gesehen hatten wie jene, mit denen die Spanier auftauchten, äußerten später, sie hätten große, seltsam geformte Wolken am Horizont wahrgenommen. Mit einer solchen (falschen) Wahrnehmung wusste ihr Gehirn etwas anzufangen; was jedoch »Segelschiff« bedeutete war nicht in ihrem Gehirn »verdrahtet«, und so traf der Sinnesreiz auf kein Echo des (Wieder-)Erkennens.

Patañjalis Hinweis auf die Bedingtheit und Eingeschränktheit aller unserer Wahrnehmungen kann uns helfen, bescheidener zu werden und anzuerkennen, dass wir uns mit unseren Aussagen über uns selbst und alles, was andere Menschen oder sogar die Welt ausmacht, immer auf dünnem Eis bewegen. Wir werden sehen, dass es noch viel dünner und brüchiger ist, wenn es um die nächste Vritti geht, die sich mit dem Thema »Vorstellung« befasst.

Vikalpa: Vorstellung oder Denken in Konzepten

Während bei richtiger oder falscher Wahrnehmung zumindest irgendetwas vorhanden ist, was wahrgenommen werden kann, fehlt bei Vikalpa – der Vorstellung, der Imagination, dem Konzept – selbst das. Hier geht es um die Reaktion unseres Gehirns auf innere Bilder, Symbole oder Worte.

Schauen wir uns zunächst einmal an, was Worte in uns auslösen. In gesellschaftlicher Übereinstimmung geben wir einer bestimmten Lautfolge – die wir »Wort«, »word«, »mot«, »palabra« usw. nennen – eine bestimmte Bedeutung. Dieses Wort steht dann stellvertretend für das, was es bezeichnen soll. »[...] die Macht, die das Wort auf den menschlichen Geist ausübt, ist so groß und so tief in der Psyche verwurzelt, daß der Mensch zu glauben geneigt ist, das Wort sei die Quelle objektiver Erkenntnis«, bemerken Deshpande und Bäumer in ihrer Übersetzung des *Yoga-Sutra* treffend (Deshpande/Bäumer 1977:31). »Verwurzelung in der Psyche« meint, dass im Gehirn eine bestimmte neuronale Verschaltung entstanden ist, die in Verbindung mit dem limbischen System, in dem wir Erfahrungen in Verbindung mit Gefühlen gespeichert haben, bewirkt, dass bei einer Aktivierung durch das Denken, Hören oder Aussprechen dieses Wortes bestimmte Neurotransmitter freigesetzt werden (siehe ausführlich in Kapitel 2). Diese komplexe Reaktion hat zur Folge, dass in der Regel im gesamten Körper ein vielfältig verwobenes Assoziationspaket aktiviert wird, auf das wir dann ganzkörperlich antworten, also auf der Ebene von Muskeln, Organen, Blutkreislauf, Atmung, Verdauung, Nervensystem und Hormonausschüttung.

Dass Menschen überhaupt solcherart auf Worte reagieren können, dass Worte bewirken, dass Menschen sich gesehen, wertgeschätzt, anerkannt oder aber beleidigt, angegriffen, gekränkt oder sogar verletzt fühlen können, ist nur auf der Grundlage der Konzepte zu verstehen, die sie mit diesen Worten verbinden – und mit denen sie sich dann identifizieren.

Eigentlich jedoch sind Worte und die dahinterstehenden Konzepte etwas sehr Nützliches für die Kommunikation in menschlichen Gesellschaften. Wenn wir verstehen, was sie in uns und anderen auslösen können, werden wir achtsamer und behutsamer mit ihnen umgehen. Wir können uns mit den Mitteln des Yoga sogar darin üben, Worte als das zu verstehen, was sie eigentlich sind: Schallwellen! Es ist einzig unser Gehirn mit seinen vielfältigen Reaktionen und Assoziationen, das diesen Schallwellen eine Bedeutung gibt, auf die wir entweder »anspringen« oder die wir gelassen zur Kenntnis nehmen.

Gerald Hüther berichtet aus seiner Erfahrung: »Bei meiner Suche für die vielen Probleme, die das Zusammenleben von Menschen so schwermachen, bin ich immer wieder darauf gestoßen, dass das, was nicht so recht zusammenpasst, nicht die Menschen sind, sondern die zum Teil recht unterschiedlichen, oft sogar widersprüchlichen und gänzlich unvereinbaren Vorstellungen und Überzeugungen, die sie im Kopf haben.« (Hüther 2006:15) Auch die eigene Lebenserfahrung kann bezeugen, dass es unsere einengenden inneren Bilder und Vorstellungen sind, die immer wieder das Gefühl einer leidvollen Enge in uns entstehen lassen – und viel weniger äußere Bedingungen.

Vikalpa ist zudem die Vritti, die die Fähigkeit des menschlichen Gehirns beschreibt, sich etwas vorzustellen und einzubilden (und zwar im wahrsten Sinne des Wortes, nämlich »sich ein Bild von etwas machen«). Auch das ist eine wundervolle Fähigkeit, allerdings nur dann, wenn wir uns bewusst machen, dass solch ein Bild zunächst keinerlei Realität in sich birgt. So bleiben die meisten unserer Vorstellungen nichts als flüchtige innere Bilder, die sich so schnell auflösen, wie sie gekommen sind. Wenn wir jedoch beginnen, sie mit Bedeutung – also mit Gefühlen – aufzuladen, werden sie Spuren im Gehirn hinterlassen.

Nidra: Schlaf

Schlaf oder Schlummer ist der Bewusstseinszustand, in dem wir uns unserer selbst nicht bewusst sind. Indem wir in den Schlaf sinken, gleiten dem aktiven, wählenden Mind zunehmend die Zügel aus der Hand. Es wirken fast keine neuen Reize auf die Sinne ein, und man könnte denken, dass unser Gehirn, besonders in den Tiefschlafphasen, so weit abgeschaltet sei, dass es nur noch gerade eben die lebenswichtigen Funktionen unseres Körpers aufrechterhält.
Tatsächlich jedoch ist das Gehirn gerade während des Schlafs ziemlich aktiv – nur eben anders als im Wachbewusstsein. Im Schlaf wird alles, was für uns am vergangenen Tag bedeutungsvoll war, einer besonderen Prüfung unterzogen – also alles das, was wir erfahren, erlebt, gedacht und gefühlt haben und was es überhaupt auf die begrenzte kleine Bühne geschafft hat, auf der wir etwas bewusst wahrnehmen und wozu wir Empfindungen, Gefühle und Meinungen entwickeln. Die Schlafforschung konnte in den letzten Jahren nachweisen, dass wir alles, woran wir uns erinnern, während des Schlafens abspeichern, bzw. dass wir ziemlich vergesslich werden, wenn wir aus irgendeinem Grund nicht ausreichend und regelmäßig genug schlafen.

In den Tiefschlafphasen »werden vor allem die während des Tages neu gelernten Inhalte verstärkt, ein sehr aktiver Vorgang, in dem das Gelernte reaktiviert und neu organisiert wird« (Herschkowitz 2007:69). In den Traumphasen werden eher neu gelernte Bewegungsabläufe gespeichert (vielleicht der Grund, warum wir dann manchmal so intensiv zucken).

Jedes Erinnern und jedes Lernen erfolgt, indem entsprechende Schaltkreise gebildet und gefestigt werden, wobei strukturelle Änderungen in den Nervenzellen geschehen und sich neue Synapsen bilden bzw. die schon bestehenden neuronalen Netzwerke gefestigt werden. Man könnte also sagen, dass unser Gehirn jede Nacht umgebaut und an das Neue angepasst wird, indem die neuen Inhalte in die bereits bestehenden eingefügt werden. Daran ist ein großer Teil des Gehirns beteiligt, nämlich die motorischen, sensorischen, limbischen und assoziativen Areale, während die Aktivität im Stirn- und im Scheitelhirn stark vermindert ist. Das Erlernte wird dadurch als Erinnerung konsolidiert, sodass wir bei Bedarf oder bei entsprechendem Sinnesreiz im Wachbewusstsein darauf zurückgreifen können. Und tatsächlich wachen wir jeden Morgen mit einem neuen Gehirn auf! Es ist »rekalibriert«, hat also ein »Update bekommen« und arbeitet mit leicht veränderter »Hardware« und dadurch auch veränderter »Software« weiter.

Wenn wir uns bewusst machen, wie intensiv und tiefgreifend diese Umbau- und Anpassungsprozesse des Gehirns sind, während der Körper schläft, dann wird klar, warum auch der Zustand des Tiefschlafs als Vritti anerkannt werden muss.

Dazu kommt noch all das, was wir in den Traumphasen erleben. Wenn wir träumen, scheinen die meisten unserer Sinne hellwach zu sein; und tatsächlich sind dann Stammhirn, Sehzentrum und limbisches System (der Bereich, der unser Gefühlsempfinden hervorbringt, siehe Kapitel 2) ganz besonders aktiv. Das erklärt, warum wir so emotional auf unser Traumgeschehen reagieren können, also warum ein Alptraum uns Schrecken einzujagen und ein angenehmer Traum unsere Laune spürbar zu verbessern vermag. Die Bereiche, die für Einsicht und bewusste Verarbeitung zuständig sind, sind dagegen inaktiv, was ein Grund dafür sein könnte, dass es uns manchmal so schwerfällt, zwischen Traum und Wirklichkeit zu unterscheiden.

Im Kontext unserer Yoga-Praxis steht das Vritti Nidra außerdem für alle Zustände von Geistesabwesenheit, Dumpfheit, Schläfrigkeit und Trägheit. Jeder dieser Zustände ist ein Ausdruck eines unregulierten Geistes, nur das er nun – im Gegensatz zu seiner sonstigen Neigung zur Betriebsamkeit – eher träge und dumpf ist.

Smriti: Erinnerung

»Bewußte Erfahrungen hinterlassen in uns einen Eindruck und werden als Erinnerung gespeichert. Allerdings kann oft nur schwer unterschieden werden, ob eine Erinnerung dem Erlebten wirklich entspricht oder ob sie falsch, unvollständig oder womöglich reine Einbildung ist«, beschreibt Desikachar in seiner Erläuterung des entsprechenden Yoga-Sutra (YS I,11), wie bei uns Menschen Erinnerung funktioniert (Desikachar 1997:28). Sriram bemerkt in seinem Kommentar zu demselben Sutra noch sehr passend: »Manchmal wird die Wahrnehmung durch Gefühle und Gedanken aus der Erinnerung an frühere, ähnliche Situationen ergänzt.« (Sṛiram 2006:41)

Damit wird eines bereits ganz deutlich: Unsere Erinnerung scheint etwas zu sein, was außerordentlich beeinflussbar und trügerisch ist. Und in der Tat zeigen die Forschungsergebnisse der Neurowissenschaften immer genauer, dass

sich jeder Mensch seine eigenen Erinnerungen erschafft und dass er sie lebenslang immer wieder seinen Bedürfnissen anpasst, sie also unbewusst bearbeitet.
Das ist noch harmlos, soweit es die eine oder andere persönliche Erinnerung betrifft, auf die wir uns – je nach Kontext – unter Hinzufügung von Ausschmückungen oder aber selektivem Weglassen stützen.
Problematisch wird es, wenn Menschen unbewusst ihr ganzes Leben auf der Grundlage dieser trügerischen und ungewissen Erinnerungen aufbauen. Viele Menschen tragen die Last ihrer Erinnerungen wie einen schweren Sack ein Leben lang mit sich herum. Da gibt es die, die einmal Liebesleid erfahren haben und denen von der gesamten Beziehung nur noch diese leidvolle Erfahrung als Eindruck übrig geblieben ist. Solche Menschen neigen dazu, diesen Eindruck wieder und wieder zu zitieren und hervorzuholen, wenn sie erwägen, sich wieder mit einem Partner zu verbinden. In der Regel überwiegt die Vorsicht, die auf der schlechten Erfahrung gründet, und der Mensch entscheidet, lieber weiter allein durch sein Leben zu wandeln, als diese Erfahrung noch einmal machen zu müssen. Dass der Mensch, der in sein Leben getreten ist, mit dem, der das Leid verursacht hat, gar nichts zu tun hat, interessiert ihn nicht. Die Erinnerung ist so mächtig – das heißt, es wurde ihr so viel Macht gegeben –, dass sie ein angemessenes Handeln in der Gegenwart verhindert.
Jedes Erzählen schmückt das Erlebte, an das wir uns zu erinnern meinen, weiter aus. Jedes Mal verbinden wir uns wieder mit der Emotion, die das Erleben begleitet hat. Je öfter wir uns damit beschäftigen, desto mehr beginnt die Erinnerung, ein Eigenleben zu führen. Seit sich die Hirnforschung ausführlicher damit beschäftigt hat, kennt man einen solchen Tatbestand als *»False Memory«-Syndrom.* In der Rechtsprechung beispielsweise wirkte sich diese Er-

kenntnis nachhaltig auf die Bewertung von Zeugenaussagen aus und führte dazu, einen Angeklagten nicht mehr nur auf der Grundlage einer einzigen Aussage zu verurteilen.

Dass ein solches »falsches Erinnern« überhaupt möglich ist, hat etwas damit zu tun, dass das, was da vermeintlich erinnert wird, im Hirn auf Verschaltungsmuster trifft, die durch die Vorstellung einer solchen Situation oder die Erfahrung einer ähnlichen (bzw. subjektiv als ähnlich empfundenen) Situation aktivierbar sind. Es reichen also oft kleinste Impressionen wie ein Geruch, die Andeutung eines Blicks oder das Aufwallen einer Empfindung, um damit ein komplettes Erinnerungsszenario wachzurufen. Dabei steuert unser Gehirn oft eine solche Menge von Details bei, dass uns dies schon klarmachen müsste, dass wir das unmöglich alles genau so im Gedächtnis gespeichert haben können. Sobald sich für uns eine Erinnerung stimmig anfühlt und sie gut in den Kontext unserer Erfahrungen passt, neigen wir dazu, sie nicht mehr zu hinterfragen, und nehmen sie damit gewissermaßen auf in unser »Erinnerungsrepertoire«, egal, ob sie nun »wahr« ist oder nicht.

Unser Mind in der 24-Stunden-Gesellschaft

Ausgestattet mit diesen Vrittis, so wie sie oben beschrieben sind, treten wir in das Leben ein und versuchen, darin zu bestehen. Vielfach erfahren wir uns als hineingeworfen in eine Welt, in der wir meinen, unter allen Umständen funktionieren zu müssen, ohne dabei auch nur einen Moment darüber zu reflektieren, dass wir uns die Welt, in der wir leben, mit all ihren Bewertungskriterien und Wertmaßstäben ja selbst erschaffen.

Geprägt von den Idealen der Leistungsgesellschaft, die wir, vermittelt durch Erziehung, Schule und Ausbildung, verinnerlicht haben, besteht unser Leben vor allem darin, dass wir »etwas aus uns machen«. Man erwartet von uns, dass wir jeden Tag hinausgehen in die Welt, um dort »unseren Mann bzw. unsere Frau zu stehen« und um uns zu beweisen. Da wir in der Ansicht erzogen wurden, dass wir so, wie wir sind, nicht gut genug sind, verfallen wir kollektiv in einen ständigen Aktivitätsdrang, der gespeist wird durch den hohen Erwartungsdruck der Gesellschaft, aber vor allem durch uns selbst. Wir müssen nicht nur der Gesellschaft ständig beweisen, dass wir ein nützliches Mitglied sind, sondern wollen vor allem unseren eigenen, verinnerlichten Erwartungen genügen.

Da uns in unserer Zeit nichts den Wert unseres Da-Seins an sich lehrt, lernen wir, ständig etwas zu *tun* – ohne je zu *sein*. Dazu passt, dass uns unsere effiziente Tagesplanung oft keinerlei Freiraum für irgendeine Form der Selbstreflexion lässt. Dieser Umstand bewirkt, dass es uns an Möglichkeiten fehlt, uns auf uns selbst einzustimmen. Es sind aber gerade die Zeiten solcher Selbstreflexion und Einstimmung, die es uns erlauben, unsere mentale Ausrichtung, unsere Bewertungen und unser Handeln zu modulieren und an die Erfordernisse unseres Lebens anzupassen.

Kurz: Der Mind und das Gehirn, die sich selbst überlassen sind, gleichen einem Garten, um den sich niemand kümmert. Es blüht, wächst und gedeiht schon etwas, aber eben weit unter dem Niveau, das möglich wäre, wenn regelmäßig eine ordnende und strukturierende Hand eingreifen würde.

Dieser Sachverhalt ist den Yogis schon seit Jahrtausenden bekannt. Die Quellentexte des Yoga, allen voran das *Yoga-Sutra,* klassifizieren und beschreiben äußerst genau die Kräfte, die in einem nicht kultivierten bzw. nicht geschulten Mind wirksam sind. Damit helfen uns diese Texte, diese Kräfte in uns zu identifizieren, um sie in der Folge beobachten zu können. Schauen wir uns also an, was so alles in uns, zumeist unerkannt und unbeachtet, sein Wesen treibt. Die Vrittis, die eher an der Oberfläche des Mind aktiv und entsprechend oft sehr flüchtig sind, haben wir ja bereits kennengelernt. Betrachten wir nun die Wirkkräfte, die in den unbewussten, unterbewussten und wenig bewussten (auf Autopilot geschalteten) tiefen Ebenen unseres Mind wirksam sind.

Die Wirkkräfte innerhalb eines nicht geschulten Mind

Eines der wesentlichen Anliegen einer mentalen Yoga-Praxis, wie sie in den *Upanishaden,* der *Bhagavadgita* oder im *Yoga-Sutra* beschrieben wird, besteht darin, uns *verstehen* zu lassen, welche Mechanismen dazu beitragen, dass wir immer wieder Leid erfahren. Um das zu erklären, setzen sich diese Schriften mit den tiefen Ebenen unseres Mind auseinander. »Verstehen« meint in diesem Zusammenhang, uns wirklich vollkommen der Einsicht zu öffnen, dass es in der äußeren Welt keine Probleme gibt, sondern nur Geschehnisse und Sachverhalte. Sehr aufschlussreich teilt unsere Sprache uns mit, dass »*ich* ein Problem mit etwas habe« bzw. »dass *mir* etwas Probleme bereitet«, sodass in der Folge »*ich mich* aufrege«, »*ich mich* ärgere« oder »*mich* etwas beschäftigt«. Hier muss die Frage erlaubt sein, wer hier wen ärgert und wer hier wen beschäftigt.

Die Formulierungen der deutschen Sprache lassen keinen Zweifel daran, dass es dieses »Ich« ist, das sich von einem bestimmten Geschehnis oder Sachverhalt beschäftigen, aufregen oder ärgern lässt. Deswegen lässt sich das, was als Problem empfunden wird, auch nur innerhalb des Mind dieses »Ich« lösen. Dazu müssen wir aber erkennen, welche unserer inneren Kräfte aktiv daran mitwirken, dass für uns der subjektive Eindruck entsteht, ein Problem zu »haben«. Das *Yoga-Sutra* unterscheidet sehr genau zwischen inneren Wirkkräften, die sehr stark in unserer Biologie verankert sind, wie Genen und Prägungen, und zum anderen Wirkkräften, die als Prägungen durch die Außenwelt an uns herangetragen werden, die wir unbewusst verinnerlichen und die im Laufe der Zeit unsere Persönlichkeit bilden.

Die Meister des Yoga sind jedoch durch ihre Erfahrungen zu der Überzeugung gelangt, dass wir keineswegs Opfer dieser Wirkkräfte sind, sondern dass sich vielmehr jede dieser Wirkkräfte mit den Methoden einer angemessenen Yoga-Praxis regulieren und modulieren lässt.

Vasana: tiefsitzende, unbewusste Wirkkräfte

Der Begriff *vasana* bedeutet wörtlich »Geruch« und steht für »uralte, für überwunden gehaltene Triebe« (Sriram 2006:231). Vasanas bergen ein Wissen, das sich auf unsere Erinnerungen stützt, und zwar im Besonderen auf die unbewussten Eindrücke von Handlungen. Desikachar nennt sie die negativen, tief in uns ruhenden Tendenzen (Desikachar 1997:146). Diese unbewussten Eindrücke in der Psyche, die in engem Zusammenhang mit der Erinnerung stehen, sind »latente, unterbewusste Empfindungen, die immer wieder *vrittis* hervorbringen und daher das schwierigste Hindernis für Yoga darstellen« (Deshpande/Bäumer 1977:199).

Vasanas sind wie Keime, die ganz tief im Feld des Citta (des Mind) ruhen. Manche von ihnen sind in uns eingesenkt, bleiben aber ein Leben lang inaktiv. Andere werden wirksam, ohne dass wir mitbekommen, wodurch und warum sie aktiviert wurden. Es sind innere Regungen, die in uns ein Befremden auslösen können, weil wir bemerken, dass etwas durch uns hindurchwirkt und damit Macht über uns hat, ohne dass wir auch nur eine Ahnung hätten, was es ist. Oft zeigen sich Vasanas in Form diffuser Ängste oder als eine tiefsitzende – ebenfalls diffuse – Unsicherheit, die dazu führt, dass wir eher introvertiert und verschlossen sind. Ebenso kann sich das Wirken der Vasanas in übergroßer Empfindsamkeit einerseits oder dem Mangel an Empfindungsfähigkeit andererseits ausdrücken, die der Nährboden sowohl für Autoaggression als auch für Aggressivität sein kann.

Moderne Entsprechungen zu diesem yogischen Konzept der Vasanas könnten in den Wirkweisen der Epigenetik zu finden sein. Dieser neue Wissenschaftszweig erforscht die Wirkungsweise des Zusammenspiels zwischen Umwelt, Gesellschaft und Individuum auf unsere genetische Ausstattung und die Arbeitsweise der Gene (die Genexpression).

Gene lassen sich an- und abschalten

Im Rahmen der Erforschung des menschlichen Erbguts hielt sich lange die Auffassung, dass das, was uns vererbt worden ist, nicht nur unser Aussehen und einige körperliche Funktionsweisen wie etwa die Art, wie wir unsere Muskulatur benutzen, bestimmt, sondern auch unsere Persönlichkeit und damit unser Verhalten determiniert. Seit einigen Jahren wissen wir dank einer Vielzahl von Studien (zum Beispiel mit Zwillingen) jedoch, dass »die menschliche Entwicklung ein Resultat der Auswirkungen von Erlebnissen auf das sich entfaltende genetische Potenzial ist. Die Gene enkodieren die Information darüber, wie die Neuronen wachsen, zueinander in Verbindung treten und wieder absterben sollen, sobald die erforderliche Differenzierung der Gehirnschaltkreise erreicht ist. Diese Prozesse sind genetisch vorprogrammiert und erlebensabhängig.« (Siegel 2006:33) Das, was erlebensabhängig ist, ist die sogenannte Transkriptionsfunktion, »die darüber entscheidet, welche Proteine synthetisiert werden« (a. a. O.). Der Mechanismus also, welcher innerhalb des Zellkerns das Ablesen der Informationen des genetischen Materials in Gang setzt (das Ablesen »anschaltet«), schafft die Voraussetzung dafür, dass anschließend an anderer Stelle innerhalb der Zelle die entsprechenden Proteine synthetisiert werden.

Daraus lässt sich folgern, dass unsere Gene einerseits – den Vasanas gleich – unser Sein ganz aus der Tiefe der Zellen heraus steuern. In unserer Kindheit wurden dabei die daraus erwachsenden Verhaltensmuster wie zum Beispiel Schüchternheit oder Stressanfälligkeit im Kontakt mit unserer Umwelt entweder verstärkt oder aber abgeschwächt. Das gilt auch für das »Gedächtnis des Körpers« (Bauer 2002), das bewirkt, dass alle besonders eindrücklichen Erfahrungen von Fürsorge oder Vernachlässigung, besonders aber erlittene Traumata in den Zellen gespeichert bleiben. Neuere Forschungen der Epigenetik scheinen nahezulegen, dass auch erlernte und erworbene Fähigkeiten wie etwa der Umgang mit Stress über die Keimzellen von einer Generation zur nächsten vererbt werden können. Auch traumatische Erfahrungen, wie sie etwa bei Katastrophen oder Kriegen gemacht werden, können offenbar über die Gene weitergegeben werden.

Forschungen der letzten Jahre mit Kindern von Kriegsopfern haben gezeigt, dass diese Menschen überdurchschnittlich anfällig für Stress und Depressionen sind. Bei ihnen sind vermutlich unbewusste Kräfte am Werk, die bewirken, dass aus der gesamten Gensequenz bestimmte Abschnitte angeschaltet und abgelesen werden, die verhindern, dass sich ihr Körper und ihr Nervensystem dem Stress anpassen. Es ist, als wenn ein solcher Mensch aus der Bibliothek seines Unbewussten, an dessen Schaffung

das limbische System (siehe folgendes Kapitel) in der Tiefe des Gehirns beteiligt ist, immer nur jene Bücher herauszieht und liest, die ihn in seiner Ansicht bestätigen, dass die Welt gefährlich und voller Leid ist. Eine solche unbewusste Auswahl wird vermutlich das Immunsystem eines Menschen auf Dauer schwächen, und er wird ein erhöhtes Risiko haben, bestimmte Krankheiten zu entwickeln.
Wir wissen heute aber auch, dass epigenetische Muster außerordentlich wandlungsfähig sind. Durch eine systematische und kontinuierliche Schulung der Achtsamkeit können wir zum Beispiel erkennen lernen, wenn in uns eine Tendenz wirksam ist, die unsere Aufmerksamkeit vor allem auf die negativen und dunklen Aspekte des Lebens lenkt, und was das für unsere körperliche und seelische Gesundheit bedeutet. Vor allem aber können wir lernen, unsere Wahl zu verändern, was einem bewussteren Umgang mit unseren Vrittis entspricht. Eine nachhaltige Einübung von stressreduzierenden Methoden wie Achtsamkeit, Atemgewahrsein und vor allem Meditation scheint erwiesenermaßen dazu zu führen, dass Menschen in der Folge eher diejenigen Bücher aus ihrer genetischen Bibliothek auswählen und lesen, die einen gesundheitsfördernden und positiven Inhalt haben, denn: »Erfahrungen, Gefühle und Beziehungen führen zu biologischen Spuren in den Nervenzellen und entscheiden (somit) maßgeblich, wie es der Seele geht.« (Blech 2010:103)
Genau hier setzt der Yoga mit seiner Achtsamkeitsschulung an. Wir können lernen, mit anderen Menschen, insbesondere aber mit unseren Kindern, einfühlsam und achtsam umzugehen. Wir können sie in einer Atmosphäre der Sicherheit aufwachsen lassen und ihnen dadurch ein Erleben ermöglichen, in dem ihre Stress- oder Angstprogramme immer seltener angeschaltet werden.
Auf die Frage, ob Yoga und Achtsamkeitspraxis gegen

Stress das Gehirn regelrecht umbauen können, antwortete der Wissenschaftsjournalist Jörg Blech: »Durch Yoga bilden sich in der grauen Substanz des Gehirns neue Strukturen. Das weiß man von Menschen, die noch nie meditiert oder Yoga gemacht haben, [sic!] und einen Yoga-Kurs absolvierten. Ihre Gehirne wurden vorher und nachher im Scan untersucht: Die Architektur des Gehirns hatte sich verändert. Und diese segensreiche Veränderung muss über ein Scharnier erfolgen, an dem sich die Meditation in biologische Strukturen überträgt. Man vermutet, dass dies just über die epigenetische Prägung funktioniert.« (Blech o. J.)

Samskaras: unterbewusste Prägungen

Das Wort *samskara* bedeutet »Eindruck, Nachwirkung«. Samskaras sind »unterbewusste Eindrücke, die von inneren und äußeren Eindrücken in der Psyche hinterlassen werden« (Deshpande/Bäumer 1977:197). Wolz-Gottwald nennt sie deshalb treffend unsere »verborgenen Vrittis« (Wolz-Gottwald o.J.:116) Es sind Erinnerungen, die uns einen derart tiefen oder andauernden Ein-Druck gemacht haben, dass sie uns dadurch im wahrsten Sinne des Wortes prägen konnten, sodass wir zu dem wurden, die oder der wir sind. Diese Eindrücke und Prägungen geschahen zumeist zu einer Zeit, in der wir noch nicht in der Lage waren, Eindrücke bewusst zu verarbeiten; *kindliche Amnesie* nennt man diesen Zustand, in dem wir uns bis ungefähr zum dritten Lebensjahr befinden. Sie betrifft also gerade die Lebensphase, in der das Gehirn am meisten lernt und sich am intensivsten vernetzt und in der die Erziehung und jede Erfahrung, die wir machen, die nachhaltigsten Spuren in uns hinterlassen.

Samskaras sind wie ein Ensemble von Knotenpunkten im neuronalen Netzwerk, die viele Bereiche des Gehirns über Nervenverknüpfungen zu einem komplexen Muster ver-

binden. Daran sind der gesamte Körper mit all seinen Organsystemen und natürlich auch der gesamte Mind beteiligt, was wiederum durch dieses so entstandene Netzwerk gespiegelt wird.
Wenn wir zum Beispiel aufmerksam die Art und Weise betrachten, wie ein Mensch auf uns wirkt, dann nehmen wir seine Samskaras, die wir sonst zumeist eher auf einer unbewussten Ebene spüren, auf einmal oft in überraschender Deutlichkeit wahr. Wir spüren intuitiv, ob ein Mensch in sich weit, frei und offen ist, ob er ohne Angst ist und den Menschen zugewandt. Denn jede Nuance seiner Körperhaltung, seiner Bewegungen, seines Atmens und seines Stimmklangs ist ein Ausdruck dessen, was in ihm lebt und wirksam ist. Auch wenn der heranwachsende Mensch versucht, sich so zu formen, wie er denkt, dass er sein sollte, wird sich das, was sich ihm eingeprägt hat, nie ganz verbergen lassen und gewissermaßen durch die Poren seiner Persönlichkeit (von lat. personare: hindurchtönen) hindurchschimmern. Das, was da durchschimmert, ist aber den meisten Menschen zutiefst unbewusst – einer der Gründe, warum Eigen- und Fremdwahrnehmung oft so erheblich voneinander abweichen.
Im Yoga werden diese tiefsitzenden Spuren auch als »Stützen« des Mind bezeichnet, denn der größte Teil unseres Denkens, Fühlens und Verhaltens stützt sich auf diese unterbewussten Muster. Denken wir nur an zwei mögliche Vernetzungsoptionen für unser Gehirn: Die eine stellt die innere Haltung des Vertrauens dar (»Urvertrauen«), die andere die des Misstrauens und Zweifelns. Je nachdem, welche der beiden Optionen in der Ausformung des neuronalen Netzwerkes ein Übergewicht hat, werden auch unterschiedliche Botenstoffe aktiv, werden unterschiedliche Sequenzen der Gene aktiviert, und in der Folge wird sich ein unterschiedliches Weltbild herauskristallisieren. Der

Mensch, der die Chance hatte, in sich ein tiefes Vertrauen zu entwickeln, wird das in seiner Körperhaltung und Körpersprache ebenso deutlich zum Ausdruck bringen wie einer, der diese innere Haltung nicht entwickeln konnte.
Allerdings kommt hier auch ganz stark das Bindungssystem unseres Gehirns ins Spiel. Wie bereits in den Ausführungen zu den Vasanas kurz angedeutet, ist der Bindungsstil, den wir in unserer frühkindlichen Erziehung erfahren haben, nachhaltig wirksam für das, wodurch wir geprägt werden. »Bindung ist ein angeborenes, im Gehirn lokalisierbares System, das im Laufe seiner Entwicklung und durch deren Charakteristik die wichtige Bezugspersonen betreffenden motivationalen, emotionalen und erinnerungsbezogenen Prozesse beeinflusst und organisiert.« (Siegel 2006:83) Das Bindungssystem unseres Gehirns organisiert also die für das Überleben wichtige Kommunikation mit unseren Bezugspersonen, wobei das Kind unterbewusst durch Anpassung seines Gehirns alles darauf anlegt, dass diese Kommunikation funktioniert. Die Art der Prägung verstärkt bzw. schwächt bestimmte Hirnfunktionen und moduliert bereits beim Säugling und Kleinkind ganz stark das Verhalten.
Prägungen *(Samskaras)* wirken aus der Tiefe der frühkindlichen und teilweise sogar der vorgeburtlichen Eindrücke nach, das heißt, Erfahrungen, die einen Samskara gebildet haben, bleiben in unserem Gehirn und Nervensystem wie eingebrannt. Deshalb reichen bei starken – zum Beispiel angstauslösenden – Prägungen oft kleinste, sogar unterbewusste (subliminale) Reize, um sie wieder in voller Stärke zu aktivieren.
Auf der Grundlage solcher unterbewussten Prägungen entscheiden wir zum Beispiel in Alltagssituationen immer wieder in Bruchteilen von Sekunden, ob wir jemandem vertrauen oder nicht. Lange bevor wir auch nur anfangen

können, darüber nachzusinnen, warum wir jemandem trauen oder misstrauen sollten, hat unser Hirn schon eine Entscheidung getroffen. Wenn wir dann tatsächlich nach einer Begründung für diese Entscheidung suchen, stehen wir meist vor einem Rätsel und haben keine Ahnung, worauf sie sich stützen könnte, und ergehen uns in allen möglichen Vermutungen. Tatsache ist, dass wir uns bei dieser Entscheidung auf etwas stützen, das wir in der Regel gar nicht wissen können.

Ganz generell können wir sagen, dass das gesamte Ensemble unserer inneren Einstellungen und Sichtweisen und auch unser Bewertungssystem das Resultat dieser frühen Prägungen sind. Wir lassen uns prägen, um uns als Kind konfliktfrei in unsere Umwelt und Umgebung einzupassen und um das sichere Gefühl zu erfahren, dazuzugehören. Diese inneren Einstellungen steuern in der Regel die Art, wie wir wahrnehmen, und damit unser gesamtes Denken, Fühlen und vor allem unser Verhalten; denn sie sind, wie wir später sehen werden, auch der Motor für die in uns wirksamen Triebkräfte.

Im Yoga ist die Vorstellung verbreitet, dass unsere Prägungen, als Ganzes betrachtet, eine Art Linse formen, durch die wir die Erscheinungen der äußeren und inneren Welt wahrnehmen. Und jeder prägende Eindruck hinterlässt in der Linse eine Trübung, durch die unsere Sicht auf das, was ist, zusätzlich beeinträchtigt wird.

Wenn man uns zum Bespiel in der Erziehung beigebracht hat, Hunde seien gefährlich, dann werden wir sicher in der Folge Erfahrungen machen, die diese Sichtweise bestätigen und verstärken. Dadurch entsteht in der Art und Weise, wie wir fortan Hunde wahrnehmen, eine Verzerrung in unserer Wahrnehmung. Und diese Verzerrung wird dann folgerichtig unsere Gefühle, unser Denken und vor allem unser Verhalten beeinflussen.

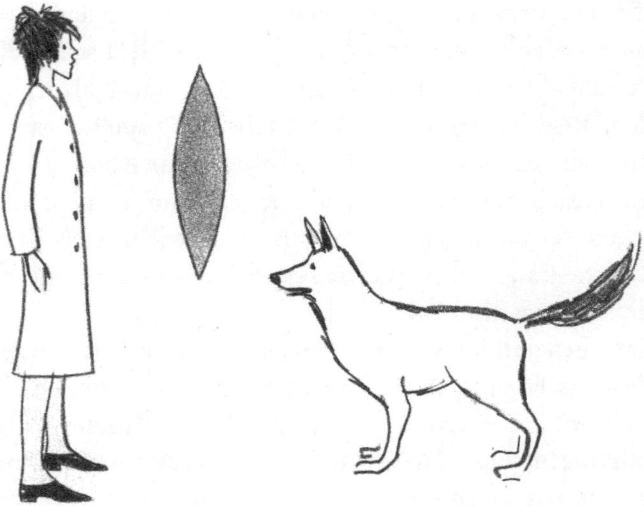

Abb. 1: Die Linse unserer Wahrnehmung

Aus einem nicht reflektierten und deshalb unregulierten Mind heraus entwickeln wir Automatismen in der Wahrnehmung, die uns vorgaukeln, dass die Welt – und in diesem besonderen Fall eben Hunde – auf eine ganz besondere Art und Weise beschaffen ist. Das wird bewirken, dass wir in dem Konzept von »Hund«, das uns einmal eingepflanzt wurde, unter Umständen für den Rest unseres Lebens gefangen bleiben. Dieses mentale Gefängnis bewirkt, dass uns keine neuen Erfahrungen mit Hunden mehr möglich sind, denn unsere inneren Einstellungen werden alles tun, um zu bewirken, dass wir Kontakte mit den vermeintlich gefährlichen Hunden vermeiden. Dazu gehört auch, dass dann sogar schon die Erwähnung des Wortes »Hund« unangenehme Empfindungen in uns hervorrufen kann (wie schon weiter oben erwähnt beim Vritti *Vikalpa*).

In der Achtsamkeitspraxis des Yoga werden wir idealerweise nach und nach erkennen können, wie die Kräfte der

Prägung in uns wirksam sind. Achtsamkeit bedeutet ja gleichzeitig auch immer Entschleunigung, denn nur in der Entschleunigung wird ein Raum geschaffen, in dem wir in Ruhe unser Gewordensein betrachten können. In der Ruhe hat unser Mind eine Chance, genauer hinzuschauen, sich dessen bewusst zu werden, was ein Eindruck gerade bewirkt, und sich darüber klarzuwerden, ob und wie wir diesen Eindruck bewerten wollen und in welcher Weise wir darauf reagieren wollen – oder auch nicht.
Diese Vorgehensweise des Yoga wird noch deutlicher werden, wenn wir uns mit unseren Kleshas beschäftigen.

Kleshas: die tiefsitzenden, störenden Kräfte

Während die Vasanas ganz im Unbewussten der Gene und des Nervensystems gegründet sind und die Samskaras aus dem Unterbewussten heraus unsere Sichtweisen, Einstellungen und damit unser Verhalten steuern, erfahren wir das Wirken der Kleshas oft sehr direkt und unmittelbar.
Kleshas sind »belastende, tief sitzende Kräfte« (Sriram 2006:85). Bettina Bäumer übersetzt *klesha* mit »leidvolle Spannung, ›Bedrückung‹, ›Leidenschaften‹ [...], Befleckungen oder Unreinheiten der Seele« (Deshpande/Bäumer 1977:195). Sie werden als »die Hauptursache des Leidens« angesehen (Skuban 2011:335) bzw. als »Kräfte [...], die Leid verursachen« (Desikachar 1997:58; Sutra II,2).
Das *Yoga-Sutra* unterscheidet fünf dieser störenden, Leid verursachenden Kräfte:

- *Avidya* – Unwissenheit, Verwechslung, Irrtum
- *Asmita* – Ichverhaftung, ein falsches Verständnis von der eigenen Person
- *Raga* – drängendes Verlangen, Habenwollen, Gier, Bedürftigkeit

- *Dvesha* – Abneigung, Ablehnung, Nicht-haben-Wollen, Hass
- *Abhinivesha* – Angst, Festhalten, Selbsterhaltungstrieb, tiefsitzende Unsicherheit

Zum Wirken der Kleshas heißt es im *Yoga-Sutra,* dass jede unserer Handlungen sowie die aus ihr resultierenden Folgen unmittelbar von den Kleshas beeinflusst werden. Das spüren wir manchmal auf der Stelle, manchmal aber auch erst später, wenn die Konsequenzen unseres Handelns zum Tragen kommen. Vor allem aber gilt: »Ob eine Handlung zu leidvollen oder aber glücklichen Erfahrungen führt, hängt davon ab, ob *klesha* im Entstehungsprozeß oder während der eigentlichen Durchführung der Handlung eine Rolle gespielt haben oder nicht.« (YS II,14; Desikachar 1997:66). Damit wird klar, dass ein ganz wesentlicher Teil der Geistesschulung im Yoga darin bestehen muss, unsere inneren Triebkräfte in ihrem Wirken zu erkennen und sie zu regulieren.

Avidya: unsere Neigung zu Irrtum und Verwechslung

Das Feld, auf dem alle Kleshas gedeihen können, ist das erste Klesha, Avidya. Der Begriff Avidya bedeutet wörtlich Nichtwissen oder Unwissen, wird aber oft mit »falsches Wissen« und »Irrtum, Verwechslung« übersetzt. Damit hat Patañjali sehr genau erfasst, wie ein Mensch die Welt erfährt und wie er sich auf der Grundlage dieser Erfahrungen seine Weltsicht erschafft.

Wie wir gesehen haben, ist jede Form menschlicher Wahrnehmung – außer in den Phasen tiefer Meditation – immer zutiefst subjektiv. Wie bereits beschrieben, wird die Art und Weise, mit der unser Gehirn und unser Geist – vermittelt durch die Vrittis – wählen, was überhaupt bedeutungsvoll genug ist, um in unsere bewusste Wahrnehmung zu gelangen, durch die verschiedenen Schichten unserer Anlagen und Prägungen bestimmt. Das bedeutet zwingend, dass es für ein Gehirn und einen Mind, der weder reguliert noch in der Selbstreflexion geschult ist, keine wie immer geartete Form objektiver Wahrnehmung geben kann! Trotzdem verhalten wir uns oftmals so, als würden wir uns selbst, die anderen Menschen und die Welt in der Gesamtheit objektiv erfahren. Diese Annahme nun ist der Irrtum, die Verwechslung bzw. das falsche Wissen.

Das *Yoga-Sutra* bietet uns bezüglich des Kleshas Avidya noch einen anderen Gedanken an, der verdeutlichen kann, wie ein unreguliertes Gehirn funktioniert. Es ist der Hinweis darauf, dass ein Mind, der unklar und in seine Probleme verwickelt ist, zunehmend die Übersicht darüber verliert, was im Leben wichtig ist und was nicht. Viele Menschen in unserer Gesellschaft beschäftigen sich fast unablässig mit Gedanken und Gefühlen, Erinnerungen und Plänen, die damit zu tun haben, was sie begehren oder ablehnen, was sie anzieht oder abstößt. Eingebunden in dieses ewige Spiel von Reiz und Reaktion, verliert ein Mensch zwangsläufig aus dem Blick, worum es im Leben wirklich geht: die Entfaltung seines tiefsten Potenzials in Form seines Menschseins.

Solange wir uns in unseren »mentalen Tretmühlen« bewegen, ist es sehr schwer, das Wirken dieses Kleshas zu erkennen und zu durchbrechen. Leichter ist es, anhand des offensichtlichen Wirkens der vier anderen Kleshas zu erkennen, wie ihnen Avidya einen Wurzelgrund bietet und wie dieses Feld »ausgetrocknet« werden kann.

Unsere inneren Triebkräfte sind Teil unserer Biologie

Die Kleshas sind in Form stabiler neuronaler Netzwerke fest in unserem Gehirn verankert, denn sie sind ein Teil unseres biologischen Erbes. So zeigt jedes Kind, das auf die Welt kommt und sich gesund entwickelt, klare Bedürfnisse und Abneigungen, es kennt eine tiefsitzende, existenzielle Angst (vor dem Verlassenwerden) und wird irgendwann in den ersten Jahres seines Lebens ein Ego mit deutlichen Charaktermerkmalen ausprägen und sich allmählich zu einer einzigartigen Persönlichkeit entwickeln. Im Laufe seines Lebens in der menschlichen Gesellschaft wird es viele Sichtweisen und Einstellungen erwerben, die auf Irrtum und Verwechslung beruhen, da sie nichts anderes als Konzepte des Zusammenlebens in einer bestimmten Gesellschaft widerspiegeln, die vorgeben, die Wirklichkeit objektiv zu beschreiben. Würde das heranwachsende Kind diese Konzepte jedoch nicht als Realität anerkennen, hätte es große Schwierigkeiten, mit anderen Menschen auszukommen. Das Klesha – die störende Kraft – jedoch, das wir im täglichen Leben am meisten erfahren, ist die Überschätzung unseres Egos (Asmita). Deswegen scheint es uns besonders lohnenswert, die Wirkweisen des Egos etwas genauer zu betrachten.

Das Ego als eine der Hauptursachen für die Erfahrung von Leid

Das Gefühl unserer Identität ist einer der wichtigsten Stützpfeiler unserer Existenz. Es speist sich aus den vielfältigen Modulen und Facetten, aus denen sich unser Ich zusammensetzt. Weil wir, vermittelt durch das Gefühl unserer Identität, überhaupt erst eine echte Beziehung zu einem anderen Menschen – sprich einer anderen Persönlichkeit – eingehen können, ist es sinnvoll, dass wir im Laufe unseres Lebens eine ganz starke Verhaftung mit unserer Identität und unserer Persönlichkeit entwickeln. Diese Egoverhaftung wird im *Yoga-Sutra* Asmita genannt. Es ist das zweite der Kleshas, also die zweite der Ursachen für die Spannungen, die sich zwangsläufig entwickeln werden,

weil sich nämlich durch die Egobildung der Reifungs- und Verarbeitungsprozess unseres Gehirns ausdrückt.
Aus Asmita, der »Ich-bin-heit« (Deshpande/Bäumer), erwächst machtvoll unser ego-zentrisches Bewusstsein: »Das ›Ich‹ als Zentrum wird zum wichtigsten Faktor im Leben des Menschen und drängt alle anderen Aspekte des Lebens in den Hintergrund.« (Deshpande/Bäumer 1977:95) Dabei tendiert das Ich dazu, sich die Welt so einzurichten, wie es (zu) ihm passt. Die Ausgestaltung seiner Persönlichkeit bestimmt auch darüber, was ein Mensch begehrt und was er ablehnt oder zu vermeiden sucht. So kann man sagen, dass wir uns vermittels unseres Egos eine Welt erschaffen, in der eben dieses Ego mit allen seinen Bedürfnissen zum Mittelpunkt wird, um das alles kreist und dem alle anderen Aspekte und Ansichten untergeordnet werden.

Begierde und Ablehnung – ein unzertrennliches Paar

Dadurch kommen die nächsten beiden Kleshas ins Spiel: Raga, Begierde, und Dvesha, Ablehnung oder Vermeidung. Sie treiben das Ich zu vielen seiner Handlungen, wobei die genaue Begründung dieses Handelns – Warum will ich etwas haben? Warum versuche ich, etwas zu vermeiden? Warum lehne ich etwas/jemanden ab? – weitgehend im Dunkeln bleibt. Hier werden – so heißt es im Yoga – wieder die Samskaras und Vasanas aktiv und lenken aus den Tiefen des Halb- und Unbewussten unsere Handlungen.

Unsicherheit und Angst – eine starke innere Triebfeder

Die wichtigste Triebfeder für das Ego ist jedoch das fünfte Klesha, Abhinivesha, die Angst vor der eigenen Vergänglichkeit bzw. der Instinkt der Selbsterhaltung. Patañjali beschreibt dieses Klesha als so stark im Existenziellen verwurzelt, dass es selbst den sonst schon weise gewordenen

Menschen schwerfalle, es zu beherrschen. Abhinivesha sei »ein hartnäckiges Festhalten an dem triebhaften Instinkt der Selbsterhaltung«, heißt es bei Deshpande/Bäumer. Und sie ergänzen: »Man kann sich nicht an seinem eigenen Verschwinden, an seiner eigenen Auflösung in nichts erfreuen. Man kann nicht einmal einen Augenblick lang am Verlust der eigenen Wichtigkeit Gefallen finden, ganz gleichgültig, was die anderen über einen denken mögen. Jede Bedrohung unseres Gefühls der eigenen Wichtigkeit scheint so vernichtend zu sein wie der Tod.« (ebd.:95 f.)

Das in uns, was unser Ich ausmacht, und seine verschiedenen Module scheinen zu wissen, dass das Konstrukt dieses Ich außerordentlich fragil ist. Identität ist ein fragiler Zustand, weil wir uns unserer Identität immer wieder aufs Neue vergewissern müssen, während der Lauf der Zeit uns wandelt. Es ist so fragil, dass jeder Blick, der als schief empfunden wird, dass jedes Wort und jeder Wortklang, die als abschätzig empfunden werden, das Ich in Frage zu stellen scheinen und es damit in seiner Existenz bedrohen. Das ganze unselige Bündel der fünf Kleshas, Nichtwissen (Avidya), Ich-bin-heit (Asmita), Begierde (Raga), Ablehnung (Dvesha) und Angst (Abhinivesha), bewirkt, dass das Ich die Neigung entwickelt, alles, was es erfährt, auf sich zu beziehen. »Man hält die Welt für gut oder schlecht, wahr oder falsch, schön oder häßlich, nur in bezug auf den eigenen Wichtigkeitssinn. Selbst die letzte Wirklichkeit der Welt, Gott oder wie immer man sie bezeichnet, hat sich den Bedürfnissen und Wünschen der Selbst-Bedeutsamkeit des Menschen [man könnte auch sagen »des Egos«, d. Verf.] anzupassen, der sie für sinnvoll oder sinnlos hält.« (ebd.:102)

Patañjali lässt in seinem *Yoga-Sutra* keinen Zweifel daran, dass die Kleshas ein unerschöpflicher Nährboden für immer wieder aufkeimendes Leid sind. Auf der Grundlage genauer Beobachtung scheint ihm klargeworden zu sein, dass sich die Macht der fünf Kleshas niemals völlig brechen lassen wird.

Die Macht der Kleshas schwächen und persönliche Stärken entwickeln

Das korrespondiert eng mit der Erkenntnis, dass alles das, was in der Tiefe unseres Gehirns, in dem Bereich, der limbisches System genannt wird (siehe Kapitel 2), von unserem bewussten Willen so gut wie gar nicht zu erreichen ist. Genau dort aber geschieht die emotionale Verarbeitung einer jeden über die Sinne eintreffenden Information, die dann – wenn eindrücklich genug – im Sinne einer Konditionierung verankert wird. Die Hirnforschung vermutet deshalb, dass alle Änderungen in unseren Empfindungs- und Gefühlsmustern nur als hauchdünner Film über den alten Prägungen liegen, denn die Erfahrung zeigt, dass die Strukturen des limbischen Systems, die für die Verknüpfung von Erinnerung und Gefühlen zuständig sind (Hippocampus und Amygdala), niemals vergessen. Sie merken sich vor allem alles, was irgendwie mit dem Thema der eigenen Bedeutung und Wertschätzung zu tun hat. So wird sie zum Beispiel nur schwer eine Kränkung vergessen; sie bleibt dort wie die sprichwörtliche Leiche im Keller bis ans Ende aller Tage konserviert und entfaltet in bestimmten Situationen blitzschnell und – in einem sich selbst überlassenen Gehirn – kaum zu beherrschend ihre Wirkungen. So wird verständlich, dass Patañjali uns warnt, besonders dann achtsam zu sein, wenn die Kleshas sich gerade nicht in aller Deutlichkeit zeigen. Sie sind nie überwunden, sondern wirken immer im Verborgenen weiter. Das Einzige, was wir tun können, ist, regelmäßig innezuhalten, zu erkennen versuchen, wie stark unser Denken, Fühlen und Handeln gerade wieder von ihnen bestimmt

wird, und – dadurch, dass wir sie in die bewusste und achtsame Betrachtung heben – ihre hintergründige Wirkungskraft zu schwächen versuchen.
Das bedeutet, dass es im *Yoga-Sutra* als wichtig angesehen wird, zu erkennen, wie sich das Ego erschafft, woraus es sich zusammensetzt und worauf es sich stützt – und dass der Übende dann auf der Grundlage dieser Erkenntnisse systematisch damit beginnt, die inneren Spannungen und Leid erzeugenden Wirkweisen seines Egos zu schwächen.
Noch einmal, da es so wichtig für unser Wohlergehen ist: Da die Kleshas also in ihrer Gesamtheit tief in uns gegründet sind, können wir sie nicht auslöschen, sondern nur schwächen und im Zaum halten. Wenn wir nicht achtsam ihr Wirken beobachten, um zu bemerken, wie ihre Triebkräfte unseren Geist immer wieder beunruhigen und störende Anspannungen erzeugen, dann beginnen sie alsbald, sich zu verselbständigen. Das geschieht, indem diese eigentlich natürlichen Triebkräfte zu Leidenschaften werden, die uns im Griff halten, die uns steuern und damit immer wieder neues Leid erzeugen. So gebiert jeder Wunsch – wie jeder an sich selbst erfahren kann – immer wieder einen neuen Wunsch. Wenn unser Geist nicht lernt, seine Wünsche zu kontrollieren, dann wird er irgendwann von ihnen beherrscht werden und meinen, dass sein Glücklichsein von ihrer Erfüllung bzw. sein Unglück von ihrer Nichterfüllung anhängt (Raga). Ein Mensch, der von seinen Wünschen kontrolliert wird, wird sich angewöhnen, Erfüllung in der äußeren Welt zu suchen, und wird damit zwangsläufig enttäuscht werden.
Die Regulation unserer Emotionen, bezogen auf unsere Kleshas, ist also einer der wichtigsten Übungsschritte unserer Yoga-Praxis. Wir können sie sowohl auf der Yoga-Matte einüben, wenn wir Asanas praktizieren, denn dorthin nehmen wir all unsere Tendenzen, Prägungen und stö-

renden Wirkkräfte mit, als auch in Oasen der Ruhe und der Reflexion im Alltag, die es uns erlauben, darüber nachzusinnen, wie wir unser Leben ausrichten und gestalten wollen.
Besonders im vierten Kapitel werden Sie eine Vielzahl von Hinweisen finden, wie Sie Ihre Yoga-Praxis so gestalten können, dass Sie mit ihrer Hilfe eine Reihe förderlicher Qualitäten im Sinne einer ganzheitlichen Gesundheitsförderung (Salutogenese) entwickeln bzw. stärken können, wie zum Beispiel:

- Freude empfinden
- selbstwirksam werden
- innere Stärken erkennen und fördern
- sich auf sich selbst und das eigene Umfeld einstimmen lernen
- mentale Widerstandskraft gegenüber widrigen Lebensumständen entfalten lernen (Resilienz)

2 Was im achtsamen Gehirn geschieht – die neurowissenschaftlichen Grundlagen

Weite Bereiche unserer Alltagsaktivitäten sind unserem bewussten Zugriff entzogen. Viele unserer tagtäglichen Handlungen führen wir scheinbar reflexartig oder in stereotyper Manier aus. Sie basieren weniger auf Reiz-Reaktions-Ketten als vielmehr auf Erfahrungen und erlernten Kompetenzen und haben sich in für uns nicht mehr unmittelbar zugänglichen Tiefen unseres Gehirns fest und dauerhaft eingespeichert.

Dieses Verhaltensrepertoire garantiert uns unsere Handlungsfähigkeit und unser tagtägliches Funktionieren, unsere Alltagskompetenz, das Bewältigen des für unser Überleben Notwendigen. Wenn wir mittels Yoga auf unseren Mind einwirken, so setzen wir genau an diesen sehr praktischen, aber auch die Wahrnehmung einengenden Automatismen und dem daraus resultierenden »Autopilotmodus« an. Die fokussierte, achtsame Betrachtung unseres Tuns in der Yoga-Praxis sowie die wohlwollende Reflexion unserer Erfahrungen im Lichte der Yoga-Philosophie wirken im Zusammenspiel, so unsere These, unmittelbar auf die *Großhirnrinde.* Sie bildet die äußere Schicht des *Großhirns* bzw. der Großhirnhemisphären. Darunter werden ebenfalls angesprochen das *limbische System* mit dem *Hippocampus* und dem Mandelkern *(Amygdala)* sowie der *Hypothalamus* und die *Basalganglien.* Alle Gehirnfunktionen, die mit Sprache und kognitiven Funktionen wie

(Selbst-)Reflexion, Autonomie und Handlungsplanung zusammenhängen, sind vor allem in der Großhirnrinde lokalisiert. Der Hippocampus spielt bei der Speicherung von Informationen und Ausprägung von Gedächtnis eine zentrale Rolle; die Amygdala reguliert Emotionen und steuert endokrine Reaktionen des Körpers in Verbindung mit emotionalen Zuständen, der Hypothalamus reguliert physiologische Funktionen des Körpers, und die Basalganglien sind an der Steuerung motorischer Aktivitäten beteiligt.

Im folgenden Abschnitt betrachten wir zunächst eine Auswahl einzelner, für unsere Perspektive relevanter Gehirnfunktionen genauer. Daran anknüpfend schauen wir im Abschnitt *Das achtsame Gehirn,* welche Vorzüge Neujustierungen haben, also die Bildung neuer Netzwerke im Gehirn. Im letzten Abschnitt dieses Kapitels *Das resiliente Gehirn – mit Veränderungen umgehen und innere Stärke entwickeln können* schließlich interessiert uns, wie alltagstauglich, belastbar, stabil und gleichzeitig wie elastisch, widerstandsfähig, strapazierbar und flexibel, kurz: wie »resilient« ein achtsames Gehirn sein kann.

Kleine Neuro-Yoga-Gehirnkunde

Ein wichtiger Punkt zuerst: Das menschliche Gehirn ist in seinem Aufbau im Tierreich keineswegs einzigartig. Die Gehirne von Primaten und anderen Wirbeltieren unterscheiden sich im Grundaufbau überhaupt nicht. Wie andere Organe und Gewebe auch, besteht das menschliche Gehirn aus Zellen, die sich in ihrer inneren Grundstruktur nicht prinzipiell von der Struktur anderer Körperzellen unterscheiden.

Was das Gehirn der Säugetiere und Primaten allerdings von den Gehirnen wirbelloser Tiere und von Wirbeltieren, die nicht zu den Säugetieren gehören, unterscheidet, ist die Ausbildung der Großhirnrinde (im Folgenden gelegentlich auch *Hirnrinde* genannt) als der äußersten Schicht des Gehirns, unmittelbar unter der knöchernen Schädeldecke gelegen. Sie ist etwa 2 bis 5 Millimeter dick.

Als Veranschaulichung und zum schnellen Überblick über die Hirnregionen laden wir Sie ein, ein Modell des Hirnforschers Daniel Siegel auszuprobieren, das Sie sozusagen immer bei sich haben: Ihre Hand (siehe für das Folgende Abb. S. 68). Halten Sie Ihre Hand mit der Handfläche vor sich mit der Handinnenfläche zu Ihnen zeigend. Legen Sie den Daumen in Ihre Handfläche. Dann krümmen Sie die anderen Finger darüber. Die Faust, die auf diese Weise entsteht, dient im Folgenden als Veranschaulichung des Kopfes. Die Seite mit den Fingerknochen und -gelenken repräsentiert dann die Region des Gesichts und der Handrücken die Region des Hinterkopfes. Das Handgelenk veranschaulicht den obersten Abschnitt des Rückenmarks und der Unterarm die Wirbelsäule. Öffnen Sie die Faust wieder, schauen Sie in Ihre Handinnenfläche. Sie symbolisiert in diesem Modell den inneren Hirnstamm. Legen Sie den Daumen wieder in die Handfläche, so erkennen Sie die ungefähre Lage des limbischen Systems. Einige Strukturen des limbischen Systems liegen im Gehirn doppelt vor (Amygdala, Hippocampus); daher wären eigentlich zwei Daumen nötig, um das System korrekt zu symbolisieren. Legen Sie Ihre Finger wieder über den Daumen, dann haben Sie ein Bild für das Großhirn, den Kortex, welches die äußerste Schicht des Gehirns bildet (vgl. Siegel 2012:42f.). Unser Großhirn ermöglicht uns bewusstes zielgerichtetes und bedeutungsvolles Verhalten. In der Hierarchie der neuronalen Verarbeitung steht es an oberster Stelle. Nur manche dieser Verarbeitungsprozesse werden uns bewusst. Viele finden in tieferen Hirnregionen statt, die wir nicht wahrnehmen. Einige dieser Prozesse wollen wir uns im Folgenden näher anschauen.

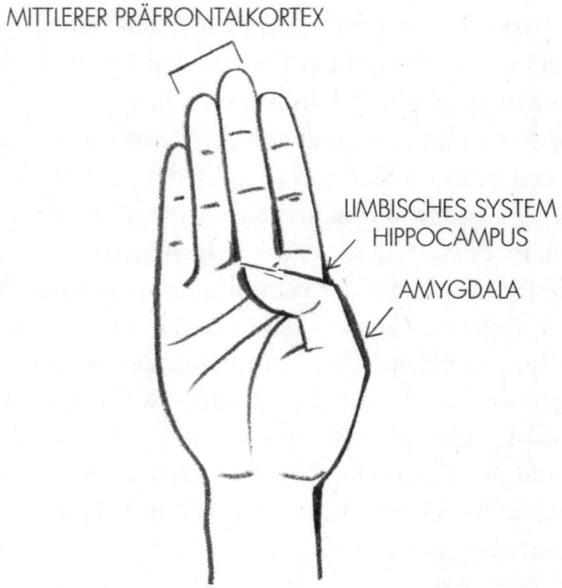

Abb. 2b: Das Hand-Gehirn-Modell – geöffnet

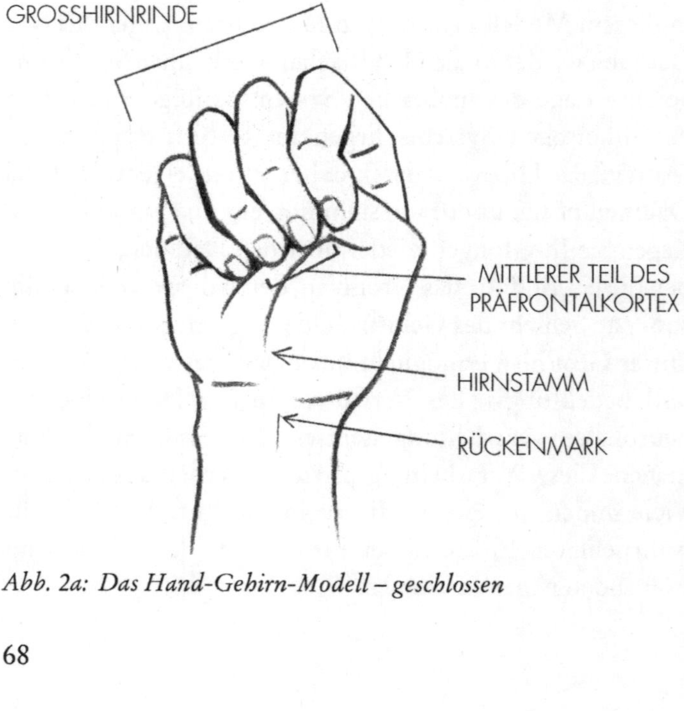

Abb. 2a: Das Hand-Gehirn-Modell – geschlossen

So viele Zellen wie Sterne in der Milchstraße!

Die Arbeit des Gehirns ruft hochkomplexe Verhaltensreaktionen hervor, weil es über eine sehr große Zahl von Nervenzellen *(Neurone)* verfügt, die miteinander über spezielle Verbindungen kommunizieren. Ihre Zahl wird für ein erwachsenes Gehirn auf ca. 100 Milliarden geschätzt – ähnlich viele, wie es Sterne in der Milchstraße gibt. Mindestens ebenso viele Zellen kommen noch als Stütz- und Hüllzellen, sogenannte *Gliazellen,* dazu (vgl. u.a. Kandel et al. 2012). Mit dieser gigantischen Anzahl hat das Gehirn das Maximum an Zellen erreicht, die sich bei dem gegebenen Schädelvolumen miteinander verbinden können und die dabei gleichzeitig ein Optimum an Leistung erbringen.

Neurone besitzen, wie alle Zellen im Körper, eine doppelte *Zellwand,* einen *Zellkern* mit dem genetischen Material und sogenannte *Zellorganellen,* das heißt, Strukturen, die den Zellstoffwechsel aufrechterhalten.

Die spezifischen Aufgaben von Neuronen sind die Weiterleitung von elektrischen Impulsen sowie die Aufnahme und Abgabe von chemischen Botenstoffen *(Neurotransmittern).* Neurone haben dementsprechend eine charakteristische Form und Struktur. Jedes Neuron besteht aus drei Grundelementen: einem *Zellkörper* (Soma) sowie zwei Arten von Fortsätzen; zum einen die *Nervenzellfortsätze* (Dendriten). Von ihnen besitzt das Neuron zahlreiche. Sie nehmen neuronale Erregungsimpulse *(Aktionspotenziale)* anderer Nervenzellen, mit denen sie über spezielle *Signalübertragungsstellen* (Synapsen) in Verbindung stehen, auf und leiten sie zum Zellkörper weiter. Dendriten können entweder sehr schmal und lang sein, oder aber sie sind fein verästelt und in näherem oder weiterem Abstand annähernd kugelförmig um den Zellkörper herum angeordnet.

Die Reizweiterleitung erfolgt über die zweite Art von Fortsätzen, das *Axon.* Von ihm besitzt jede Nervenzelle nur ein einziges. Es entspringt am Zellkörper oder an einem Hauptdendriten und kann zwischen wenigen tausendstel Millimetern und mehr als einem Meter lang sein.

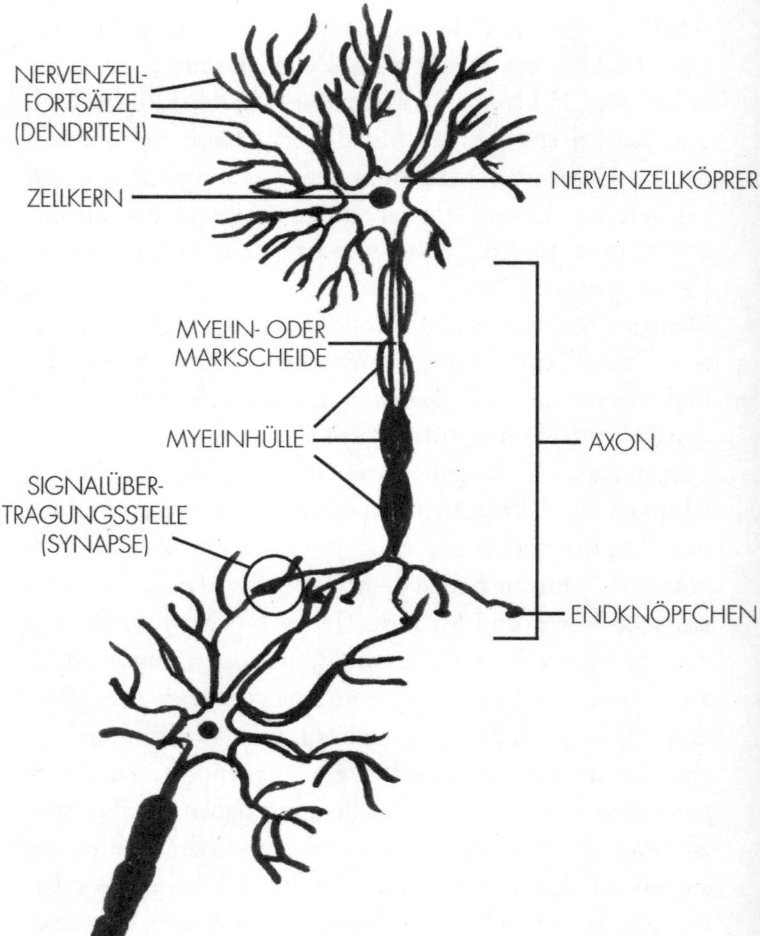

Abb. 3: Aufbau einer Nervenzelle

Gliazellen grenzen Nervenzellen und ihre Netzwerke voneinander und von benachbarten Blutgefäßen und Kapillarnetzen ab. Sie können stets wieder neu nachgebildet werden. Sie bilden ein Netzwerk, welches das gesamte Gehirn durchzieht; sie werden als Stütz- und Hüllzellen für die Nervenzellen betrachtet. Neuere Forschungen haben ergeben, dass ihre Funktion wahrscheinlich nicht nur struktureller Natur ist; so gehört es zu ihren wichtigsten Aufgaben, Substanzen aufzunehmen, die im Überschuss vorhanden sind oder nicht gebraucht werden, beispielsweise (im Bereich der Synapsen) überschüssige Neurotransmittermoleküle. Auch degenerierte und abgestorbene Nervenzellbestandteile in verletzten Hirnregionen werden von Gliazellen beseitigt, die sich in ebendiesen Regionen verstärkt vermehren. Manche Gliazellen besitzen sogar Rezeptoren für Neurotransmitter; das deutet darauf hin, dass sie ebenfalls aktiv an der Informationsverarbeitung beteiligt sind, indem sie ihre chemische Umgebung beeinflussen oder von ihr beeinflusst werden können.

Lange Axone sind von einer fetthaltigen, isolierenden Schicht, dem Myelin, umgeben. Diese Hülle wird von Gliazellen gebildet und hat entlang eines Axons in regelmäßigen Abständen winzige Unterbrechungen, die sogenannten Ranvierschen Schnürringe. Diese Art des Aufbaus erhöht die Geschwindigkeit bei der Weiterleitung elektrischer Signale (Aktionspotenziale) entlang eines Axons und ihrer Übertragung von einem Neuron zum nächsten im Vergleich zu Nervenzellen ohne Myelinschicht um ein Vielfaches.

STECKBRIEF GEHIRN

Das menschliche Gehirn wiegt 1,3 bis 1,5 Kilogramm.
Zum Vergleich:
Das Gehirn eines Salamanders wiegt ca. 1 mg, ein Pottwalgehirn 8,5 kg, ein Elefantengehirn ca. 5 kg, ein Schimpansengehirn 400 g, das Gehirn eines Hundes ca. 135 g und das einer Katze ca. 30 g (Quelle: Roth 1997:66).
Das menschliche Gehirn verfügt über ca. 100 Milliarden Neuronen.
Zum Vergleich:
Ein Salamandergehirn besitzt 0,5 bis 1 Million Neuronen.
Jede Nervenzelle im menschlichen Gehirn ist über ihre Dendriten mit 1000 bis 10 000 anderen Nervenzellen verknüpft.
Der Mensch hat, relativ zu seinem Körpergewicht, ein sehr großes Gehirn: es macht etwa 2 Prozent seines Körpergewichts aus.
Zum Vergleich:
Bei einem Elefanten sind es 0,2 Prozent, bei einem Schimpansen 0,9 Prozent.
Unser Gehirn beansprucht 20 bis 30 Prozent des Körperstoffwechsels (vor allem Glucose und Sauerstoff); den größten Teil davon verbraucht die Großhirnrinde (bis zu siebenmal so viel wie der Rest des Gehirns).
Erregungsimpulse werden mit einer Geschwindigkeit von 20 bis 150 m/s übertragen.

Das Gehirn will Informationen sinnvoll interpretieren

Unser Nervensystem besteht aus drei großen Bereichen: dem zentralen Nervensystem mit dem Gehirn und dem Rückenmark, dem peripheren Nervensystem mit den sensorischen und motorischen Neuronen sowie dem vegetativen Nervensystem, dessen Zweige (Sympathikus und Parasympathikus) Körperfunktionen wie Herzschlag, Atemfrequenz und Verdauung regulieren. Die einzelnen Bereiche des Nervensystems sind durch komplexe neuronale Verknüpfungen im Gehirn aufs engste miteinander verbunden.

Das Gehirn besteht aus einer rechten und einer linken Hälfte, die durch eine tiefe, von vorne nach hinten verlaufende Furche voneinander getrennt sind. Die beiden Gehirnhälften sind spiegelbildlich angelegt; zwar hat jede Hemisphäre spezielle Funktionen, doch beide Hälften sind gleichermaßen für Wahrnehmungs-, kognitive und höhere motorische Funktionen sowie für Emotionen und Gedächtnis zuständig. Sie besitzen die gleiche morphologische Struktur und verfügen über die gleichen funktionalen Einheiten.

Betrachten wir das Gehirn von oben oder von der Seite her, dann gehört alles Sichtbare zur Großhirnrinde *(Cortex cerebri).* Sie ist in spezifischen Falten und Furchen geformt. Die Großhirnrinde ist je nach Region 2 bis 5 Millimeter dick und bildet beim Menschen 90 Prozent der Oberfläche des Großhirns. In ihr befinden sich die Repräsentationen der Sinneseindrücke (sensorische Areale), der für Bewegungen zuständige *primär-motorische Kortex* und die weiträumig über die Großhirnrinde verteilten Assoziationszentren *(Assoziationskortex).* Dieser verbindet die primären Projektionszentren für Sinneseindrücke miteinander und besitzt Verbindungen zum Thalamus und zum limbischen System. Die Großhirnrinde überla-

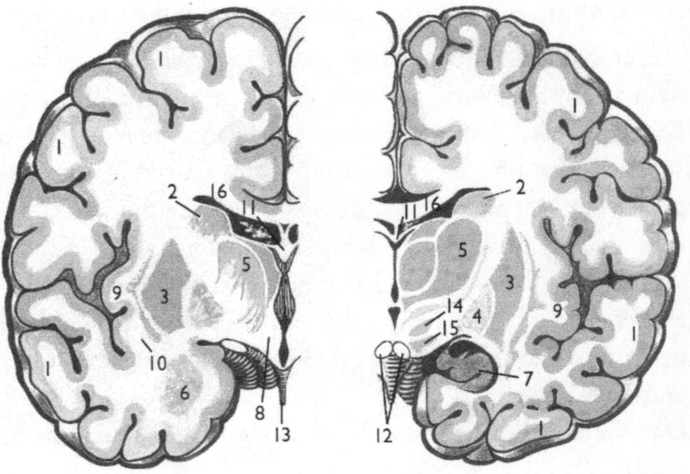

Querschnitt auf Höhe des Hypothalamus, der Mygdala und des Globus pallidus

Querschnitt auf Höhe des Thalamus und des Hippocampus

1 Neocortex; 2 Nucleus caudatus; 3 Putamen; 4 Globus pallidus; 5 Thalamus; 6 Othalamus; 7 Hippocampus; 8 Hypothalamus; 9 insulärer Cortex; 10 Claustrum; 11 Faserbündel; 12 Mammilarkörper (Teil des Hypothalamus); 13 Hypophysenstiel; 14 Nucleus subthalamicus; 15 Substania nigra; 16 Balken (Corpus callosum).

Abb. 4: Linke und rechte Hirnhemisphäre

gert beide Gehirnhemisphären und ist die äußere Hülle eines Gesamtsystems von Energie- und Informationskanälen, das bis in die tiefen Hirnstrukturen hinabreicht. Diese tieferen Strukturen verarbeiten bereits einen Großteil der ankommenden sensorischen Reize und ihrer entsprechend darauf abgestimmten unmittelbaren Reaktionen, bevor sie überhaupt in der Großhirnrinde ankommen (dazu weiter unten ausführlicher).

Aufgabe der Großhirnrinde ist die Organisation komplexer Prozesse der Wahrnehmung, der Planung und der

Aufmerksamkeit. Sie wird in vier sogenannte Lappen unterteilt, die voneinander durch tiefe Spalten getrennt sind:

- Der *Frontallappen* (Stirnlappen) ist der vorderste obere Teil des Großhirns; er zieht sich von der Stirn bis zur Mitte der Schädeldecke auf Höhe des Scheitels. Er ist vor allem zuständig für alle auszuführenden Aktionen, von der abstrakten Planung bis zur Umsetzung von Handlungen, einschließlich der Steuerung der Muskulatur.
- Der *Parietallappen* (Scheitellappen) ist der hintere obere Bereich der Großhirnrinde, vom Scheitel ausgehend bis zum Beginn des Hinterhaupts. Hier werden akustische, visuelle und Berührungsreize verarbeitet.
- Der *Okzipitallappen* (Hinterhauptslappen) ist der unterste hintere Teil der Großhirnrinde im Bereich des Hinterhaupts. Hier werden hauptsächlich primäre visuelle Reize verarbeitet und zu den Parietal- und Temporallappen weitergeleitet.
- Der *Temporallappen* (Schläfenlappen) erstreckt sich seitlich auf der Höhe der Schläfen und der Ohren. Diese Region ist für die frühen Stadien der Verarbeitung akustischer Reize und die Weiterverarbeitung visueller Reize zuständig.

Um im Alltag eine möglichst große Menge an Informationen in einer bestimmten Zeitspanne verarbeiten zu können, nutzt das Gehirn eine besondere Methode: es *interpretiert* das, was wir sehen, hören, riechen, schmecken, fühlen oder uns vorstellen. Dabei greift es auf unseren Fundus an bereits verfügbarem und daher immer wieder für Interpretationen zur Verfügung stehendem Material an Bildern, Mustern, Klängen etc. zurück und vergleicht

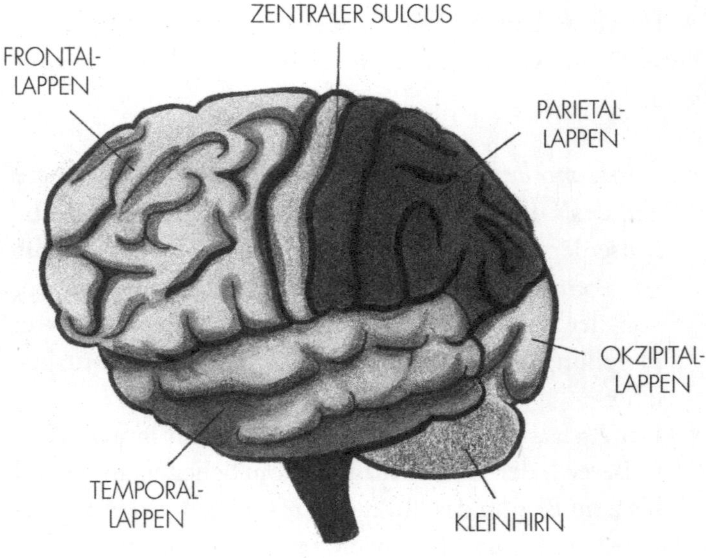

Abb. 5: Übersicht Großhirnrinde

beides miteinander.[8] Uns allen ist dieses Phänomen geläufig: Nahezu alles, was wir sehen, hören oder sonst wie wahrnehmen, ruft in uns Erinnerungen an früher einmal Gesehenes, Gehörtes oder Erlebtes wach.

Die vier oben genannten Lappen der Großhirnrinde bestehen aus sechs übereinanderliegenden Schichten mit speziellen Neuronen, den sogenannten *Pyramidenzellen.* Sie haben einen fast dreieckigen Zellkörper und einen Hauptdendriten, der sich vielfach verzweigt. Pyramidenzellen sind neben der Großhirnrinde außerdem im Hippocampus zu finden. Sie vermitteln zwischen dem Prozess von Sinnesverarbeitung, Interpretation und Vergleichen, indem sie der Hirnrinde Informationen zutragen und wiederum Informationen in tiefere Regionen des Gehirns entsenden.

8 Auch Glaubenssätze, Erwartungen, Konzepte etc. sind im kortikalen Gedächtnis der Großhirnrinde gespeichert.

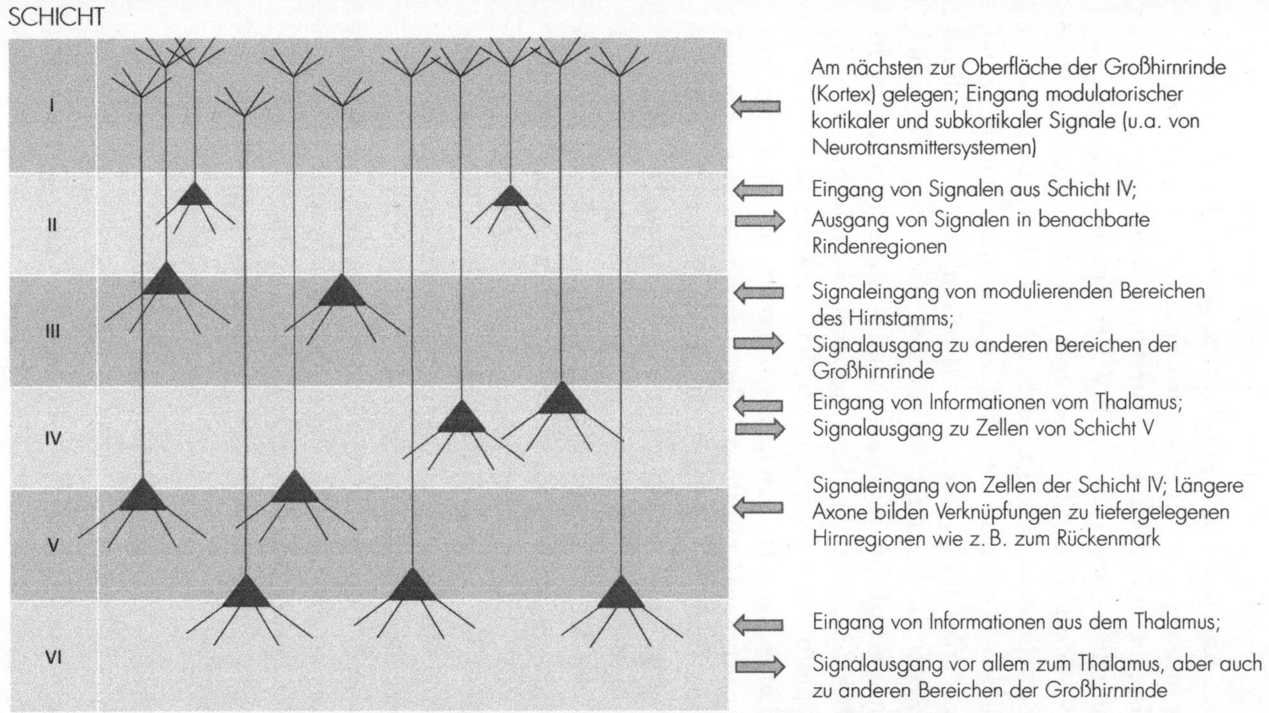

Abb. 6: Aufbau der Pyramidenzellschicht in der Großhirnrinde

Ein Beispiel: Nimmt das Nervensystem über seine visuellen Kanäle Bilder eines Baumes auf, werden diese Informationen vom primären visuellen Kortex im Okzipitallappen im Bereich des Hinterkopfs in die unteren, tieferliegenden Schichten V und VI der Großhirnrinde geleitet. Von dort werden die Eindrücke sowohl in höhergelegene Schichten der Hirnrinde nahe der Schädeldecke als auch in tiefere Regionen der Großhirnrindenhemisphäre, unter anderem des limbischen Systems und des Zwischenhirns weitergeleitet. In diesem Verbund werden die Informationen verarbeitet im Hinblick auf: Gibt es dazu ein bereits bekanntes Gefühl? Sind vergleichbare Informationen im Speicher der Hirnrinde verfügbar? Wenn ja, sendet die Hirnrinde diese bereits gespeicherten Informationen aus seinem Gedächtnisfundus der oberen äußeren Schichten, I und II, an die unteren Input-Schichten zurück. Beide Informationsverarbeitungswellen – von oben und von unten ausgehend – treffen sich in den mittleren Schichten, III und IV. Hier werden die ursprünglich wahrgenommenen sensorischen Informationen mit jenen aus den Informations- und Gefühlsspeichern so lange abgeglichen (moduliert), bis sich ein für das Gehirn in diesem Moment stimmiges und sinnvolles Bild ergibt. Heraus kommt eine benennbare Zuschreibung: »Das ist ein Baum.«
Dieses Ergebnis liegt irgendwo zwischen unbewussten Erwartungen und Gefühlen von: »Was bedeutet der Baum für mich?« und den ursprünglich eingetroffenen sensorischen Informationen über Gestalt, Farbe, Größe etc. des Wesens »Baum«.

Unsere Welt entsteht im Kopf

Was wir gerade beschrieben haben, wird »Verarbeitung von oben« (Top-down-Prozess) genannt. Das für den Augenblick »sinn-voll« erscheinende Ergebnis, also das schließlich bewusst wahrgenommene Gefühl oder Bild, das in uns entsteht, wird als »invariante Repräsentation« bezeichnet. Invariante Repräsentationen erlauben es uns, das eigene Umfeld schnell und auf der Basis bereits festgelegter Muster und Konzepte zu beurteilen, um auf diesem Urteil dann weiteres Handeln aufzubauen.

Eine im Alltag äußerst hilfreiche Eigenschaft dieser Vorgehensweise ist, dass wir nicht so genau hinschauen müssen, um einen schnellen Eindruck von etwas zu gewinnen oder um im Alltag schnell reagieren zu können, bspw. in Situationen, in denen Gefahr droht. Diese Fähigkeit zum internen Abgleich einer Information und das schnelle »Berechnen« von Vorannahmen und Zuschreibungen helfen uns, den Alltag zu bewältigen. Sie haben aber auch einen großen Nachteil: Durch die Filterung in der Top-down-Verarbeitung verringern invariante Repräsentationen nämlich den Informationsgehalt eines sensorischen Eindrucks. Er erreicht unser Bewusstsein nicht mehr in seiner eigentlich wahrnehmbaren Fülle.

Vielleicht kennen Sie die folgende Situation: Sie sitzen in einem Zug, der gerade im Bahnhof hält. Unmittelbar neben Ihnen auf dem anderen Gleis steht ebenfalls ein Zug. Sie schauen träumend aus dem Fenster und merken als Beobachter/Beobachterin, wie sich Ihr Zug langsam in Bewegung setzt. Sie kuscheln sich vielleicht noch ein bisschen tiefer in den Sitz, befriedigt darüber, dass es endlich weitergeht. Sie warten schon auf den Moment, wenn Sie das Bahnhofsgebäude verlassen und wieder freien Blick auf die Stadt oder Landschaft haben. Ihre Augen stellen sich entsprechend der Erwartung schon auf Weitblick ein. Plötzlich wird Ihr Blickfeld frei, und Sie schauen verblüfft weiterhin in den Bahnhof und auf die Gleise. Die auf Weitblick eingestellten Augen haben Mühe, so schnell wieder zu fokussieren und scharf zu sehen.

Was ist passiert?
Der Zug neben Ihnen hat sich in Bewegung gesetzt und ist in entgegengesetzter Fahrtrichtung abgefahren. Die Bewegung des gegenüberliegenden Zugs hat Ihre gesamte neuronale Steuerung und sinnliche Verarbeitung bis in Ihre Sehnerven hinein in das Bild Ihrer inneren – in dem Moment als gelernte und sinnvoll erscheinende – Erwartung gebracht: »Gleich geht es los!« Tatsächlich haben sich Ihr Zug und also auch Sie selbst sich keinen Millimeter bewegt; und doch – relativ, aus Ihrer inneren Empfindung heraus betrachtet – haben Sie, die Beobachterin oder Sie, der Beobachter, Zug fahren »gespürt« – mit jeder Faser Ihres Körpers und mit all Ihren Sinnen.
Das Bewertungssystem und das Gedächtnis hängen also eng miteinander zusammen. Bewertung ist ohne Gedächtnis nicht möglich. Gleichzeitig erfolgt jede Speicherung wiederum auf der Grundlage bereits vorhandener Bewertungsmuster und -konzepte aus früheren Erfahrungen und aus Erlerntem.
Entdecken wir etwas Neues und Ungewohntes, steigen unsere Aufmerksamkeit und unsere Konzentration. Wir beobachten die ungewohnte Form oder den Reiz genauer, eifriger, weil sie mit keinen im Gehirn abgelegten Bildern, Repräsentationen oder Erwartungen bezüglich der Außenwelt übereinstimmen. Unbekannte Erlebnisse und neue Erfahrungen bewirken dann eine verstärkte neuronale Aktivität. Werden Erfahrungen kontinuierlich wiederholt, verstärken sich die Verbindungen zwischen den beteiligten Neuronen und bewirken nach einer gewissen Zeit entsprechende strukturelle Veränderungen im Gehirn. Es entstehen neue neuronale Verknüpfungen – ein Vorgang, der sich in unterschiedlicher Intensität und Tiefe über den Verlauf des gesamten Lebens hinweg vollzieht.
Diese Fähigkeit des Gehirns zu Entwicklung und Ver-

änderung wird als *Neuroplastizität* bezeichnet. Intensives wiederholtes Aktivieren von Neuronen führt in spezifischen Gehirnarealen zu einer Erhöhung der Anzahl ihrer Verbindungen zur Signalübertragung *(Synapsen)* sowie zu einem intensiveren Wachstum von unterstützenden Zellgeweben wie Gliazellen und Blutgefäßen.

Diese Möglichkeit, komplexe neuronale Verknüpfungen zu bilden, vermittelt uns eine Vorstellung davon, auf welch vielfältige Weise das Gehirn äußere Welten im Innern abbilden und speichern kann. Gleichzeitig vermittelt das Gehirn permanent zwischen der inneren körperlich-psychischen Verfassung und der Welt außerhalb. Es hat die Aufgabe, unsere innere Befindlichkeit mit den Sinneserfahrungen, die aus der äußeren Welt auf uns einwirken, in Balance zu halten.

Können wir unserer Wahrnehmung trauen?

In jedem Bruchteil einer Sekunde erreichen uns unzählige Informationen über die Außenwelt. Diese müssen vom Gehirn irgendwie gefiltert und sortiert werden. Einen Verarbeitungsweg haben wir im vorangegangenen Abschnitt vorgestellt. Die zugrunde liegenden Mechanismen und Kriterien sind einfach; entschieden wird nach: »ist für mich günstig« – »ist für mich ungünstig«, »davon will ich mehr« – »das will ich nicht (wieder) haben«, »dort gehe ich hin« – »davon halte ich mich fern«, »das fühlt sich angenehm an« – »das fühlt sich nicht gut an« usw. Wie aber unterscheidet das Gehirn zwischen wichtig und unwichtig?

Fragen Sie sich doch selbst einmal: Bei welchen Gelegenheiten, in welchen Augenblicken steigt meine Aufmerksamkeit? Wann horche ich auf? Sie tun das möglicherweise immer dann, wenn eine Information für Sie neu ist, wenn sie mit starken Signalen verbunden ist, wenn ein Thema für Sie ungewöhnlich und skurril ist oder wenn eine Aussage Ihnen absolut paradox und verwirrend erscheint und Sie dadurch zum Nach-Denken anregt. Möglicherweise macht eine Information Sie aufmerksam, wenn Sie denken oder spüren: »Das finde ich sehr interessant; das inspiriert mich; das macht mich wütend; das lässt Angst in mir hochkriechen; da wird mir ganz warm ums Herz« etc.

In jedem Augenblick unseres Lebens trifft Gefühl auf Kognition und umgekehrt. Im Wechselspiel von emotionalem Ausdruck und kognitiver Interpretation spielen Anteile tiefer Gehirnregionen des Zwischen- und Mittelhirns eine zentrale herausragende Rolle. Sie vermitteln zwischen ganz grundsätzlichen und im Kern unseres Gehirns, dem Stammhirn, festgelegten starren Verhaltensprogrammen wie Flucht, Angriff und Erstarrung und dem Gedächtnis als Teil der Großhirnrinde. Sie sind beteiligt an der Ausprägung unseres Bindungsverhaltens (zu unseren engsten Bezugspersonen und zur uns umgebenden Welt), an der Verarbeitung von Ereignissen in faktischer und autobiografischer Form sowie an der Zuweisung von Sinn und Bedeutung.

Diese Prozesse finden schwerpunktmäßig im limbischen System statt. Es ist das *Verhaltensbewertungssystem* des Gehirns. Es ist weniger eine klar abgrenzbare anatomische Struktur als vielmehr ein Modell, das verschiedene, eng miteinander zusammenhängende und über verschiedene Hirnregionen verteilte Strukturen zu einer funktionalen Einheit zusammenfasst. Ihre Aufgaben sind:

- emotional auffällige Stimuli zu verarbeiten, zum Beispiel das Zurückschrecken vor einer Schlange (Amygdala),
- kortikale Schaltkreise, die keine direkte Beziehung zu instinktiven Reaktionen haben, zu verarbeiten, zum

Beispiel sensorische Informationen und Gedächtnisbildung (Hippocampus, im Zusammenwirken mit dem Thalamus),
- physiologische Funktionen wie Kreislauf, Körpertemperatur, Flüssigkeits- und Nahrungsaufnahme zu regulieren (Hypothalamus).

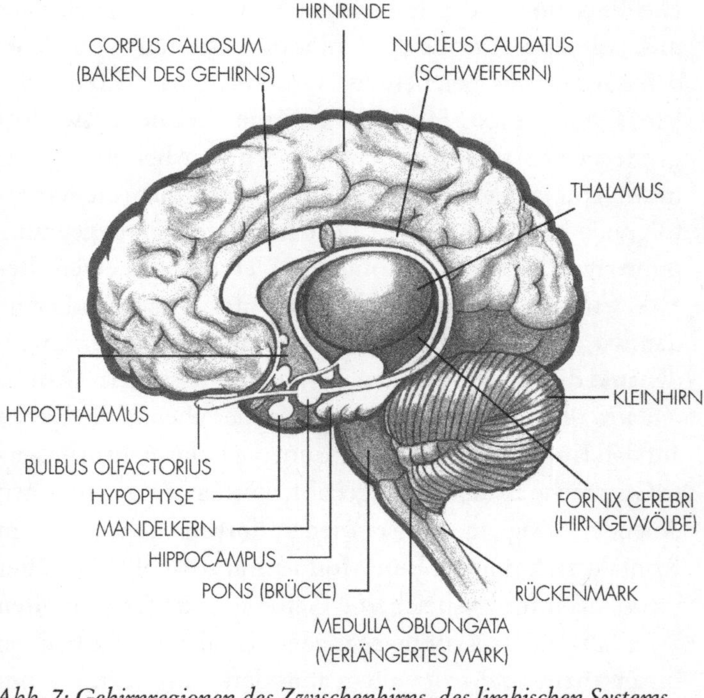

Abb. 7: Gehirnregionen des Zwischenhirns, des limbischen Systems und des Hirnstamms

Die Großhirnrinde kommuniziert mit den restlichen Regionen des Gehirns vor allem über den Thalamus (griech. thálamos: Kammer, Schlafgemach). Er ist sozusagen eine Art Eingangstor zur Hirnrinde. Alle Signale der Sinnesorgane und der tieferen Gehirnregionen passieren auf dem Weg zur Hirnrinde den Thalamus. Auch organisiert er einen großen Teil der Kommunikation verschiedener Bereiche der Großhirnrinde untereinander. Er kontrolliert somit den Fluss der Informationen zwischen all diesen Regionen. Die Großhirnrinde analysiert und beurteilt Muster, der Thalamus bestimmt, wohin der Blick sich richtet. Wird der Thalamus beschädigt, verliert der Mensch das Bewusstsein.

Die Funktionen des limbischen Systems ermöglichen es uns, bei der Kontrolle des (emotionsbasierten) Verhaltens den Gedächtnisspeicher der Großhirnrinde einzubeziehen. Ohne dieses Einbeziehen würde Verhalten etwa folgendermaßen funktionieren: Wir würden bei etwas, was uns in früheren Zeiten in Gefahr gebracht hat (die wir erfolgreich bewältigt haben), bei einer ähnlichen Begegnung immer wieder Angst bekommen. Wären wir in einem Bezirk, wo wir schon mehrmals gut essen gegangen sind, würden wir, wenn wir wieder dort hinkommen, hungrig werden und die entsprechenden Restaurants ansteuern. Wohnten wir allein und hätten, als uns früher abends die Decke auf den Kopf fiel, in der Kneipe um die Ecke mehrmals nette Gespräche an der Theke gehabt, würden wir an einsamen Abenden möglicherweise wieder dorthin gehen, um in Kontakt zu kommen. Eine Modulation ausschließlich über im Gedächtnis gespeicherte Gefühle gestaltet Verhalten zwar auf der Basis vorangegangener Erfahrung. Sie bleiben instinkthaft, sind trotz allem aber dafür angelegt, um bestimmte Ziele zu erreichen: Vermeidung (Gefahr), Belohnung (gutes Essen), soziale Bindungen (Beziehung).

Nehmen wir in diese Betrachtung die Aktivitäten des Thalamus und der Großhirnrinde mit hinein, so kommen nun Strategiebildung, Planung, Phantasie und Kreativität hinzu. Das erweitert unseren Handlungsspielraum ganz enorm, denn wir können nun in jedem Augenblick *frei* entscheiden: Fühle ich mich jetzt gerade, angesichts der

Gefahr, wirklich so hilflos wie vor zehn Jahren, oder habe ich nicht mittlerweile eine Technik entwickelt, damit umzugehen? Ich bin in diesem Gourmetbezirk, aber habe ich denn wirklich Hunger? Ich fühle mich einsam heute Abend; vielleicht sollte ich eine Freundin ins Kino oder zu einem Wein einladen.

Techniken, Strategien, Einfälle und Überlegungen – sie alle sind möglich durch das Zusammenwirken unter anderem des Hippocampus und der Großhirnrinde. Der Hippocampus spielt eine entscheidende Rolle bei der Gedächtnisbildung, indem er Informationen von fast allen Regionen der Großhirnrinde erhält, sie verarbeitet und wieder zurücksendet. Auch hat er großen Anteil an der Entwicklung des Langzeitgedächtnisses (siehe weiter unten).

Intensive Gefühle – Glück, Angst, Ekel, Wut, Erstaunen, Trauer – sind Sache der Amygdala. Sie kommuniziert mit einem Teil des Frontallappens, dem präfrontalen Kortex, um starke Gefühle zu erzeugen und zu verarbeiten. Ein Beispiel: Sie fahren jeden Tag mit dem Fahrrad durch einen Ihnen wohlvertrauten Park zur Arbeit und zurück. Sie kennen den Weg, wie man so schön sagt, in- und auswendig. Sie kennen jede Kurve und jeden Baum. Eines Morgens taucht vor Ihnen wie aus dem Nichts hinter einer dicken Platane ein anderes Fahrrad auf. Um nicht zusammenzustoßen, reagieren Sie blitzschnell, reißen Ihr Fahrrad herum – und landen auf dem Hosenboden. Glücklicherweise haben Sie sich nicht verletzt. Zukünftig werden Sie aber vermutlich gerade in der Umgebung dieser Platane extrem aufmerksam sein. Spezielle Bereiche des Präfrontalkortex haben die Situation und die Amygdala – im Zusammenwirken mit Thalamus und Hippocampus – hat die Angst gespeichert (vgl. u. a. Amthor 2013, Kandel et al. 2012).

Wir können also festhalten: Das limbische System ist der Sitz des Unbewussten; es wird auch als emotionales Gehirn bezeichnet. Sensorische Informationen kommen über zwei Wege in das limbische Funktionssystem: direkt und eventuell mit einem kleinen Abstecher über den Thalamus oder indirekt über den Kortex. Der erste Weg ist komplett unbewusst und geschieht wie im Affekt; die Informationen gelangen direkt zur Amygdala. Dies wird auch als niedriger oder *heißer Weg* bezeichnet und wird im Falle unmittelbarer Gefahr verwendet. Der zweite verläuft über den Thalamus zur Großhirnrinde, wo die sensorischen Informationen mit Erinnerungen abgeglichen (ja, kenne ich – nein, kenne ich nicht) und hinsichtlich der eigenen Kompetenz (ja, kann ich bewältigen – nein, muss ich erst einmal nachdenken) kategorisiert werden, bevor sie zur Amygdala gelangen; dieser zweite wird auch als *hoher Weg* oder *Cool System* bezeichnet. Werden diese Vorgänge ins Bewusstsein geholt, dann werden sie dem reflexiven Betrachten zugänglich, und es ist uns somit möglich, bewusste Entscheidungen zu treffen.

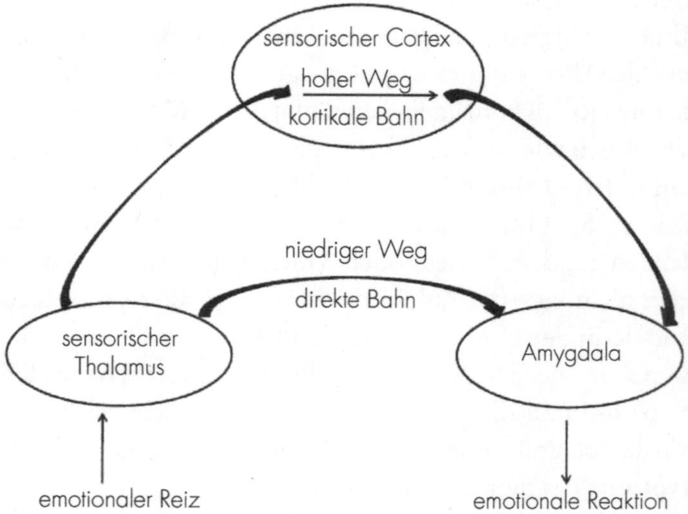

Abb. 8: Der hohe und der niedrige Weg der Informationsverarbeitung

Wir erleben das Wirken des limbischen Systems vermittelt durch die Gefühle, die unsere Erlebnisse und Handlungen begleiten. Sie warnen uns entweder vor bestimmten Handlungen oder lenken unsere Handlungsplanung in eine bestimmte Richtung. In diesem Sinne sind limbische Areale eng an der Gedächtnisbildung beteiligt.

Nun bewegt sich jede Abwägung und Entscheidung für oder gegen eine bestimmte Handlung zwischen zwei Grund*motivationen* der Lebensgestaltung: »Ich will in Verbindung sein!« Und: »Ich möchte mich ausdehnen und mein Potenzial (das ich noch nicht kenne) entfalten!« Beide sind eng verknüpft mit zwei Grund*emotionen:* »Ich habe Vertrauen.« Oder aber: »Ich habe Angst.« In diesem Zusammenhang sprechen manche Fachleute davon, dass das limbischen System drei große Motivations- und Gefühlssysteme steuert: das Balance-System, das Dominanz-System, das Stimulanz-System.

Das Balance-System meidet jede Gefahr. Es strebt nach Ruhe und Sicherheit. Folgen wir den »limbischen« Instruktionen »Vermeide jegliche Gefahr!«, »Vermeide Änderungen!«, »Baue auf Gewohnheiten!«, »Erhalte Bewährtes!«, »Vergeude nicht unnötig Energie!«, dann werden wir mit positiven Gefühlen wie zum Beispiel Sicherheit und Geborgenheit belohnt. Befolgen wir diese Instruktionen nicht, verspüren wir Angst, Furcht oder Panik. Zum Balance-System gehört aber auch ein Anschluss- und Fürsorgemotiv. Es belohnt uns mit guten Gefühlen, wenn wir helfen, altruistisch sind, für andere da sind. Es plagt uns andererseits aber auch mit Schuldgefühlen, wenn wir seinen Instruktionen zuwiderhandeln.

Das Dominanz-System motiviert uns, uns im Wettbewerb um Ressourcen durchzusetzen, das eigene Territorium auszudehnen, unseren Machtbereich zu erweitern. Wenn wir den Instruktionen des Dominanz-Systems wie »Setz

Dich durch!«, »Sei besser als andere!«, »Vergrößere Deine Macht!«, »Erweitere Dein Territorium!« befolgen, dann werden wir mit positiven Emotionen wie Stolz oder einem Überlegenheitsgefühl belohnt. Befolgen wir die Instruktionen des Dominanz-Systems nicht, so reagieren wir mit Ärger, Wut oder Minderwertigkeitsgefühlen.

Das Stimulanz-System motiviert uns zur Suche nach Neuem, nach Erlebnissen, nach Individualität. Die Befehle des Stimulanz-Systems lauten: »Suche nach neuen und unbekannten Reizen!«, »Brich aus dem Gewohnten aus!«, »Entdecke und erforsche Deine Umwelt!«, »Suche nach Abwechslung!«, »Sei anders als die anderen!« Befolgen wir diese Instruktionen nicht, erleben wir Langeweile und Frustration.

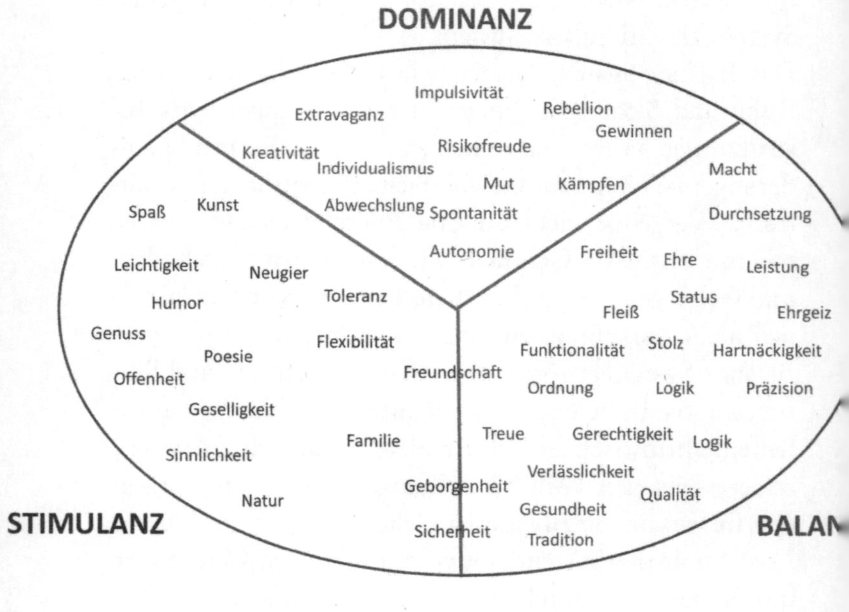

Abb. 9: Die drei großen Motivations- und Gefühlssysteme

Wir haben oben bereits erfahren, dass die Hirnrinde mit ihren als Gedächtnisinhalte gespeicherten Konzepten, Werten und Vorstellungen, mit ihrer Ratio und Vernunft so etwas wie eine Beratungs- und Erlaubnisinstanz für Verhalten ist. Wenn sie aktiv wird, ist meist in dem tieferliegenden limbischen System schon entschieden worden, was für uns von Bedeutung ist, was wir als Gelerntes und Erinnernswertes in unser Gedächtnis aufnehmen sollen und was nicht, und was wir unserem Verhaltensrepertoire hinzufügen werden oder nicht. Das limbische System wägt ab, vergleicht, entscheidet und motiviert bereits im Vorfeld einer rationalen Entscheidung, indem es ein Optimum an möglichen positiven Emotionen entwickelt.

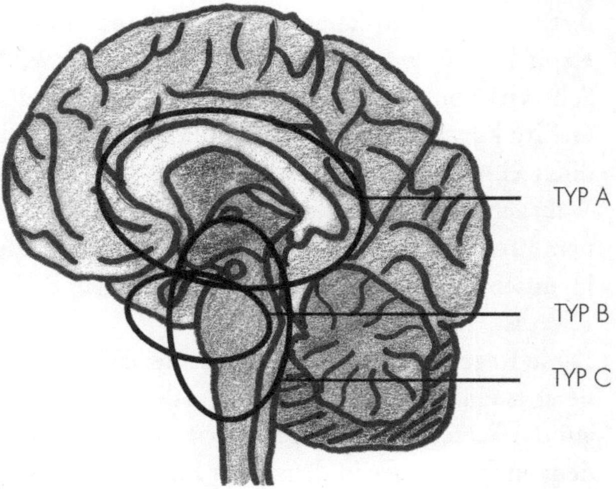

Typ A: Suchen nach schnellem Erfolg und schneller Belohnung; Nucleus accumbens, limbische Region
Typ B: Bestehenkönnen und Wettbewerb, Erleichterung, Druck und Druckabbau, Stress- und Alarmsysteme und Amygdala
Typ C: Vertrauen und Kooperation, Belohnung durch das Sein und Finden; Mittelhirnregionen und Hirnstamm (vgl. Esch 2012)

Abb. 10: Modellhafte Übersicht über die funktionellen Zusammenhänge der Motivations- und Belohnungssysteme im Gehirn

Die Vernunft folgt ihr nach dem Motto: Eine optimale Lösung für Entscheidungen ist diejenige, die das positivste Gefühl hinterlässt und bei der möglichst alle drei limbischen Systeme untereinander ausbalanciert sind. Verstand und Vernunft folgen den Vorgaben des limbischen Systems, sie gehen ihnen nicht – wie wir annehmen könnten – voraus.

Zusammenfassend können wir sagen: Unser Gehirn ist so beschaffen, dass es unsere persönliche Realität stets anhand interner Muster, die es bereits gespeichert hat, (re-)konstruiert. Und je öfter diese Muster verwendet bzw. wiederholt werden, desto stabiler werden sie – und desto automatisierter wird das Gehirn auf sie zugreifen. Die Yoga-Philosophie ordnet diese Muster und Konzepte je nach ihrer Art den Samskaras oder den Vasanas zu (siehe dazu Kapitel 1 *Vasana: tiefsitzende, unbewusste Wirkkräfte*). Sehr viel von dem, was wir wahrnehmen, wird zwar im Gehirn kurzfristig verarbeitet, aber wir haben nicht unbedingt einen bewussten Zugang dazu – es sei denn, diese Wahrnehmung verbindet sich mit einer Emotion oder einem Ereignis, das als Teil einer früheren Erfahrung bereits in unseren mentalen und physiologischen Körper integriert ist.

Diese Regelung hat Vor- und Nachteile: Sie ist für uns einerseits ein Segen, denn wir sind in der Lage, uns im Alltag auf das Wesentliche zu konzentrieren. Die Kehrseite: Wir denken fast immer in denselben Bahnen. Die Summe unserer Erinnerungen bestimmt maßgeblich, was wir Tag für Tag wahrnehmen. Das vereinfacht uns das Leben. Andererseits sehen wir meistens nur das, was wir, oder besser, was unser Wahrnehmungsapparat *erwartet.* So gesehen sieht jeder Mensch eine andere Welt.

Was glauben Sie also: Können Sie Ihrer Wahrnehmung wirklich trauen?

Das Gehirn beschäftigt sich gerne mit sich selbst

Die Menschen in Deutschland schauen täglich durchschnittlich vier Stunden fern, sind Tausenden Eindrücken in Form von Werbung ausgesetzt, hören Musik und Radio im Supermarkt, im Bus, auf der Straße, im Auto etc. Sie gehen ins Kino, spielen Handy-, Computer- und Online-Spiele, telefonieren ständig und überall, sind stundenlang im Internet unterwegs … und sie tun dies heutzutage von Kindheit an. Im Urlaub geht es vielfach genauso weiter.

Überlegen Sie einmal, wann Sie tagsüber bewusst eine Minute haben, in der in Ihrem Kopf und um Sie herum wirklich Ruhe herrscht. Manche Menschen beschleicht möglicherweise sofort ein bedrückendes Gefühl, wenn tatsächlich einmal unerwartet Ruhe ist.

Eine hervorragende Möglichkeit für das Gehirn, sich eine Ruhepause zu gönnen, bieten vermeintlich langweilige Situationen. Ein gutes Beispiel dafür – das viele von uns kennen dürften – ist ein langweiliger Vortrag. Die Voraussetzungen, damit es auch wirklich richtig langweilig wird, sind eine monotone Stimme, fehlende Mimik, der Verzicht auf Körpersprache etc. Es wird uns unendlich schwerfallen, dem Vortragenden längere Zeit zuzuhören. Wenn dann flankierend noch weitere »günstige« Faktoren hinzukommen wie ein schwer verständlicher Inhalt und ein komplizierter Satzbau, dann ist die Wahrscheinlichkeit sehr hoch, dass viele Zuhörer nach einer Weile »abschalten«. Aufmerksamkeit und Konzentration lassen nach, und Informationen, die für uns eventuell wichtig oder interessant gewesen wären, nehmen wir vermutlich gar nicht mehr auf. Wie ist das zu erklären?

Eine solche monotone Präsentation führt zu den im Alltag so seltenen »unterhaltungsfreien« Momenten. Unsere zum Teil gestressten Sinne signalisieren: »Ruhepause!« Das Gehirn nutzt begeistert die Ruhe und schaltet einen Gang zurück. Die Gedanken schweifen ab, und wir widmen uns anderen Themen. Eigentlich eine wunderbare Sache, und vom Energie- und Ressourcenstandpunkt aus betrachtet für den Organismus ein höchst sinnvolles Verhalten.

Im Rahmen einer Yoga-Stunde geht es vielen von uns vermutlich ähnlich: Wenn der Mind sich zu entspannen beginnt, etwa während eines Bodyscans oder zu Beginn einer Meditation, beginnen die Gedanken ebenfalls zu wandern und das Gehirn wird erst richtig aktiv. Denn: Auch wenn Menschen in bestimmten Augenblicken vermeintlich nicht denken und sich ihre Gesichtszüge langsam entspannen, ist das Gehirn höchst aktiv. Während wir unseren Gedanken freien Lauf lassen und tagträumen, blitzen ständig halb formulierte Gedanken und Bilder auf und verschwinden wieder. In diesen Phasen ist das Gehirn damit beschäftigt, Eindrücke und Erfahrungen zu sortieren, zu speichern, umzucodieren, neu zu verbinden. Kurz: es ist dabei, zu verdauen.

In einem solchen Ruhezustand ist das Gehirn jedoch nicht überall gleich aktiv, sondern nur in bestimmten Regionen. Diese werden vor allem durch zwei neuronale Netzwerke aktiviert: zum einen durch das *Ruhezustandsnetzwerk (Default Mode Network).* Zu diesem Netzwerk gehört ein ganzes System von Gehirnarealen der Großhirnrinde, darunter Regionen der Frontallappen, vor allem des präfrontalen Kortex sowie Bereiche der Temporal- und Parietallappen. Dieses Netzwerk unterstützt die nach innen gerichtete Aufmerksamkeit und die Selbstreflexion.

Mit dem Ruhezustandsnetzwerk arbeitet zum anderen ein zweites Netzwerk, das sogenannte *Gegenläufige Netzwerk (AntiCorrelated Network),* eng zusammen. Es verarbeitet vor allem Außenreize.

Die beiden Netzwerke arbeiten zeitversetzt; wenn wir also in eine Art Ruhezustand gehen oder in den Schlaf sinken, beginnt unser Gehirn, sich mit sich selbst zu beschäftigen. Bekommt es Zeit und Kapazitäten für »Muße«, bearbeitet es in erster Linie bereits vorhandene Informationen. Es holt Erinnerungen wieder ins Bewusstsein, erlebte und bereits bewertete Situationen werden von neuem reflektiert und eventuell umgedeutet. Standpunkte und Haltungen werden überprüft und gegebenenfalls geändert. Indem es sich solchermaßen quasi mit sich selbst, das heißt mit seinen eigenen Inhalten beschäftigt, konstruiert unser Gehirn eine für uns stimmige Identität.

Die Leistungsfähigkeit für eine augenblickliche, konkrete Aufgabe ist in solchen Phasen zwar eingeschränkt. Das Erstaunliche ist aber: Je mehr die »aktiven« und die »träumerischen« Hirnareale miteinander kommunizieren, desto effektiver können wir anschließend neue und kreative Aufgaben angehen.

Das Gehirn ist durch Training veränderbar

Die Verarbeitung innerer und äußerer Impulse ist wesentlich komplexer, als früher angenommen wurde. Den jeweiligen Hirnregionen können zwar spezifische Grundaufgaben zugeordnet werden, doch sind alle – und demzufolge auch die verschiedenen Ebenen der Informationsverarbeitung – über neuronale Verbindungen miteinander vernetzt und beeinflussen sich mittels einer Vielzahl von neuronalen Botenstoffen gegenseitig, insbesondere wenn es um Lernen und Gedächtnis geht.

Äußere Impulse und Eindrücke werden vom Gehirn

- dahin gehend bewertet, wie sie unser Wohlbefinden beeinflussen;
- als Wissen gespeichert, um es dann – je nach Situation – entweder ad hoc oder zur Handlungsplanung einzusetzen;
- verwendet, um das eigene Verhalten und sich selbst auf der Basis der eigenen Biografie zu organisieren;

- verarbeitet, um das eigene Selbst als umfassendes und reichhaltiges Gedächtnis von gemachten Erfahrungen zu konstruieren.

Im Alltag sind wir darauf angewiesen, dass uns frühere Erlebnisse oder beobachtetes Verhalten ein »sofort verfügbares, intuitives Wissen über den weiteren Verlauf eines Geschehens [vermitteln]. Intuitiv zu spüren, was zu erwarten ist, kann vor allem dann, wenn es auf eine Gefahrenlage hinausläuft, überlebenswichtig sein.« (Bauer 2006:13) Das heißt: Die Verknüpfung von Informationen zu Handlungsmustern, die uns in einer konkreten Situation sofort, unmittelbar und ohne großes Nachdenken zur Verfügung stehen, sind für unser alltägliches Leben in der Gesellschaft außerordentlich wichtig. Wie könnten wir uns beispielsweise einigermaßen sicher und schnell im Straßenverkehr bewegen, wenn wir bei jedem Verkehrsteilnehmer, der uns begegnet – egal, ob per Auto, Motorrad, Fahrrad oder zu Fuß –, erst einen langwierigen Reflexionsprozess darüber starten müssten, zu welcher Seite wir ausweichen, ob wir Vorfahrt haben, ob wir beschleunigen, bremsen oder anhalten sollten? Nein, wir haben eigene, uns angemessene Muster erlernt, die unserer körperlichen Konstitution und unserem Wahrnehmungsvermögen, unserem Sicherheitsbedürfnis und auch unserem persönlichen Selbstverständnis entsprechen und mit denen wir uns durch den öffentlichen Raum bewegen – um ein vergleichsweise einfaches Beispiel zu nehmen.
In diesem Sinne können wir sagen, dass Lernen Spuren, das heißt spezifische Muster neuronaler Verknüpfungen und ebenso spezifische Muster neuronaler Regulation im Gedächtnis hinterlässt. Diese Spuren drücken sich wiederum in unserer Kommunikation und in unserem Handeln aus und wirken so auf unsere Umwelt zurück.

Lernen kann absichtsvoll, im Rahmen eines bewussten Willensakts geschehen; dann sprechen wir von intentionalem Lernen. Das Gehirn wird sozusagen bewusst »trainiert«. Oder aber: Es geschieht beiläufig, nebenher und eher unbewusst; dann sprechen wir von implizitem Lernen. Sowohl intentionales als auch implizites Erlernen von mentalen, körperlichen oder sozialen Fähigkeiten, Kompetenzen bzw. Wissen hat Konsequenzen für unser Denken, Fühlen, Wollen und Verhalten, indem es diese stets aufgrund von Erfahrungen, daraus gewonnenen Einsichten und deren Verarbeitung verändert und gestaltet. Das Gedächtnis hat dabei die Aufgabe, Informationen zu speichern und Gelerntes für die Organisation des Verhaltens zur Verfügung zu stellen – und zwar dynamisch, adaptiv und individuell spezifisch. Außerdem soll es im Zusammenspiel mit dem limbischen System Erfahrungen bewerten, und zwar ganz unmittelbar anhand der emotionalen Kategorien »gut, gefällt mir, wieder aufsuchen« oder »schlecht, mag ich nicht, nächstes Mal lieber meiden«. Dabei verhält sich das Gehirn höchst dynamisch und wandelbar – eben plastisch.

In Bezug auf den Faktor Zeit wird beim Gedächtnis im Allgemeinen ein *sensorisches,* ein *Arbeits-* und ein *Langzeitgedächtnis* unterschieden. Das sensorische Gedächtnis behält Informationen aus der Außenwelt für Millisekunden bis Sekunden; diese Informationen erreichen das Gehirn über die Sinnesorgane. Es ist für jeden unserer Sinne, also Sehen, Hören, Schmecken, Riechen, Tasten, spezifisch. Das *Arbeits-* oder auch *Kurzzeitgedächtnis (short-term memory,* STM*)* speichert Informationen über einen längeren Zeitraum, wobei die landläufige Meinung, dies seien im Gegensatz zum Langzeitgedächtnis nur wenige Minuten, nicht ganz zutrifft; das Arbeitsgedächtnis wird heute als der Pool von Informationen begriffen, der uns in einem bestimmten Augenblick bewusst zur Verfügung steht. Das können Wahrnehmungen sein, die eventuell nur wenige Sekunden, aber durchaus auch bereits mehrere Tage alt sind. Sie gehen uns bewusst durch den Sinn und sind uns gegenwärtig.

Das *Langzeitgedächtnis (long-term memory,* LTM*)* speichert sowohl frische als auch alte Erinnerungen. Langzeiterinnerungen werden an verschiedenen Orten im Gehirn gespeichert; dabei kann man vier Prozesse unterscheiden:

- *Lernen, Wiederholen* und *Einspeichern* von neuen Informationen,
- *Konsolidieren,* als das Sichern von Informationen,
- *Erinnern,* das heißt *Reproduzieren* und *erneutes Abrufen* von gespeicherten Informationen,
- *Vergessen,* also das Auflösen von Erinnerungsspuren.

Neurophysiologen nehmen an, dass sich Kurz- und Langzeitgedächtnis grundlegend voneinander unterscheiden. Das Kurzzeitgedächtnis ist vermutlich so organisiert, dass in sich geschlossene Nervenzellkreise gemeinsam »feuern«, also gegenseitig elektrische und chemische Impulse übertragen. Solange das Feuerungsmuster aktiviert ist, bleibt auch die Information verfügbar, also in unserem Bewusstsein präsent. Je nachhaltiger diese Kreise miteinander feuern, desto länger erhalten sie ihre Aktivität aufrecht und intensivieren dabei sogar noch den Grad ihrer Vernetztheit und die Zahl ihrer synaptischen Verbindungen. Dadurch sinkt die Reaktionsschwelle der beteiligten Synapsen, und gleichzeitig steigt ihre Bereitschaft, sich zu einem erneuten Feuern anregen zu lassen. Sie werden sozusagen »durchlässiger«. Physiologisch betrachtet heißt das, dass durch das kontinuierliche Feuern bestimmter Neuronengruppen innerhalb dieser Zellverbände genetische Mechanismen aktiviert werden, die das Wachstum weiterer Synapsen anregen.

Der Mensch lernt also durch Wiederholung. Wenn wir uns die vorangegangenen Abschnitte vor diesem Hintergrund noch einmal vergegenwärtigen, können wir zusammenfassend sagen: Alles erlernte und aus dem Gedächtnis mehr oder weniger bewusst abrufbare Wissen unterliegt, wenn wir darauf zugreifen, zwei Faktoren: (1) der Art und Weise, wie eine Erfahrung subjektiv bewertet wird, und (2) wie sich dieses Wissen mit allen dazugehörigen Überzeugungen (seiner »Semantik«) und den prozeduralen Gewohnheiten seither bewährt hat, wenn wir es im Alltag wiederholen (wollen).

Das achtsame Gehirn – neue Netzwerke schaffen

Mit unseren bisherigen Ausführungen haben wir die großartige Eigenschaft des Gehirns beschreiben wollen, durch Erfahrung und Training form- und veränderbar zu sein, und zwar sowohl in funktioneller als auch in struktureller Hinsicht. Aber: Wer oder was ist es, das da formt? Die Antwort: Prinzipiell alles, was wir wahrnehmen, was Eingang in unser »System« findet.

Die Perspektive wechseln können – das plastische Gehirn

Die wichtigsten Aufgaben des Gehirns in diesem Vernetzungsprozess sind Steuerung und Integration, deren materielle Entsprechung die (Selbst-)Organisation seiner Neuronenverbindungen ist (einschließlich der Verbindung der verschiedenen Strukturen untereinander). Denn Plastizität bedeutet: Jede bewusste und jede unbewusste Erinnerung, Erfahrung und jede Fähigkeit ist über verschiedene

Gehirnzentren verteilt codiert. Auch hier stellt sich die Frage: Wer oder was steuert diesen Codierungsprozess, und wer oder was ist daran beteiligt? Klar ist, dass die Gehirnrinde dafür nicht allein zuständig ist. Aus Sicht der Neurobiologie finden ins Bewusstsein gelangende mentale Prozesse nur *in Teilen* der Großhirnrinde statt. Der größte Teil der Großhirnrinde ist selbst gar nicht bewusstseinsfähig. Das heißt, dass das Bewusstsein *nicht* das ausschließliche Produkt der Großhirnrinde ist. An der Entstehung von Bewusstsein sind vielmehr viele Zentren beteiligt. Dieser Prozess selbst ist uns vollkommen unbewusst und unzugänglich, das heißt, wir können ihn selbst nicht beobachten.

Tobias Esch bemerkt, dass das Gehirn »an der Schnittstelle der inneren und äußeren Welt unseres vordringlich körperlich definierten Selbst« steht und *entsteht* (Esch 2012:32). Wir kommen bereits mit einer sehr hohen Zahl von Nervenzellen im Gehirn zur Welt; deren Verknüpfungen entstehen jedoch erst durch die Anpassung unseres Gehirns an unsere jeweilige, individuelle Umwelt und Lebensverhältnisse. Das Gehirn wird auf diesem Weg zu »Struktur gewordener Lebensgeschichte« (Altenmüller, zitiert in: Esch 2012:33).

Zelluläre Anpassungen im Gehirn entstehen vor allem durch: (1) Veränderungen in der Signalübertragung an den Synapsen (dies geschieht in Sekundenbruchteilen), (2) Neubildung von Synapsen und Dendriten (das dauert mehrere Stunden), (3) eine stärkere Umhüllung der Axone mit Myelin (dies braucht Wochen bis Monate), und schließlich als Ergebnis dieser drei genannten Prozesse (4) eine beschleunigte neuronale Signalübertragung (nach einigen Wochen und Monaten). Gene, die Zellwachstum, Zellstoffwechsel und die Synthese von Neurotransmittern codieren, steuern diesen Prozess, indem ihre Aktivitäten

sich an veränderte äußere Bedingungen des Umfelds anpassen.
Veränderungen im Gehirn werden vor allem von Neuromodulatoren gesteuert. Sie werden in kleinen Kerngebieten, also Haufen von Neuronenzellkörpern, im Hirnstamm und im Zwischenhirn produziert. Neuromodulatoren sind chemische Botenstoffe. Ihre chemischen Wirkungen setzen an den Synapsen der entsprechenden Nervenzellen anregende, hemmende oder anderweitig regulierende Impulse in Gang, welche über lange Axone (Nervenfasern) hinweg bis in das gesamte Großhirn geleitet werden (vgl. ebd.). Die Kerngebiete, welche die chemischen Botenstoffe produzieren, werden durch die genetischen Aktivitäten ihrer Nervenzellen kontrolliert. Deren Tätigkeit wird wiederum angeregt durch die aktive neuronale Verarbeitung von Erfahrungen, durch Planung und zielgerichtetes Handeln sowie durch kontinuierliches Wiederholen und Üben. Hier schließt sich der Kreis der Verarbeitungsprozesse von Informationen im Organismus (Ausprobieren – Erfahren – Reflektieren – Lernen – Speichern): Eine gewisse Grundausstattung für lebensnotwendige Prozesse sowie das Potenzial für Entwicklung und Lernen sind genetisch in uns angelegt; doch erst die Art des Kontaktes zu unserer Umwelt bestimmt, wie komplex und wie vielgestaltig die Ausprägung dieser Grundausstattung im Verlauf unseres Lebens ausfällt.

NEUROTRANSMITTER

Innerhalb einer Nervenzelle erfolgt die Reizleitung auf elektrischem Wege, *zwischen* zwei Nervenzellen vor allem aber auf biochemischem Weg. An den Verbindungsstellen zwischen den Nervenzellen, den Synapsen, wird die elektrische also in eine chemische Signalübertragung transformiert. Diese Signalübertragung leisten Botenstoffe. Die Ausschüttung von Botenstoffen am Ende eines Axons (an einem sogenannten Endknöpfchen) in den synaptischen Spalt veranlasst ein Neuron auf der anderen Seite des synaptischen Spalts dazu, diesen Impuls entweder weiterzugeben und ebenfalls zu »feuern«, seine Feuerungsrate herabzusetzen oder aber gänzlich inaktiv zu werden.
Diese Botenstoffe werden als *Neurotransmitter* bezeichnet. Ihre Ausschüttung führt, in Abhängigkeit von den sich in der Zellmembran des empfangenden Neurons befindlichen speziellen chemischen Andockstellen (Rezeptoren), entweder zur Bildung eines Aktionspotenzials (erregend, *exzitatorisch*); dies gilt für die Neurotransmitter *Noradrenalin* und *Acetylcholin,* die im peripheren und im zentralen Nervensystem wirken – oder aber die Stoffe wirken so, dass sie eine Erregung hemmen bzw. verhindern *(inhibitorisch);* dies leisten unter anderem *Gamma-Aminobuttersäure* (GABA, gebildet aus Glutamat) und *Glycerin* (vor allem im Zentralnervensystem). Beide Prozesse erfolgen nach dem Alles-oder-nichts-Prinzip, das heißt, an der Synapse wird entweder ein Signal übertragen (die entsprechenden Botenstoffe werden ausgeschüttet), oder es wird keines übertragen.
Weitere Botenstoffe sind *Serotonin* und *Dopamin.* Serotonin wirkt regulierend auf das Herz-Kreislauf-System, den Magen-Darm-Trakt und das Nervensystem sowie unter anderem auf die Wahrnehmung, den Schlaf-wach-Rhythmus, die Temperaturregulation, die Sensitivität und die Schmerzempfindung.
Das Gehirn beginnt etwas Neues, wenn ein Dopamin-Signal einsetzt. Dieses Signal aktiviert Antrieb, denn es bedeutet: Eine

Belohnung steht in Aussicht. Eine verstärkte Dopamin-Produktion bewirkt die Ausschüttung endogener Opiate. Dopamin ist also immer dann wichtig, wenn wir darangehen, etwas Neues zu lernen. Allerdings kann auch die Vermeidung von etwas Negativem als positiv erlebt werden (z. B. das Vermeiden einer Bestrafung). Dopamin ist quasi der Stoff, der uns antreibt.

In ihrem Zusammenspiel sorgen die erregenden, hemmenden und modulierenden Botenstoffe im zentralen und im peripheren Nervensystem für *Konvergenz* (Bündelung) und *Divergenz* (Verbreitung, Verteilung) von Informationen gleichermaßen. Das Zusammenwirken der Gehirnbotenstoffe wird als *Neuromodulation* bezeichnet. Neuromodulatorische Systeme vermitteln der Großhirnrinde auf spezifische Art und Weise, was sie im Augenblick des jeweiligen Erlebnisses zu tun hat.

Das heißt, zusammen mit dem limbischen System bestimmen die Neuromodulatoren maßgeblich das Geschehen in der Großhirnrinde.

In der nachstehenden Tabelle finden Sie eine Übersicht über die vier wichtigsten Neurotransmittersysteme.

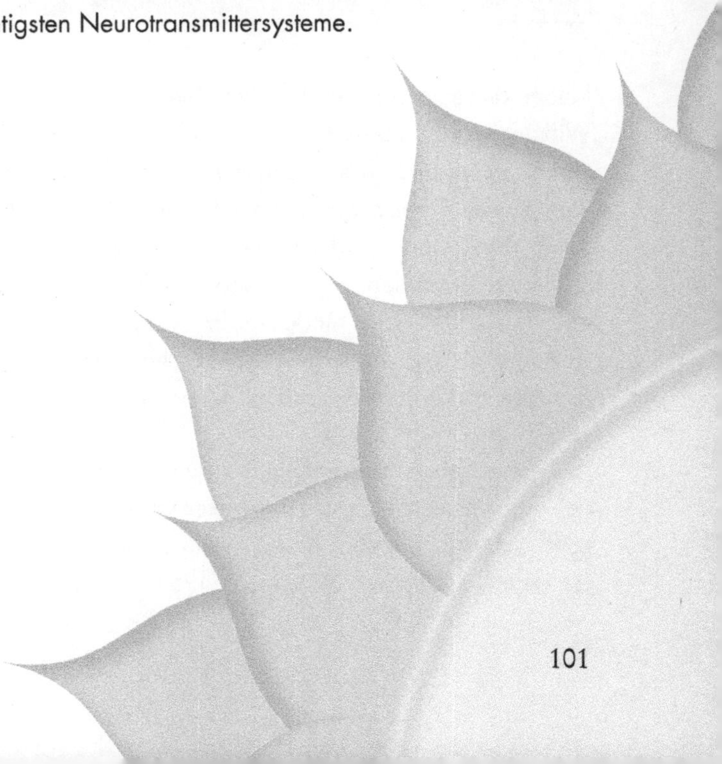

DIE VIER WICHTIGSTEN NEUROTRANSMITTERSYSTEME

System	Noradrenerges System	Serotonerges System
Botenstoff	Noradrenalin	Serotonin
Physiologie	Wird in den Nebennieren und im Locus caeroleus gebildet.	Wird in den Raphe-Kernen gebildet.
Anatomie	Noradrenerge Nervenfasern verlaufen zum Hippocampus und zur Amygdala.	Serotonerge Nervenfasern verlaufen zur Großhirnrinde und zum Hippocampus.
Wirkung	Aktiviert, erregt und stimuliert im zentralen Nervensystem unspezifische Aufmerksamkeit. Ist die allererste Antwort auf Stress. Die zweite Stressantwort erfolgt durch Adrenalin- und Cortisol-Ausschüttungen.	Antagonist zum noradrenergen System Wirkung im zentralen Nervensystem: dämpft und beruhigt, steuert den Schlaf-wach-Rhythmus. Eine mögliche Folge von Serotoninmangel sind schwere Depressionen.

Neben diesen gibt es noch weitere Neuromodulatoren, die die Wirkung von zum Beispiel Acetylcholin und Noradrenalin regulieren. Sie verändern also die *Wirkungsstärke oder -dauer* des eigentlichen Transmitters, indem sie zum Beispiel dessen Bildung, Deaktivierung oder seine Anbindung an die physiologischen Andockstellen an den Nervenzellen (Rezeptorbindung) beeinflussen. Wirklich eindeutig definierbar sind die Wirkungsweisen von Neurotransmittern aber nicht; er kann an der einen Synapse als Transmitter und an einer anderen als Modulator wirken.

Alle diese Substanzen ermöglichen uns in ihrem fein aufeinander abgestimmten Zusammenwirken ein hochdifferenziertes psychisches Empfinden; eine Störung dieser Systeme kann zu schweren psychischen Störungen führen.

Dopaminerges System	**Cholinerges System**
Dopamin	Acetylcholin
Wird im ventralen tegmentalen Areal und im Nucleus accumbens gebildet.	Wird im basalen Vorderhirn gebildet.
Dopaminerge Nervenfasern verlaufen zum Präfrontalkortex, zum Hippocampus und zur Amygdala.	Cholinerge Nervenfasern versorgen die Großhirnrinde.
Steigert den Antrieb und motiviert, verspricht Belohnung und Neuigkeiten. Wirkt auf das vegetative Nervensystem und reguliert u. a. die Durchblutung der inneren Organe.	Wirkt erregend im zentralen Nervensystem (Antrieb, Lernen, Kognition) und peripheren Nervensystem (Signalweiterleitung zwischen Muskeln und Nerven sowie Reizweiterleitung im Sympathikus und Parasympathikus).

Die Fähigkeit unseres Gehirns zur Neuroplastizität gestattet uns also die Anpassung an die stetig wechselnden Anforderungen unserer Lebenswelt. Dazu gehören sämtliche Aktivitäten, an denen das Nervensystem in seiner Gesamtheit beteiligt ist, also Verhaltenssteuerung, Problembewältigung, Stressregulation, Anpassung und Lernen (vgl. Esch 2012). Das ist ein nie endender Prozess – dementsprechend wird auch gerne vom *lebenslangen Lernen* gesprochen.

Unsere Fähigkeit, lebenslang zu lernen, bietet uns die großartige Chance, unsere Potenziale zu entwickeln, unsere Autonomie zu stärken und in wechselseitige produktive Resonanz mit unserer Umwelt zu treten, also sich bewusst auf sich selbst und das eigene Umfeld einzulassen. Die Einstimmung auf sich selbst und die Beobachtung seiner selbst (Interozeption) sind Elemente der Achtsamkeitspraxis. Esch spricht in diesem Zusammenhang von »Resonanz in Echtzeit« und »Präsenz im *Hier und Jetzt* [Hervorhebung im Original, d. Verf.]« (Esch 2012:43). Daniel Siegel beschreibt Achtsamkeit als die Fähigkeit, Aufmerksamkeit neu fokussieren und ein Abschweifen bewusst bemerken zu können (vgl. Siegel 2007:165). Erinnern wir uns an den Prozess der Top-down-Verarbeitung in der Großhirnrinde im Abschnitt *Die Welt entsteht im Kopf*, so können wir sagen, dass achtsames Gewahrsein – also Rezeptivität, Selbstbeobachtung und Reflexivität – diesen Verarbeitungsmodus unterbricht: Es entsteht wieder Raum dafür, dass jede Beobachtung außergewöhnlich, jeder Moment einzigartig und jede Wahrnehmung unmittelbar sein kann.

Diese Gelegenheiten zum Erleben von Einzigartigkeit vermögen die bereits fest im neuronalen System eingeschriebenen hierarchischen Zwänge bestehender innerer Bilder und Konzepte in entscheidender Weise zu verändern.

Eine Position einnehmen können – die Autonomie stärken

Das entscheidende Konstruktionsmerkmal des Gehirns von Primaten ist es, in der Lage zu sein, auch dann Sehnsüchte befriedigen und Mängel aushalten zu können, wenn es sich existenzieller Not ausgesetzt sieht, wie beispielsweise durch Hunger und Durst oder durch psychosoziale Bedingungen wie beispielsweise Aggression, Gefahr und Schmerz. Diese *reaktiven* Mechanismen haben viele Jahrtausende lang das Überleben der Menschen gesichert. Aber Gesellschaften ändern sich permanent. Unmittelbares tagtägliches Überleben ist heute eingebettet in den Wunsch und das Bemühen um friedliche Koexistenz sowie ein gesundes, in Gemeinschaft verbrachtes Leben. Reaktive Verhaltens*mechanismen* werden so durch vorausschauende und flexibel an die jeweiligen Bedingungen angepasste Verhaltens*strategien* reguliert und verfeinert.

Vielleicht kennen Sie die folgende oder ähnliche Situationen: Sie haben eine bestimmte Sichtweise auf den Konflikt mit einem anderen Menschen, der schon lange andauert. Viele Male haben Sie in der Vergangenheit erlebt, dass Sie in bestimmten Situationen mit diesem Menschen in Streit geraten, weil Ihre Meinungen absolut konträr sind und die Aussagen der anderen Person Sie schließlich immer wieder auch verletzen. Sie merken mit der Zeit, dass Sie diese Situationen in den gewohnten Bahnen der Auseinandersetzung nicht mehr verarbeiten oder verdrängen können. Frust macht sich breit, dann Ärger, dann Unsicherheit, dann Schmerz, dann Angst vor dem nächsten Mal. Nach wirklich langem Nachdenken, reiflicher Überlegung, vielleicht auch Besprechen der Situation mit einer Freundin, mit einem Coach oder einem Supervisor sind Sie endlich so weit: Sie treffen schließlich die Entscheidung, dass Sie Ihren Blick auf die Situation, Ihre Sicht auf die andere

Person oder Ihre eigene bisherige Rolle in diesem Konflikt von nun an ändern oder beenden möchten. Vielleicht nutzen Sie dafür die Übung, sich vorzustellen, dass Sie in drei Jahren zurückblicken auf diesen Konflikt. Aus dieser Zukunftsperspektive zeigt sich möglicherweise sehr unmittelbar, mit welcher Strategie oder mit welcher inneren Haltung Sie die Situation zufriedenstellend bewältigt haben. Aus Ihrem Inneren scheint eine Lösung auf, die längst schon in Ihnen steckt, die Sie aber im Augenblick der Konfrontation noch nicht aktiv zur Verfügung haben.

Was passiert, wenn in Ihrem Inneren aus der Zukunftsperspektive das Potenzial einer Lösung aufscheint? Empfinden Sie Freude, Erleichterung, gar Glück und ein Gefühl von Weite und Freiheit? Wenn ja, dann hätte sich in Ihrem Inneren ein Tor aufgetan zu einer neuen Welt, zu einer neuen persönlichen Ressource. Wie wunderbar! Voraussetzung für diese Eingebung war nicht die Zukunft oder Ihre Phantasie, nein, es war Ihre Entscheidung, eine Änderung zu *wollen.*

Nehmen wir diese beschriebene Situation als Vorlage: Dort finden mentale Prozesse im Vorfeld einer Entscheidung, etwas verändern zu wollen, statt. Sie wiederum sind die Voraussetzungen dafür, etwas anders machen zu wollen und die innere Kraft aufzubringen, sich aktiv ein anderes Verhalten und damit eine konkrete neue Verhaltensstrategie in der Zukunft vorzustellen. Das tun Sie, indem Sie Ihren Mind fokussieren und auf eine imaginierte zukünftige Situation ausrichten. Jeder Wandel entsteht im Kopf, maßgeblich durch die Arbeit mit der *mittleren Präfrontalregion.* Diese umfasst Hirnareale im Bereich des Frontallappens, ungefähr auf der Höhe der Stirn. Sie ermöglichen die Planung von Handlungen und die Abschätzung ihrer Folgen. In diesen Regionen werden auch diejenigen neuronalen Netzwerke vermutet, die Menschen zur Entwicklung von Moral, Vernunft, Mitgefühl und sozialen Verhaltensweisen befähigen. Diese Kompetenzen und Potenziale ermöglichen es, uns auf Personen, Situationen einstimmen zu können – auch in der Vorstellung. In der mittleren Präfrontalregion laufen viele Informationen und verarbeitete Sinnesreize anderer Gehirnregionen zusammen und bilden das feine und dynamische Gleichgewicht der persönlichen Verhaltensregulation von Emotion und Kognition, Wohlbefinden und Herausforderung sowie Unter- und Überforderung. Dieses Zusammenlaufen von Informationen in den Präfrontalregionen wird *neuronale Integration* genannt. Durch sie werden zum Teil weit voneinander entfernte Regionen in Gehirn und Körper in einen funktionalen neuronalen Zusammenhang gebracht, sozusagen in einen neuronalen Gleichklang (vgl. Esch 2012).

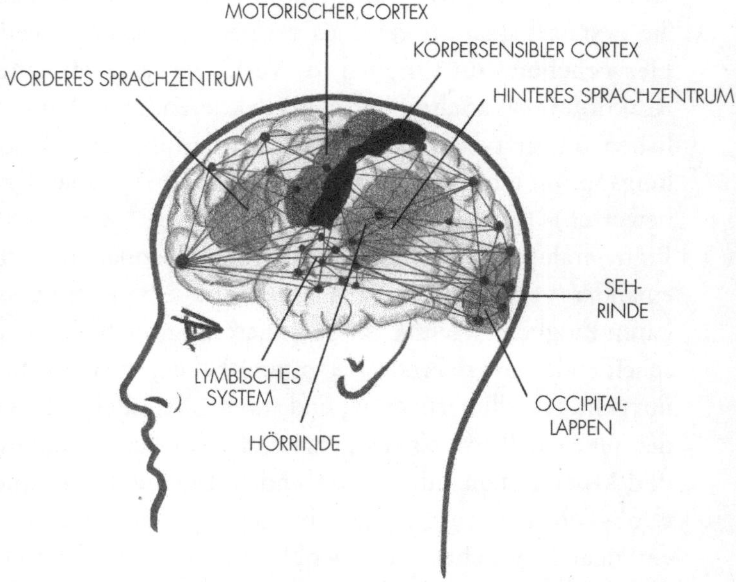

Dieses Gehirn hat sich synchronisiert und viele seiner Areale gerade zu funktionell kohärenten Ensembles vernetzt, sodass eine Wahrnehmung und Verarbeitung eines komplexen Sinneseindrucks möglich wird.

Abb. 11: Neuronale Verknüpfungen im Gehirn

Die mittleren Präfrontalregionen sind in ihrer Gesamtheit Teil des *mittleren Präfrontalkortex* und werden als funktionale Einheit aufgefasst. Sie bestehen aus Teilen des Orbitofrontalkortex, dem vorderen Teil des *Gyrus cinguli (Cingulum)* sowie von mittleren und unteren Arealen des Präfrontalkortex.

Der Präfrontalkortex ist morphologisch-anatomisch definiert und ist Teil des Frontallappens. Esch beschreibt ihn als Kopf, als Exekutive, wenn es darum geht, Emotionen, kognitive Anteile der mittleren Präfrontalregionen und Selbstwahrnehmung (Interozeption) dynamisch miteinander zu verbinden. Diese dynamische Regulationsfähigkeit steht in enger Verbindung mit der eigenen sozialen Umwelt und bestimmt die persönliche Qualität von empathischer Vorstellungskraft und emotionalem Mitschwingen. Sie gestattet uns, »*flexibel* zu reagieren, *elastisch* [beide Hervorhebung im Original, d. Verf.] zu sein, vor einer Reaktion innezuhalten und zu reflektieren, eine Wahl zu haben, und erst dann, initiiert vom Vorderhirn, eine Handlungsoption tatsächlich zu realisieren (und jene später zu bewerten)« (Esch 2012:44).

Präfrontale und limbische Areale sind neuronal eng miteinander verbunden; eine anatomische Abgrenzung ist kaum möglich. Wichtig ist, dass diese Regionen eine entscheidende integrierende Bedeutung haben, wenn es darum geht, Handlungsplanung und -kontrolle, Interpretation des eigenen Tuns sowie persönliche Werteentwicklung und Moral miteinander zu verbinden. Ihr Zusammenspiel ermöglicht uns, ein für uns stimmiges Lebenskonzept zu entwickeln, welches uns sowohl Autonomie und Potenzialentfaltung als auch Bindung und Mitgefühl ermöglicht. Daniel Siegel spricht vom *Dreieck des Wohlbefindens* zwischen Geist, Gehirn und Beziehungen (vgl. Siegel 2012:36 ff.). Esch führt dies aus mit der Annahme, dass neuronale Integration (Gehirn) und empathische Beziehungen und Kohärenzsinn (Mind) möglicherweise im Präfrontalsystem ihren Ausgang nehmen (vgl. Esch 2012).

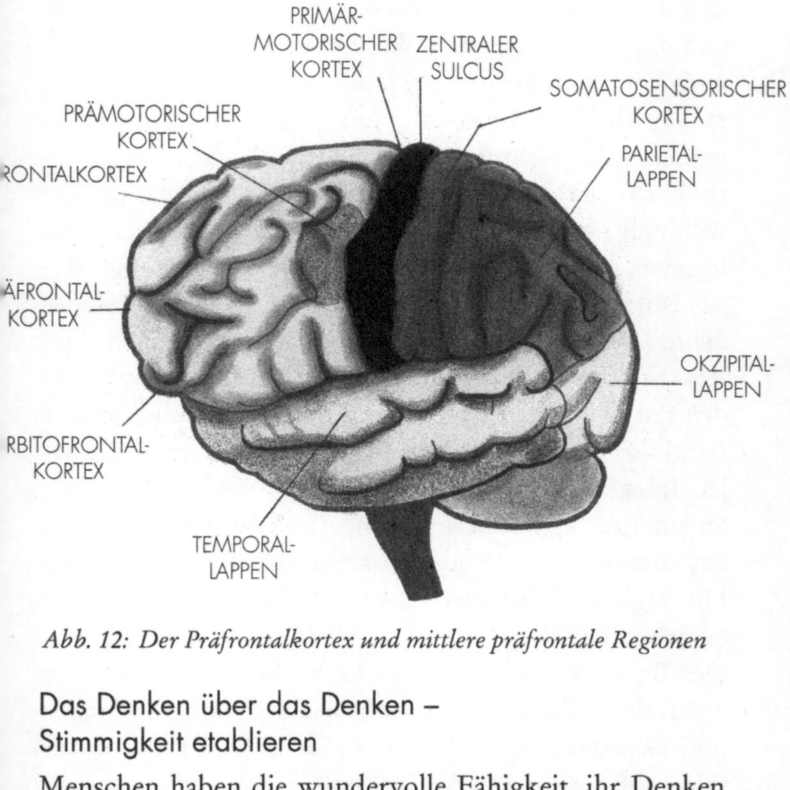

Abb. 12: Der Präfrontalkortex und mittlere präfrontale Regionen

Das Denken über das Denken – Stimmigkeit etablieren

Menschen haben die wundervolle Fähigkeit, ihr Denken und Handeln beobachten zu können. Selbstreflexion, Selbstbeobachtung, Innenschau und die aktive Beobachtung von Erfahrung werden durch die soeben beschriebenen Regionen der mittleren Präfrontalbereiche gleichermaßen ermöglicht und (re-)aktiviert. Diese beobachtende Distanz, mit dem Ziel, sich gewisser Aspekte des eigenen Mind und der eigenen Emotionen gewahr zu werden, wird als »achtsames Gewahrsein« bezeichnet. Im achtsamen

Gewahrsein erforschen wir unser eigenes Wesen in einer offenen Haltung gegenüber allem, was auftaucht. Diese Haltung unterstützt uns darin, inneren Befindlichkeiten und Empfindungen zu begegnen, sie wahrzunehmen und sie zu akzeptieren. Diese Akzeptanz schafft Bewusstsein, und *das* wiederum schafft die Voraussetzung für Bewältigung von Erlebtem und Veränderung von Überholtem. Es ermöglicht uns, immer öfter in Zustände flexibler Selbstregulation, ja, Selbstwirksamkeit zu gelangen. Diese Augenblicke und Phasen erlauben es uns, aus alten und gewohnten *reaktiven* Verhaltensweisen herauszutreten und in einen, wie Hanson (2013) es ausdrückt, *anpassungsfähigen* Modus zu wechseln (siehe unten, Kapitel 2.3 *Das resiliente Gehirn*). Wir schaffen uns so eine Brücke von der Reaktivität zur *Rezeptivität.* Im rezeptiven Modus werden uns Selbstbeobachtung und die Betrachtung unserer Befindlichkeit möglich: der Gesamtzustand von neuronaler Integration als das Zusammenwirken von Körper, Stammhirn, limbischen Regionen und Kortex. Das sonst automatisiert ablaufende Zusammenspiel der beteiligten Hirnregionen wird durch das Innehalten und Beobachten unterbrochen.

Der Bodyscan ist eine gute Möglichkeit, achtsames Gewahrsein zu üben, indem der Übende alle Empfindungen und Gedanken beobachtend annimmt, die in der Innenschau auftauchen. Die Auflagepunkte entlang der Rückseite des Körpers am Boden spüren, sich bewusst über diese Berührungspunkte mit dem Gewicht sinken lassen, die körperliche Konstitution erspüren, und die Aufmerksamkeit allmählich aus dem Außen zu sich zurückzuziehen: das erfordert von uns das bewusste Fokussieren der Aufmerksamkeit und ein differenziertes Identifizieren der von außen angeregten sensomotorischen Reize einerseits (der Kontakt zum Boden) und im Innern erzeugter Empfindun-

gen andererseits. Letztere sind meist mit einer subjektiven Bewertung verbunden (Gefühle des Wohlbefindens, angenehme Wärme und Entspannung, unangenehmes Sich-verspannt-Fühlen oder Schmerzen, Unlust, Unbehagen etc.).
Wenn wir den inneren Blick unterscheidend auf unsere Eigenwahrnehmung bei der Berührung des Bodens (Propriozeption) richten, auf unsere Befindlichkeit im Inneren des Körpers (Interozeption) sowie achtsam unsere Gedanken (mentale Innenschau) wahrnehmen, dann werden uns die energetischen Qualitäten (angespannt oder durchströmt) für eine bewusste Wahrnehmung zugänglich, die – bedingt durch unsere mentalen Aktivitäten – im Moment in den verschiedenen Regionen unseres Körpers spürbar sind.
Befindlichkeiten bekommen eine Bezeichnung, einen Namen, ein Bild, zum Beispiel sich durchströmt fühlen, sich weit und entspannt fühlen, Empfindungen von Licht oder aber Gefühle von Verspannung, blockierter Energie oder gar Schmerzen. Achtsames Gewahrsein wird auf diese Weise zum beobachtenden Gewahrsein, zur aktiven Erforschung des *Wesens von Gewahrsein.*
Dieser Prozess des Entkoppelns unterschiedlicher Informationsebenen von Befindlichkeit und Konstitution (De-Coupling; siehe unten in Kapitel 3, »Das Zeugenbewusstsein etablieren«) stärkt die eigene Wahrnehmung dafür, all diese Empfindungen nicht ausschließlich nur zu *sein,* sondern in eine *reflektierende Distanz* zu ihnen gehen zu können.
Und das ist auch gut so. Denn, gehen wir zurück zu der Tatsache, dass die Großhirnrinde neue Empfindungen aus den tiefergelegenen reizverarbeitenden Regionen des Gehirns meist gefiltert durch den Thalamus aufnimmt und entsprechend den bereits gespeicherten Erfahrungen interpretiert, dann wird eines klar: Das, was als Empfindung durch neuronale Signalübertragungsmuster hergestellt

wird, ist weit entfernt von einer gespürten Ausgangssituation. Es ist eher die neuronale Übersetzung eines primären sensorischen Inputs. Das heißt: Aus den tieferen Schichten des Gehirns strömt ein permanenter Informationsfluss in die Hirnrinde, die diese Informationen dann prüft und interpretiert. Es entsteht weniger eine getreue Abbildung des unmittelbar tatsächlich Gespürten, sondern vielmehr eine innere Abbildung des vermeintlich Gespürten (invariante Repräsentation, siehe oben). Sie hat mit dem Ausgangsreiz wenig zu tun.

Achtsames Gewahrsein wirkt durch das Setzen des Fokus wie eine Ausrichtung der Informationsströme auf den gegenwärtigen Moment. Es wird angenommen, dass die Modi des achtsamen und des sich selbst beobachtenden Gewahrseins mit den integrativen Aktivierungen der mittleren Präfrontalregionen und damit den Funktionen der *Metakognition* in Wechselbeziehung stehen – der unmittelbaren Fähigkeit des Mind, sich selbst zu erkennen. Siegel schreibt: Die »reflexive Qualität hilft uns, das Wesen des Gewahrseins vom Gewahrsein zu verstehen: den Wiedereintritt in das Spüren der eigenen Prozesse, des Sichbewusst-seins, dass man seiner selbst bewusst ist.« (Siegel 2007:169) Seiner selbst bewusst zu sein wird über diese Ausrichtung nicht irgendwie erreicht, sondern *absichtlich* hergestellt. Es ist ein bewusster kognitiver Akt, ein »Gewahrsein mit Intention« (Siegel 2007:174).

Das resiliente Gehirn – mit Veränderungen umgehen und innere Stärke entwickeln können

Das Gehirn ist ein lernendes und sich immer wieder aus sich selbst heraus (re-)produzierendes Organ. Es verändert sich durch persönliche Erfahrung permanent. Selbst der Wunsch, ja die Schaffung einer inneren Vision nach Veränderung regt bereits das Anlegen neuer Nervennetze an. Stimuli dafür, wie und wann neue Nervennetze angelegt oder bestehende stärker miteinander verknüpft werden, steuern neuronale Systeme, die nach Qualitäten wie »neu?«, »wo, was?«, »wichtig?«, »spannend?«, »freudvoll?« rufen. Dies geschieht oftmals völlig unbewusst. Ist ein Inhalt neu *und* wichtig, dann beginnen Synapsen zu feuern, und Netzwerke verknüpfen sich auf neue Art und Weise. Die Großhirnrinde hat die Aufgabe, in Sekundenschnelle neue Netzwerke anzulegen bzw. umzustrukturieren, die uns in die Lage versetzen, unbekannte Situationen flexibel und selbstwirksam zu bewältigen. Der Organismus verhält sich dann *resilient* (lat. resilire: zurückspringen, abprallen): widerstandsfähig und mit einer gewissen Toleranz gegenüber Neuem oder Störendem. Dadurch ist er fähig, sich im Rahmen seiner Kräfte zur Selbstregulation wieder in einen ausbalancierten, angenehmen Grundzustand zurückzubringen.

Den Kontakt wiederherstellen – sich des Stresskreislaufs bewusst werden

Wäre eine Situation nämlich *vollkommen* neu, beispielsweise im Rahmen eines psychosozialen Konflikts (z.B. eines Beziehungskonflikts), dem Verlust von psychosozialer Unterstützung (z.B. Umzug) oder dem Verlust psychosozialer Kompetenz (z.B. Arbeitsplatzverlust), dann würde die Großhirnrinde erst einmal streiken. Tatsächlich führt die ungewohnt hohe Informationsdichte, die es zu bewältigen gilt, zunächst zu verstärkten Ausschüttungen von Glutamat (einem Neurotransmitter) und dem körpereigenen Stresshormon Cortisol, um die hohen Anforderungen an die Synchronisationsleistungen der Nervenzellnetzwerke bewältigen zu können. Glutamat und Cortisol regen bei normalen Herausforderungen den Aufbau von Nervenzellnetzwerken an. Bei anhaltend hohen Überforderungssituationen allerdings wirken sie destabilisierend und gegebenenfalls sogar zerstörerisch und bewirken sogar einen *neuronalen Zelltod.*

Schauen wir uns den physiologischen Prozess, der abläuft, wenn wir unter Stress stehen, genauer an: Immer dann, wenn wir uns gestresst fühlen, läuft im Organismus eine »Stress-Kaskade« ab, die auf zwei unterschiedlichen physiologischen Vorgängen beruht. Zuerst erkennt das Gehirn den Stress, wodurch in der Regel zuerst die subkortikalen Zentren wie Amygdala und Hypothalamus aktiviert werden. Besonders die für Emotionen zuständige Amygdala alarmiert – unter anderem über den Hypothalamus – die vegetativen Umschaltstationen in die Richtung, den *noradrenergen Kreislauf* in Gang zu setzen, wodurch zuerst unsere Aufmerksamkeit und unsere Achtsamkeit erhöht werden; ab jetzt sind wir »auf der Hut«. Gleichzeitig wird im vegetativen Nervensystem der Sympathikus aktiviert, was bewirkt, dass die Nebennieren nun beginnen, Adrenalin und Noradrenalin ins Blut auszuschütten. Sobald das Hirn diese Botenstoffe, die als »Stresshormone« bekannt sind, über das Blut empfängt, verstärken sich in ihm die Stressreaktionen. Jetzt wird es gewissermaßen ernst.

Die zweite Reaktion beginnt wenig später, indem der Hypothalamus das *Corticotropin Releasing Hormon* (CRH) ausschüttet, das wiederum die Hypophyse veranlasst, das *adrenocorticotrophe Hormon* (ACTH) freizusetzen. Dieser Botenstoff bewirkt, dass in den Nebennierenrinden *Cortisol* ausgeschüttet wird, ein Stoff, der uns aufstachelt und erregt, aber auch entzündungshemmend und antiallergen wirkt. Cortisol beeinflusst die Genaktivität in den Zielzellen. Wird der Stress stärker, dann versucht der Hippocampus zu deeskalieren, indem er regulierend auf die Produktion von Cortisol einwirkt, denn es wirkt schädigend, wenn es in hoher Dosis oder länger in der Blutbahn kreist.

Auch durch die Ausschüttung verschiedener Botenstoffe, wie zum Beispiel bestimmter körpereigener (endogener) *Opiate (Endorphine)* und des *Neuropeptids Y (*NPY*),* leitet das Gehirn eine Gegenreaktion auf den Stress ein. Diese erneute Verschiebung im Verhältnis der Neuromodulatoren schafft es in vielen Fällen, dass die Großhirnrinde wieder »mitreden« und nun beginnen kann, die beunruhigende Situation in Ruhe zu analysieren.
Häufig gelingt es dem Großhirn aber nicht, sich mit seinen vernunftgesteuerten Strategien durchzusetzen, weil ihm die Amygdala »dazwischenfunkt«. Ihre Aktivität ist in Stresssituationen stark erhöht. Da sie – um unser Überleben zu sichern – dazu tendiert, allem Erlebten vorsichtshalber eine negative Färbung zu geben, neigt sie dazu, den angespannten Zustand des Gehirns aufrechtzuerhalten. Im Normalfall ergibt sich also gewissermaßen ein Kampf zwischen eher beruhigenden, kognitiven Aspekten (Vernunft und Einsicht), vermittelt durch Hippocampus und Großhirn, und eher emotionalen Aspekten (Aufregung), vermittelt durch die Amygdala. Diesen Kampf erleben wir subjektiv als Konflikt zwischen »Aufregung« und »Ruhe bewahren«.
Die Nebennierenrinden produzieren täglich 20 bis 30 Milligramm Cortisol. Ist dessen Spiegel im Blut ausreichend hoch, hemmt Cortisol den Hypothalamus in seiner Produktion von CRH und daran angekoppelt die Produktion von ACTH in der Hypophyse. Wird Stress chronisch, dann bleibt die Cortisolausschüttung konstant auf einem zu hohen Niveau. Dies wirkt langfristig auf den Organismus zurück, zum Beispiel durch eine Schädigung des Hippocampus. Er »zieht seine Fühler ein« (Hüther), was bedeutet, dass sich seine Verknüpfungen zur Großhirnrinde über die Pyramidenzellen teilweise zurückbilden und die Nervenzellen schließlich absterben. Dadurch werden

wichtige, deeskalierende Rückkopplungsschleifen unterbrochen wie zum Beispiel der oben beschriebene Zusammenhang zwischen der Ausschüttung der Stresshormone CRH-ACTH und dem die Erregung dämpfenden Hormon Cortisol.

Ab diesem Zeitpunkt fühlen wir uns dem Stress zunehmend ausgeliefert. Unter diesen Umständen ist unser Gehirn mit seinen Nervenzellen fast nicht mehr bzw. nur bedingt in der Lage, sich zu regenerieren. Es findet noch nicht einmal im Schlaf Ruhe, denn es versucht verzweifelt, seine Probleme zu lösen, und bleibt selbst nachts noch in einem Zustand der Erregung. Oft können wir sogar überhaupt nicht mehr schlafen, da Kummer und Sorgen uns so »umtreiben«, dass sie uns »den Schlaf rauben«.

Es beginnt ein Teufelskreis, der gekennzeichnet ist durch Angst, Vermeidung, negative Erwartungen und Selbstzweifel, die genährt werden durch die gescheiterte Bewältigung unserer Probleme. Daraus erwächst das Gefühl einer immer größer werdenden Hilflosigkeit, was wiederum zur Verstärkung der Stressreaktion beiträgt. Dramatischerweise werden wir gerade durch die Kettenreaktionen im Gehirn und in der Verschaltung der Neuromodulatoren immer weiter von einer inneren Verfassung weggetrieben, die es unserem Großhirn erlauben würde, mit »kühlem Kopf« und klarem Blick über Lösungsstrategien nachzudenken.

In einem solchen Zustand entscheiden sich Menschen oft dafür, einen Yoga-Kurs oder ein Meditationsseminar zu besuchen. Ihr Instinkt sagt ihnen, dass sie sich dringend entspannen müssen. Wenn sie gefragt werden, warum sie in den Kurs gehen, sagen sie, dass sie lernen wollen, ihrem »Gehirn-Karussell« zu entkommen, endlich »abschalten« zu können, um wieder zu innerer Ruhe und einem erholsamen Schlaf zurückzufinden.

Dem Vagus Sicherheit geben – vom reaktiven zum anpassungsfähigen Modus

In seinem Buch »Denken wie ein Buddha« (2013) beschreibt Rick Hanson zwei interessante Aspekte, die im Laufe der Evolution des menschlichen Gehirns entstanden sind: das »Klett-Prinzip« und das »Teflon-Prinzip«.

Über viele Jahrtausende haben Menschen, um zu überleben, viele Strategien und innere Warnsysteme entwickelt, um Gefahren frühzeitig erkennen und sich in Sicherheit bringen zu können oder sich für die Widrigkeiten der Umwelt, in der sie lebten, wappnen zu können. Menschen starben viel jünger als heute durch Krankheit, Hunger, Epidemien, Verletzungen oder bei der Geburt ihrer Kinder. Ihr Gehirn lernte, sich darauf einzustellen, Gefahren blitzschnell zu erkennen und ebenso blitzschnell reagieren zu können. Es lernte, den Umständen entsprechend schnell und überlebenswirksam zu reagieren und dementsprechend die Aufmerksamkeit zu schulen. Hanson bezeichnet diese Entwicklung als *negative Verzerrung* – die Schärfung der Aufmerksamkeit für Gefahr und Lebensbedrohliches. Dieses Programm tragen wir heute noch in uns, selbst wenn die Herausforderungen des Alltags in unserer heutigen (Wohlstands-)Gesellschaft nicht mehr mit den früheren Gefahren zu vergleichen sind. Entsteht im Alltag, bei der Arbeit, im öffentlichen Raum oder in der Familie Stress, so stürzt sich der Mind gerne auf das Negative, vermeintlich, um sein Überleben zu sichern und um immer auf alles gefasst zu sein. Danach scannt der Mind sein Umfeld und ist ständig auf der Suche nach weiteren möglichen Gefahren. Diese Haltung entsteht im Kopf und hat oftmals mit der realen Situation wenig zu tun. Sie führt aber dazu, dass vielfach Situationen entstehen, die sprichwörtlich »die Mücke zum Elefanten machen«. Erschwerend kommt hinzu, dass schlechte und schmerzhafte

Erfahrungen im Organismus viel nachhaltiger wirken als gute, angenehme und tröstliche. Einen Verlust zu vermeiden erscheint aussichtsreicher, als einen gleich großen Gewinn zu erzielen.[9] Im Laufe der Zeit kommt das System, das Emotionen und die Verarbeitung von Erfahrungen reguliert, zunehmend in den Teufelskreis, Negatives immer tiefer im Gedächtnis zu verankern. Das limbische System mit Amygdala (Emotionsverarbeitung und Alarmstelle), Hypothalamus, Kernen im Hirnstamm (Alarmsignale für sympathisches Nervensystem und Aktivierung der Stresskaskade) und Hippocampus (verantwortlich für das Anlegen einer neuronalen Spur, eines neuronalen Gedächtnisses für den immer wiederkehrenden Reiz) reagiert immer stärker auf Negatives und hält den Organismus so auf einem konstanten Stresspegel – das ist das *Klett-Prinzip*. Das Schmerzhafte und als negativ Empfundene bleibt haften. Positive Erfahrungen finden demgegenüber keinen Boden, in dem sie sich neuronal verwurzeln könnten. Sie perlen vom Gehirn ab wie *Teflon* (vgl. Hanson 2013).

Eigentlich wirkt ein gewisses Maß an Stress sogar förderlich für die Aktivierung des Gehirns: Ein mittlerer Cortisolspiegel führt zu einer verstärkten Produktion *neurotropher*, das heißt den Zustand von Nervenzellen befördernder Faktoren, außerdem zu einer Erhöhung der Zahl der Gliazellen (Astrozyten). Dies schafft bessere Arbeitsbedingungen für Neuronen und führt zu einer gesteigerten neuronalen Plastizität. Diese Form des Stresses wird als *Eustress* bezeichnet.

Jedoch führt eine anhaltende Produktion von Stresshormonen als Dauerzustand zu einer zunehmenden Schwä-

---

9 Das bezieht sich auf Forschungen des Wirtschafts-Nobelpreisträgers und Psychologen Daniel Kahnemann im Rahmen seiner *Neuen Erwartungstheorie.*

chung des Immunsystems, denn sie hemmt eine Reihe dazugehöriger Gene an der Produktion von Immunbotenstoffen. Viele Immunbotenstoffe können dann von den zum Immunsystem gehörenden Zellen nicht mehr in der erforderlichen Menge hergestellt werden (vgl. Bauer 2006). Auch für das Gehirn selbst bleibt die anhaltende Aktivierung von Genen aufgrund belastender Erfahrungen oder durch Stress nicht folgenlos: Über längere Zeit auftretende erhöhte Cortisolwerte können den Nervenzellen des Gehirns großen Schaden zufügen. Insbesondere in Kombination mit dem Nervenbotenstoff Glutamat kann es zu einer Zerstörung von Nervenzellen kommen, vor allem im Bereich des Hippocampus und im präfrontalen Kortex. Forschungen haben gezeigt, dass Nervenzellen sogenannte Nervenwachstumsfaktoren bilden, mit denen sie sich nachhaltig anregen und am Leben erhalten. Diese Faktoren werden dann produziert, wenn ihre Gene in den zuständigen Nervenzellen aktiviert werden. Seelischer Stress führt dazu, dass das Gen des Nervenwachstumsfaktors BDNF *(Brain Derived Neutropic Factor)* abgeschaltet wird. In den Regionen des Gehirns, wo die Hemmung des BDNF-Gens durch Stress am stärksten ist, sind die Beschädigungen von Hirnstrukturen am gravierendsten. Diese destruktive Form heißt *Disstress.*

Hanson zieht erstaunliche Analogien zwischen den Entwicklungsstufen des menschlichen Gehirns und des Vagusnervs, der über das parasympathische Nervensystem entscheidend dazu beiträgt, in eine Haltung von Ruhe und Erholung, also das genaue Anti-Stress-Programm, zu kommen.

Aufbau und Entwicklung von Gehirn und Vagusnerv

Gehirn	Drei Äste des Vagusnervs (10. Gehirnnerv)
Hirnstamm: Ist der älteste Teil des Gehirns. Grenzt unmittelbar an das Rückenmark. Reguliert alle lebensnotwendigen Systeme des Körpers, z. B. die Atmung, und steuert unser Verhalten.	*Ältester Ast:* Unterstützt den Parasympathikus. Reguliert die unwillkürliche Steuerung der meisten inneren Organe und des Blutkreislaufs. Sorgt für Ruhe, Erholung, Entspannung und Schonung.
Limbisches System: Liegt anatomisch über dem Hirnstamm und verläuft durch die Mitte des Kopfes. Steuert emotionales Verhalten. Ist das Zentrum der Gefühle.	*Zweiter Ast:* Steht mit Sympathikus in Verbindung. Bewirkt Leistungssteigerung im Organismus und befähigt zu außergewöhnlichen Anstrengungen.
Großhirnrinde: Zuständig für intellektuelle Tätigkeiten. Zuständig für zeitliche Orientierung. Ermöglicht soziale Schlüsselfähigkeiten wie Empathie, Sprache, kooperative Planung und Handlung.*	*Dritter und jüngster Ast:* Unterstützt das System sozialen Eingebundenseins und sozialer Verpflichtungen. Erstreckt sich bis zum Kehlkopf und moduliert die Stimme. Erstreckt sich ins Gesicht und steuert die Mimik.

Freie Zusammenstellung nach Rick Hanson.
© Hanson, Rick: Das Gehirn eines Buddha. Die angewandte Neurowissenschaft von Glück, Liebe und Weisheit. Arbor Verlag Freiburg, 5. Auflage 2013

Diese drei Systeme tragen jeweils dazu bei, die drei zentralen Grundbedürfnisse des Lebens zu befriedigen: *Sicherheit, Zufriedenheit* und *Zugehörigkeit.* Eng verknüpft mit diesen Bedürfnissen sind wiederum drei Verhaltensstrategien: *Unglück vermeiden, Belohnung erhalten* und *in Verbindung sein.*

Allen drei Systemen stehen zwei grundsätzliche Modi zur Verfügung: der *anpassungsfähige* und der *reaktive Modus* (nach Hanson 2013).
Stellen Sie sich eine typische und harmlose Alltagssituation vor: Sie müssen abends nach der Arbeit »noch schnell« einkaufen gehen. Sie stehen im Laden an der Kasse in einer langen Schlange, dabei möchten Sie eigentlich schnell bezahlen und nach Hause kommen. Sicherlich haben Sie vor Ihrem inneren Auge einen gewohnten Laden und gewohnten Gang von dort nach Hause. Aber es kommt wieder einmal ganz anders: An der Kasse geht es nicht voran. Es ist nur eine Kasse besetzt, und vor ihnen braucht eine Person für Ihr Empfinden unglaublich lange, um zu bezahlen. Sie nehmen diesen Augenblick, um herunterzukommen vom Tagesgeschäft. Sie sagen sich: »Hier geht jetzt ja gerade gar nichts! Okay, ich habe es zwar richtig eilig, aber machen kann ich ja jetzt auch nichts.« Sie atmen durch, entspannen allmählich im Rücken und im Becken, lösen vielleicht ein bisschen die angespannte Gesichtsmuskulatur und schauen sich im Laden um.
Stellen Sie sich die gleiche Situation bitte noch einmal vor, diesmal aber in einer komplett anderen Gestimmtheit: Sie stehen an der Kasse und regen sich über die Leute auf, die sich nie entscheiden können, ob sie nun bar oder mit Karte zahlen wollen, dann auch noch den PIN vergessen haben und der Zahlungsvorgang wiederholt werden muss. Sie schauen ungeduldig auf die Uhr und rechnen innerlich aus, wie viele Minuten Sie durch diese Aktion verlieren. Sie spannen sich innerlich stark an, beißen die Zähne zusammen, runzeln die Stirn, werden ungeduldiger und beginnen langsam, sich innerlich aufzuregen. Ihr Atem wird flach, und Ihre Laune erreicht den Tiefpunkt.
Beide Situationen laufen genau nach demselben Schema ab! Nur: Gehirn und Bewertungssystem haben die Geschehnisse unterschiedlich interpretiert.

Im ersten Fall befindet sich Ihr Organismus im *anpassungsfähigen Modus.* In ihm signalisiert das Vermeidungssystem Entspannung und innere Ruhe, das Belohnungssystem signalisiert Zufriedenheit, und das Bindungssystem signalisiert: »Ich fühle mich angenommen und eingebunden. Alles im grünen Bereich.« Herausforderungen meistern Sie hier im Rahmen ihrer persönlichen Komfortzone »mit links«; Ihnen geht alles, was Sie tun, »gut von der Hand«, und Sie erfahren keinen Druck. Das Gehirn arbeitet sozusagen »im Ruhezustand«. Sylvia Wetzel (2014) bezeichnet dies auch als *intentionalen Modus* (ebd.: 39). In diesem Modus sind wir in der Lage, »unsere Motive, Einstellungen und Absichten erkennen, überprüfen und verändern [zu] *wollen* und *können.* [beide Hervorhebungen im Original]« (Ebd.: 39 f.) Neurochemische Prozesse unterstützen diesen Flow: *Oxytocin* und *körpereigene Opiate* werden freigesetzt. Regionen der Großhirnrinde und neuronale Netzwerke wie zum Beispiel das des Parasympathikus etablieren einen Zustand inneren Gleichgewichts *(Homöostase).* In diesem Zustand sind Neugierde, Fröhlichkeit, Risikobereitschaft, Mut, Leidenschaft, Begeisterung und Lust, etwas Neues auszuprobieren und damit Lernen möglich. Sollte tatsächlich etwas schiefgehen, bleiben Sie ruhig und gelassen. In diesem Modus spart Ihr Organismus Energie, nimmt Reparaturmaßnahmen vor und füllt seine Kraftreserven auf. Je länger Sie sich im anpassungsfähigen Modus befinden, umso mehr schwinden die neurobiologischen Ursachen für leidvolle Empfindungen und konflikthafte Situationen. Und möglicherweise fällt es dann in dieser Verfassung auch leichter, anderen Mitmenschen und der eigenen Umwelt mit Mitgefühl, Großzügigkeit und Toleranz zu begegnen.

All das ist im zweiten Fall verschwunden. Ein hoher Stresslevel bedeutet: Sie sind für schlechte Nachrichten sensibili-

siert! Und durch Wechselwirkungen mit Beteiligung des Stresshormons Cortisol wird die Amygdala im limbischen System verstärkt empfänglich für negative Stimuli, Begebenheiten werden daher zunehmend negativ interpretiert. Die eigene Wahrnehmung gerät schließlich in den Zustand der negativen Verzerrung: Alles, was passiert, »triggert« nur noch mehr den bereits angespannten Zustand von Angst, Frustration, Ärger oder Kummer des *reaktiven Modus.* Er bildet das neuronale Fundament von rastloser Getriebenheit, Ungeduld und Sehnsucht (vgl. Hanson 2013). Das ist das Gegenteil von Homöostase, nämlich eine Überlastung des Organismus durch chronische physiologische Aktivierung. Der Körper ist in Zeiten hoher Anforderung oder konflikthafter Situationen nicht mehr in der Lage, seine Stabilität durch entsprechende physiologische und Verhaltensänderungen aufrechtzuerhalten *(allostatische Last).* Das Immunsystem wird zunehmend schwächer, Entzündungen stellen sich ein, das Herz-Kreislauf-System ist belastet, und Neuronen verkümmern langsam (siehe oben).
Doch unter gewissen Bedingungen haben wir die Wahl, vom reaktiven in den anpassungsfähigen Modus zu wechseln. Hanson bezeichnet dies als Entwicklung einer *anpassungsfähigen Verzerrung.*
Im Folgenden beschreiben wir einige Aspekte, die uns darin unterstützen können, vom reaktiven in den anpassungsfähigen und intentionalen Modus zu gelangen. Sie sind angelehnt an Rick Hansons *Vier-Schritte-Strategie, um Gutes in sich aufzunehmen.* Doch sie verbinden sich ebenfalls mit Erkenntnissen aus der Positiven Psychologie und der Salutogenese. Sie haben auf der psychologischen Ebene viel mit einer *aktiven Entscheidung* für das, was im eigenen Leben *ist,* und dem, was Byron Katie in ihrem Arbeitskonzept *The Work®* mit »Lieben, was ist« beschreibt (Katie 2002). Diese Aspekte umzusetzen bedeutet auf der

physiologischen Ebene, aktiv, bewusst und wiederholend auf die präfrontalen Regionen unseres Gehirns einzuwirken. Im nachfolgenden Abschnitt gehen wir auf einzelne Aspekte dieser Reihe genauer ein.

- Im Gehirn verankerte Eigenschaften bestimmen, ob wir in einer Situation reaktiv oder angepasst, »rot« oder »grün« reagieren. Innere Stärke kann dann aufgebaut werden, wenn positive Erfahrungen stets neu verinnerlicht werden, wenn die dazugehörigen positiven Emotionen mit immer mehr Aufmerksamkeit angereichert werden.
- Gute Erfahrungen bewusst in sich aufzunehmen und wiederholt nachzuempfinden unterstützt die innere Haltung: »Mit mir ist alles in Ordnung. Ich freue mich und bin dankbar für das Erlebte.«
- Die Anreicherung positiver Erfahrung in unseren aktiv erreichbaren Erinnerungsspeichern verhindert, dass sich negative Gedanken, Interpretationen und innere Haltungen allzu tief in uns verankern. Das bedeutet nicht, Dinge nicht kritisch hinterfragen zu dürfen. Vielmehr geht es darum, den inneren emotionalen Status stabiler in Richtung Homöostase zu verschieben und bei Stress und Überforderung in eine bewusst beobachtende Distanz gehen zu können.
- Das Gehirn nachhaltig für Positives zu sensibilisieren unterstützt uns darin, positive Elemente des Lebens und des persönlichen Umfelds wahrzunehmen, damit sie nach dem »Klett-Prinzip« im Gehirn haftenbleiben können. Auch wenn sich einige Bereiche der inneren Befindlichkeit gerade auf »rot« befinden, so ist es dennoch möglich, dass die Aufmerksamkeit anderer emotionaler und kognitiver Wahrnehmungskanäle weiterhin auf »grün« steht.

Wahrnehmen, was das Schöne ist – das Gute in sich verankern

Es gibt drei Gründe, weshalb es gute Nachrichten im Alltag trotzdem so schwer haben, sich in unserem Gehirn zu verankern und zu wirken: (1) Wir nehmen gute Nachrichten nur flüchtig zur Kenntnis. Ständig sind wir damit beschäftigt, Probleme zu lösen, »den Haken an der Sache zu finden« und mögliche Konflikte vorherzusehen. So ersetzen gute Nachrichten nicht oder nur sehr schwer die im unbewussten Erinnerungsspeicher als »negativ« abgelegte Lebenserfahrung. (2) Wir erkennen angenehme Dinge doch leider nicht automatisch als gute Erfahrung. Schöne Begebenheiten oder persönliche Erfolge werden gerne schnell übergangen, ohne den damit verbundenen guten Gefühlen besonders viel Raum zu geben. Schnell wird wieder zur Tagesordnung übergegangen. (3) Wir verbuchen viele schöne Dinge als gute Erfahrung; sie kommen aber trotzdem nicht in die tiefen Erinnerungsspeicher, weil sie nur für wenige Sekunden durch unser Kurzzeitgedächtnis huschen. Das bedeutet: Um Gutes dauerhaft abspeichern zu können, müssten wir eine Zeitlang in dem Gefühl dieser guten Erfahrung verweilen, damit das Gehirn davon profitieren kann (vgl. Hanson 2013).

Um dies tatsächlich in eine für Vernunft *und* Emotion praktikable Strategie umzuwandeln, sollten wir uns vorher klar darüber werden, wie stark die tief im Unbewussten verankerten Gewohnheiten (im *Yoga-Sutra* Samskaras genannt) auf alles, was wir uns an Methoden, Techniken und Wissen für unsere Persönlichkeitsentwicklung aneignen möchten, wirken.

In dem Maße, wie wir bestimmte Strategien der Lebensbewältigung in einer als erfolgreich bewerteten Weise gelernt haben, desto mehr nimmt der Grad an Achtsamkeit bei dem entsprechenden Tun ab. Irgendwann wussten Sie beispielsweise, oder vielmehr, Sie haben gelernt, wie Sie auf einem ganz bestimmten Weg in einem Ihnen noch unbekannten Stadtteil zu Ihrem Einkaufsladen oder Lieblingsrestaurant kommen. Irgendwann dachten Sie über den Weg vielleicht nicht mehr nach; er war Ihnen vertraut, Sie gingen ihn automatisch. Erst Jahre später fällt Ihnen möglicherweise auf einem Spaziergang mit einem Freund auf, dass es einen viel schöneren Weg dorthin gab. Bei den ersten Gängen zum Laden oder Restaurant war Ihr Gehirn mit voller Kraft aktiv, es entdeckte neue Häuser, neue Straßen, neue Läden, neue Menschen. Über die Jahre schließlich wurde alles so vertraut, und Sie hatten den Weg so gut verinnerlicht, dass Sie keine Richtung mehr entscheiden, kein Abbiegen, keine übermäßige Aufmerksamkeit an den Straßenkreuzungen aufbringen mussten. Das alles wurde zur Gewohnheit, und Ihre Entscheidungszentren im Gehirn verstummten.

Die Hirnforschung hat herausgefunden, dass das *Verinnerlichen von Gewohnheiten* vor allem durch Hirnstrukturen in der Tiefe des Gehirns gesteuert wird – die sogenannten *Basalganglien.* Sie haben eine entscheidende Bedeutung für Abrufmuster und die darauf basierenden Verhaltensmuster. Hat sich eine Gewohnheit erst einmal ausgebildet, können sich weitere Bereiche des Gehirns bei dieser Tätigkeit ausruhen und haben Kapazitäten für andere Aktivitäten oder Gedankenwanderungen frei. Oder anders herum: Das Gehirn strebt nach größtmöglicher Effizienz und sucht nach Wegen, um Energie zu sparen, sich auszuruhen, um schließlich an anderer Stelle zu investieren, zum Beispiel, um Neues zu entdecken oder zu lernen. Praktisch jede Routine wird so in eine Gewohnheit umgewandelt, die es dem Gehirn erlaubt, mit weniger Aufwand dasselbe zu erreichen (vgl. Duhigg 2014).

Doch noch ein zweiter Aspekt ist in diesem Zusammenhang wichtig: Wie merkt das Gehirn in diesem Modus, wann es blitzschnell reagieren muss, wenn etwas Unerwartetes oder eine Gefahr auftaucht? Hirnforscher erklären das mit einem raffinierten System, das die Basalganglien entwickelt haben und das darüber entscheidet, in welchen Augenblicken Routinen die Leitung übernehmen. Dieses System besteht aus drei Komponenten: (1) einem Auslöser, der das Gehirn dazu auffordert, in einen automatischen Modus umzuschalten; (2) einer Verhaltensroutine, die sich auf körperlicher, mentaler oder emotionaler Ebene einstellt, sowie (3) einer (immer wiederkehrenden) Belohnung, nach dem Motto: Ich möchte gut essen, ich bewältige den Weg zum Restaurant, und dort werde ich mit meinem Lieblingsgericht belohnt. Der Erfolg dieses Systems, das heißt die Qualität und die Intensität der Belohnungserfahrung, hilft dem Gehirn zu entscheiden, ob es sich lohnt, sich diesen Kreislauf für die Zukunft zu merken. Wenn ja, dann wird dieser Kreislauf zunehmend automatisiert. Bei bestimmten Gewohnheiten überholt er sich vielleicht noch selbst, wenn nämlich Auslösereiz und Belohnung sich immer stärker miteinander verbinden, sodass mit der Zeit ein starkes Gefühl der Vorwegnahme oder des Verlangens für das erst später zu erwartende Ereignis entsteht *(Antizipation),* kurz: Wenn Gewohnheiten entstanden sind, ist das Gehirn nicht mehr mit vollem Einsatz bei der Entscheidungsfindung dabei. Von selbst verschwinden Gewohnheiten niemals, sie sind in den Basalganglien als gebündelte Information gespeichert.

Leider unterscheidet das Gehirn nicht zwischen günstigen und ungünstigen Gewohnheiten; es modifiziert sie auch nicht, indem es von Zeit zu Zeit einen Realitätsabgleich durchführt. Schlechte Gewohnheiten liegen stets auf der Lauer und warten auf die richtigen Auslösereize und Belohnungen. Viele Experimente in der Hirnforschung haben aber auch gezeigt, dass Gewohnheiten wirkmächtig, aber auch störanfällig sind. Sie entstehen ohne Beteiligung des Bewusstseins und werden ohne unser bewusstes Zutun aktiv, aber sie lassen sich umformen, wenn wir mit ihren einzelnen Elementen spielen. Das heißt: Eine Gewohnheit lässt sich durch eine bewusste Entscheidung verändern. Man muss sich dazu entschließen, bewusst den großen Aufwand akzeptieren, um herauszufinden, welches die Auslöser, der Gewinn, die Belohnung und die Antreiber der Gewohnheit sind (vgl. Duhigg 2014).

Erinnern Sie sich an das Konfliktbeispiel aus dem vorangegangenen Abschnitt *Eine Position einnehmen können?* Hier haben wir Sie auf der Basis Ihres eigenen Lebenserfahrungsschatzes eingeladen, sich einen Konflikt vorzustellen, dessen Lösungsmöglichkeit Sie, aus der Position der Zukunft rückblickend, imaginieren. Wir hatten Ihnen vorgeschlagen, bewusst die Perspektive zu wechseln: Sie sind in ein inneres Bild der Zukunft und damit in Distanz zu dem diffusen Gefühlsmix der augenblicklichen Konfliktsituation gegangen. Möglicherweise, so nahmen wir an, haben Sie eine Lösung oder einen ersten Schritt auf dem Weg zur Transformation des Konflikts antizipiert, und vielleicht haben Sie in diesem Augenblick ein Gefühl von Erleichterung, Freude oder sogar Begeisterung empfunden.

Mehrere Dinge erscheinen uns für unseren Gedankengang an dieser Stelle wichtig: (1) Der Perspektivwechsel setzt eine bewusste Entscheidung voraus. Das ist eine kognitive Leistung, der den Einsatz von Energie erfordert. (2) Er ist die bewusste Unterbrechung eines gewohnten Denk- und/oder Verhaltensmusters. Sie haben die Zeitlinie unterbrochen und mit Gegenwart und Zukunft gespielt. Dies setzte die klassischen Wenn-dann-Zusammenhänge, in denen Konfliktsituationen oftmals feststecken, außer Kraft.

Es wirkt für das Gehirn auf der einen Seite paradox – »Ein Blick aus der Zukunft, was soll das denn? Da bin ich doch gar nicht!« –, andererseits regen paradoxe Elemente und unbekannte Denkweisen das Gehirn an, sie motivieren uns und fordern uns auf eine produktive Weise heraus.
Das heißt (3), Sie haben ein inneres Erfolgserlebnis gehabt, das sich einstellt, wenn Situationen sich zum Guten gewendet haben. Und (4), die Lösung lag immer schon als Potenzial in Ihnen. Denn: Wir wissen nur das, begleiten empathisch nur das, und malen uns in unserer inneren Vorstellungswelt nur das aus, was wir bereits selbst als Erfahrung, Kompetenz und Wissen, also als persönliche Ressourcen in uns gespeichert haben. Was wir früher nicht erkannt, gewusst oder gefühlt haben, erkennen, wissen und fühlen wir im gegenwärtigen Augenblick ebenfalls nicht.
Ressourcen, so verstehen wir den Hirnforscher Gerald Hüther, sind etwas, worüber wir bereits verfügen, weil wir sie schon entwickelt, gelernt und verinnerlicht haben. Wir können sie messen, einsetzen, einbringen und bewerten. Potenziale sind genau das, was noch nicht da ist. Sie können aus etwas hervorgehen, was noch versteckt ist und gefunden werden will. Und eigentlich wartet auch unser Gehirn nur darauf: Es will Aufgaben lösen, Herausforderungen bewältigen, Prozesse und Phänomene erkennen und entschlüsseln, es will verstehen und entwickeln. Bei all dem will es vor allem eines: Erfolge erleben und Glück empfinden. Und dafür sorgen unsere neuromodulatorischen Systeme!
Eine solche Haltung ermöglicht uns in zunehmendem Maße, auf problematische Situationen zugehen zu können, anstatt sie nur zu vermeiden versuchen. Das Vermögen, in konflikthaften oder verunsichernden Situationen handlungsfähig zu bleiben und kompetent zu agieren, ist

ein Merkmal von *Resilienz* (innere Stärke, Spannkraft, Elastizität, Widerstandskraft). Es ist die sehr individuelle Fähigkeit von Kindern, Jugendlichen und Erwachsenen, mit belastenden Lebensereignissen umzugehen und sie zu überstehen. Resilienz ist eng verbunden mit Verwundbarkeit, Verletzlichkeit und Empfindlichkeit *(Vulnerabilität)* eines Menschen gegenüber belastenden Ereignissen. Jeder von uns hat seine ganz eigene, persönliche Mischung von innerer Stärke, Widerstandskraft und Verletzlichkeit. Tatsächlich aber können wir Resilienz ein Leben lang fördern. Wir können uns darin üben, in Krisen auf persönliche und sozial vermittelte Ressourcen zurückzugreifen und die Empfindung dafür zu stärken, dass viele dieser Situationen uns auch Gelegenheiten zur Weiterentwicklung bieten können.

Welche Methoden, Modelle und Konzepte im Yoga unserer Ansicht nach günstig wirken, um unsere Potenziale zur Entfaltung zu bringen und unsere Resilienz zu stärken, stellen wir Ihnen im folgenden Kapitel ausführlicher vor.

3 Der Yoga-Weg

Vom sich selbst überlassenen zum achtsamen Gehirn

Asato ma sat gamaye –
Führe mich von dem,
was nicht wahr ist, zur Wahrheit.
Tamaso ma jyotir gamaye –
Führe mich aus der Dunkelheit ans Licht.
Mritior maha amritam gamaye –
Führe mich von dem,
was in mir wandelbar und vergänglich ist,
zu dem, was auf ewig in mir lebendig ist.
Anrufung aus der Brihadaranyaka Upanishad

Eine der wichtigsten und angesehensten Lehrschriften des Yoga neben dem Yoga-Sutra ist die *Bhagavadgita.* In diesem Text, der vor ca. 2400 Jahren entstand, wird geschildert, wie ein Mensch mit den Mitteln des Yoga aus einer verzweifelten Verfassung wieder zurückfindet in einen Zustand von Klarheit und Ruhe.

Der Staats- und Heerführer Arjuna ist dieser Mensch, der sich zu Beginn der *Bhagavadgita* auf dem Schlachtfeld seiner Emotionen wiederfindet, das dadurch entstanden ist, dass sein Mind vollkommen seiner Kontrolle entglitten ist. Der Text schildert Arjuna in einem Zustand solch tiefer Ratlosigkeit, dass er sich am liebsten all seiner Aufgaben entledigen würde und sogar bereit wäre zu sterben, um dieser für ihn unerträglichen Situation zu entkommen. Glücklicherweise hat Arjuna in dieser ihm aussichtslos erscheinenden Situation in Krishna einen Gott in Gestalt

eines Menschen[10] an der Seite, der schon lange sein Lehrer ist und dem er bedingungslos vertraut.
Vermittelt durch dieses Lehrgedicht werden wir eingeladen, mit Arjuna den Weg des Yoga zu gehen, so wie ihn Krishna lehrt. Es ist eine Lehre, die uns darin unterstützt, vom Zustand der Verblendung und des Nichtwissens (Avidya) in den Zustand der Klarheit und des Wissens (Vidya) zurückzufinden.
Die Bhagavadgita zeigt uns einen Weg der Achtsamkeits- und Geistesschulung, der beispielhaft für *alle* Yoga-Wege steht. Da er sowohl methodisch als auch didaktisch so klar und nachvollziehbar ist, werden wir uns im Folgenden öfter auf diesen Yoga der *Bhagavadgita* beziehen. Dabei werden wir eine Reihe von äußerst erprobten Werkzeugen und Übungsschritten des Yoga, beispielhaft erklärt an den vier Yoga-Wegen der *Bhagavadgita,* vorstellen und diese mit den heutigen Theorien der Neurowissenschaften in Beziehung setzen.

Vier Wege der Achtsamkeits- und Geistesschulung

Die vier Yoga-Wege, die uns in der *Bhagavadgita* vorgestellt werden, bauen systematisch aufeinander auf. Es sind:

1. der Yoga-Weg des Verstehens und der Erkenntnis (Jñana-Yoga)
2. der Yoga-Weg der Verinnerlichung und der Meditation (Dhyana-Yoga)
3. der Yoga-Weg des Anwendens und Handelns (Karma-Yoga)
4. der Yoga-Weg der Hingabe (Bhakti-Yoga)

10 Krishna gilt als menschgewordene Wiedergeburt (als *Avatar*) des hinduistischen Gottes Vishnu.

Entsprechend diesen Schritten der Schulung – eigentlich oft eher der Umerziehung – unseres Mind möchten wir folgende Konzepte und Übungsfelder betrachten:

- Wege, um sich selbst nahezukommen und sich selbst zu verstehen, also das Erstellen einer eigenen inneren »Landkarte«; Abklären der inneren Absichten, wie wir unseren Lebensweg gestalten wollen und wo er uns hinführen soll (Svadhyaya)
- Etablieren des Zeugenbewusstseins mit Hilfe des Modells der »Nabe des Bewusstseins« (von Daniel Siegel) sowie der Verfeinerung verschiedener Wahrnehmungsqualitäten
- Möglichkeiten der Anwendung und des Ausprobierens neuen Denkens, Verhaltens und Handelns in der Atemachtsamkeit, der Selbstreflexion und der bewussten Modulation des eigenen Tuns in der Yoga-Praxis und im Alltag
- neuronale Integration, vermittelt durch die bewusste Vernetzung verschiedener Wahrnehmungs- und Übungsfelder sowie durch das Erarbeiten einer eingestimmten Beziehung zum eigenen Dasein und das einverständliche Einbetten des eigenen Lebens in einen größeren Zusammenhang

Jñana-Yoga – ein Weg der Selbsterkenntnis

Sowohl der Ansatz des Yoga als auch der der modernen Neurowissenschaften gründen darin, dass sowohl unser Mind als auch unser Gehirn als extrem erkenntnisfähig und lernfähig angesehen werden. Ausgehend vom Konzept eines bis ins hohe Alter plastischen Gehirns können wir Menschen lernen, das Wesentliche einer jeden Lebenssituation zu erkennen und genau zu überdenken, wo sie uns hinführen wird, wenn wir unterschiedlichen Handlungsoptionen folgen. Des Weiteren können wir lernen, unsere Absichten genau zu überdenken und sie auf eine Weise auszudrücken, dass sie uns darin unterstützen, einen Weg zu gehen, den wir als hilfreich und förderlich für unser Dasein erachten.

Was dafür unbedingt vonnöten ist, ist eine bewusste Entschleunigung, besser noch ein Innehalten. In der *Bhagavadgita* hält Krishna, nachdem Arjuna unter der Last seiner Ratlosigkeit zusammengebrochen ist, mitten auf dem Schlachtfeld sinnbildlich die Zeit an. Er weist Arjuna an, sich im Sitz wieder aufzurichten und sich zu sammeln. Erst dann beginnt er mit seiner Belehrung, in der er ihm den eigentlichen Sachverhalt – so wie er sich ihm aus seiner allumfassenden göttlichen Perspektive darstellt – wieder und wieder mit immer neuen Worten, Gleichnissen und Bildern darlegt. Als Leser können wir erkennen und nachvollziehen, dass Arjuna erst, als sein Mind ruhiger wird, überhaupt irgendeiner Argumentation zugänglich wird, die ihm hilft, die ganze Situation allmählich zu begreifen. Und um den Mind zu beruhigen, bedarf es zwingend eines Innehaltens, das es ihm ermöglicht, sich ganz bewusst komplett aus allem Handeln herausziehen, etwas Abstand zum Geschehen gewinnen und sich erst einmal zu fragen: »Was geht hier eigentlich vor? Was geschieht hier? Worin hat sich mein Geist gerade verwickelt?«[11]

---

11 Heutzutage wird dafür häufig die sogenannte *Ampel-Übung* benutzt, die der Psychologe Roger Weissberg in den 1980er-Jahren an der Yale University erarbeitet hat. Dabei bedeutet Rot: »Halt! Beruhige Dich! Atme langsam tief durch, und wenn Du ein bisschen ruhiger geworden bist, erkläre Dir selbst, worin das Problem besteht und wie Du Dich fühlst.« Gelb bedeutet, sich zu bremsen, sich das Vorhandensein mehrerer Lösungswege für ein Problem bewusst zu machen und den besten zu wählen. Grün bedeutet, diesen Plan zügig umzusetzen und zu beobachten, was daraus wird. (Quelle: Goleman 2014: 244 f.)

Wenn unser Mind etwas als problematisch empfindet bzw., um mit den Worten des *Yoga-Sutra* zu sprechen, »sich in Probleme verwickelt hat«, zeigt unser Gehirn ziemlich diffuse bis chaotische Gehirnwellenmuster. In diesem Augenblick finden die kognitive und die emotionale Informationsverarbeitung nicht zueinander. Während die Großhirnrinde kognitiv nach bereits erprobten Lösungen, Handlungsmodellen und Entscheidungsmöglichkeiten sucht, wird der Organismus mit drängenden, fordernden oder ihn ängstigenden Emotionssignalen überflutet. In diesem Moment ist es schwer bis gar nicht möglich, über Emotionen nach-zu-denken. Vielmehr finden sie ihren Ausdruck in unkontrollierter Weise.

In unserer Selbstwahrnehmung wirbeln dann Gedanken, Gefühle und Vorstellungen in unserem Kopf wie wild durcheinander, und wir sagen dann oft sinngemäß: »Ich kann gerade keinen klaren Gedanken mehr fassen.« Das trifft den Sachverhalt genau, und es zeigt, wie untrennbar Emotionen mit dem Körper verbunden sind. Sie sind »Angelegenheiten des Körpers: des Herzens, des Bauches und des Darms [...]. Sie entspringen aus dem Fleisch und versengen das Fleisch« (Antonio Damasio, in: Ogden et al. 2010:49). »Leiden ist nicht abstrakt oder konzeptuell«, fasst Hanson zusammen und fährt fort: »Es ist verkörpert: Sie fühlen es in Ihrem Körper, und es setzt sich durch alle Körpermechanismen fort.« (Hanson 2010:69)

Svadhyaya – das Erstellen der eigenen inneren »Landkarte«

Durch die Fragen, die wir an die Situation und an uns selbst stellen, oder durch einen bewusst vorgenommenen Perspektivwechsel, wie wir ihn im vorangegangenen Kapitel beispielhaft vorgestellt haben, ziehen wir uns *aktiv* aus der unklaren Situation heraus. Wir können nun lernen, mit

Abstand auf das Geschehen zu schauen und die eigenen Emotionen zu beobachten, um wieder in einen Zustand der Offenheit und Rezeptivität zurückzufinden. Um den aktuellen Sachverhalt wirklich erkennen und verstehen zu können, gibt es aus der Sichtweise des Yoga nur einen Weg, den der Innenschau, oder, um es mit einem Bild aus den Neurowissenschaften auszudrücken: Es bedarf der Aktivierung des medialen Präfrontalkortex und der Fähigkeit zur Introspektion. Durch das Innehalten und das Hinterfragen der Situation wird ein Wechsel der Impulse eingeleitet, die, ausgehend von der Amygdala, das Großhirn fluten (»Bottom-up-Prozesse«), hin zu der Aufmerksamkeit, die vom Stirnhirn mit seinen exekutiven Funktionen angetrieben wird (Top-down-Prozesse); und diese sind dann in der Lage, die Amygdala wieder zu beruhigen (siehe Kapitel 2).

Da der Yoga die Ansicht vertritt, dass es draußen in der Welt keine Probleme gibt, sondern nur an sich neutrale Situationen, die wir als unproblematisch oder als problematisch erfahren, können wir auch nur in unserem Innern erkennen, wie diese Probleme oder sogar Konflikte entstanden sind und wodurch sie sich wieder auflösen lassen, sodass wir schließlich zurückfinden in einen anpassungsfähigen, flexiblen und ausbalancierten Modus (siehe Kapitel 2 Abschnitt *Das Denken über das Denken*).

In diesem Prozess der Selbsterforschung werden wir zunehmend in die Lage versetzt, eine »Landkarte unserer Selbst« (Siegel) zu entwerfen. Das heißt, wir beginnen, uns selbst als eingebunden in das Geschehen zu begreifen, und zwar nicht als ein Opfer bestimmter Bedingungen und Verhältnisse, sondern als deren Mit-Verursacher. Dadurch wird klar, dass auch zwingend ein Teil der Verantwortung für das Problem bei uns selbst und damit auf der Ebene der nach innen gerichteten und privaten Emotion liegt, die wir im Konfliktfall normalerweise in der Außenwelt ausleben. Der nächste Schritt muss dann darin bestehen, bewusst anzuerkennen, dass man in irgendeiner Weise dazu beigetragen hat, dass die Situation so ist, wie sie ist, und die Absicht zu formulieren, in sich selbst nach Lösungen zu suchen.

Um zu erkennen, was der eigene Anteil an einer Situation ist, ist es äußerst hilfreich, sich erst einmal darüber klarzuwerden, welche Absichten hinter dem eigenen Handeln standen bzw. noch immer stehen[12], denn hinter jeder Absicht – und sei sie auch noch so gut – verbirgt sich im Grunde genommen immer eine der fünf innere Spannungen verursachenden Triebkräfte – also ein Klesha.

Krishnas Belehrungen in der *Bhagavadgita* lassen keinen Zweifel daran, dass es unsere unbewussten Absichten sind, durch die wir uns im Handeln und in der Welt verstricken.

»Warum sollte Intention (Absicht) in unserem Leben von so ausschlaggebender Bedeutung sein? Intentionen verknüpfen einen bestimmten Moment des Lebens, sie verbinden Handlungen des Jetzt mit Handlungen des unmittelbar nächsten Moments und erzeugen so den ›Klebstoff‹, der unsere Aufmerksamkeit lenkt, Handlungen motiviert und zur Verarbeitung unserer Reaktionen beiträgt.« (Siegel 2007:228)

Das bewirkt, dass unser Gehirn, wenn wir etwas beabsichtigen, schon immer ein bestimmtes Ergebnis unseres Handelns vorwegnimmt und deswegen damit bestimmte Er-

12 Es mag paradox klingen, dass es einer Absicht und einer Entschlusskraft bedarf, um die Hintergründe des eigenen Verhaltens und Handelns zu erforschen, und dass im nächsten Schritt unsere Absichten als Kleshas, also Spannungen verursachende Kräfte, benannt werden. Es geht aber darum, sich zunehmend differenzierter darüber bewusst zu werden, was unsere Absichten sind und wie wir unsere Entschlusskraft einsetzen.

wartungen an uns selbst und die Resultate knüpft. In der Geschichte der *Gita* geht es darum, dass durch die Handlungen des Krieges, also durch Kämpfen und Töten, Unrecht wiedergutgemacht werden soll. Arjuna erkennt sehr wohl, dass er, wenn er sich von der Absicht der Wiedergutmachung leiten lässt, dadurch zwingend neues Unrecht erschafft. Das aber will er vermeiden; weder will er (was dann unvermeidlich wäre) Freunde, Lehrer und Verwandten töten, noch stimmt das mit den Glaubenssätzen überein, die er als spiritueller Mensch hinsichtlich seines eigenen Verhaltens hegt. Diese Erkenntnis ist sein Problem und sein Dilemma. Es entstehen in ihm großer innerer Stress und Leid, weil er durch die Ausrichtung auf seine Absichten eine Art Tunnelblick bekommt, in der er die großen Zusammenhänge (in Indien *dharma* – die (Welt-) Ordnung – genannt) aus dem Auge verliert. In der Selbsterforschung hat Arjuna die Chance zu verstehen, welchen Part er in dem Spiel der widerstreitenden Kräfte spielt und was ihn wirklich im Innersten antreibt.

Im Yoga können wir lernen, uns von Moment zu Moment achtsam und im Gewahrwerden unserer Fähigkeiten selbst zu erfahren und uns auf unsere Intentionen *einzustimmen.* Dadurch haben wir die Möglichkeit zu erkennen und uns auf der großen Landkarte der Geschehnisse des Lebens zu verorten. So können wir bestimmte Rollen wählen und uns darüber klarwerden, was wir uns von ihnen erhoffen. Diese Selbstreflexion hilft uns, die Optionen unseres Handelns zu überdenken. Auf dieser Ebene der Metakognition, auf der wir über unser eigenes Denken nachdenken, können wir sowohl Einsicht in das eigene innere Erleben gewinnen als auch die Gelegenheit nutzen, uns in die Mitspieler des Geschehens einzufühlen. Wir bekommen auf der Empfindungs- und auf der mentalen Ebene einen Zugang zu dem, was die Neurowissenschaften *neuronale In-*

tegration nennen – das Sich-Einstimmen und Sich-Verbinden mit dem Gesamtsystem. Wenn wir uns diese Qualität neuronaler Vernetzung bewusst machen und lernen, Achtsamkeit als Weg zur Kontaktaufnahme mit uns selbst zu etablieren, dann hat dies einen sehr hohen Stellenwert für unser Wohlbefinden in allen Beziehungen.

Alle hier beschriebenen Erkenntnisschritte, die den Jñana-Yoga, den Weg der Erkenntnis ausmachen, sind Teil der Funktion unseres Stirnhirns, und zwar vor allem der mittleren Präfrontalregion. Sie ist der Ort des sich selbst erkennenden Gewahrseins, der Ort unseres Einfühlungsvermögens in uns selbst und andere (siehe auch Kapitel 2 *Eine Position einnehmen können*). Dort unternehmen wir unsere »mentalen Zeitreisen« (Siegel), in denen wir erkunden und dann abwägen, welche Konsequenzen unsere verschiedenen Handlungsoptionen für uns und andere haben könnten, um uns darüber klarzuwerden, wo wir hinwollen und wie wir es handhaben können, damit uns die Konsequenzen unseres Handelns ein gutes Gefühl verschaffen. Damit ist die mittlere Präfrontalregion auch zuständig für das, was wir »Ethik« oder »Moral« nennen. »Moral« bedeutet in diesem Zusammenhang, dass wir uns selbst als Teil einer größeren Ordnung verstehen. Und aus dieser Perspektive betrachtet müssen wir uns fragen, welche der Handlungsoptionen auch in diesem größeren Zusammenhang günstig und förderlich erscheinen.

Weder im Yoga noch im Buddhismus oder in den »interpersonellen Neuro-Wissenschaften« (Siegel) gilt Selbsterforschung bzw. Selbststudium als Ausdruck einer übermäßigen Selbstbezogenheit (»Nabelschau«) oder gar als ein Luxus; vielmehr galten und gelten solche Bemühungen sowohl in allen Weisheitstraditionen wie auch in der modernen Achtsamkeitspraxis als ein unverzichtbares Mittel, um sich selbst nahezukommen (das ist die wörtliche Bedeutung von Svadhyaya), und vor allem, um emotionale Nähe und eine sichere Beziehung zu sich selbst und damit auch zu anderen Menschen zu schaffen. Wir beginnen dann, *emotionale Intelligenz* zu entwickeln, die gekennzeichnet ist durch Selbstwahrnehmung, Selbstbeherrschung, Empathie und zwischenmenschliche Fähigkeiten (nach Goleman).

Neuere Forschungen zeigen, dass wir damit eine Gruppe von Schaltkreisen in den mittleren Präfrontalregionen aktivieren, die neben jenen neuronalen Bahnen existieren, welche es uns ermöglichen, die Phänomene der äußeren Welt zu erkennen. Es sind Schaltkreise, die ausschließlich für Wahrnehmung zuständig sind und die es uns ermöglichen, das Wirken unseres eigenen Mind und damit unserer subjektiven Erfahrungen zu erkennen. Sie werden als *Resonanzschaltkreise* (vgl. Siegel 2007:398) bezeichnet, die zugehörigen Neuronen heißen *Spiegelneuronen.* Deren System wurde Mitte der 1990er-Jahre entdeckt und macht nach derzeitigem Stand der Wissenschaft unser Empfinden von Empathie und Bezogenheit überhaupt erst möglich. Diese Schaltkreise ermöglichen es uns, zur Beobachterin oder zum Beobachter des eigenen Erfahrens zu werden.

Wenn wir im Yoga lernen, uns selbst und unsere Umgebung mit ruhiger Achtsamkeit wahrzunehmen, dann beginnen diese beiden Schaltkreise, sich funktionell zu differenzieren. Dadurch wird es uns möglich, einerseits *etwas* wahrzunehmen und andererseits *uns selbst* bei diesem Wahrnehmen zu beobachten.

DAS SPIEGELNEURONENSYSTEM

Die Entdeckung der sogenannten *Spiegelneuronen* durch die italienischen Neurologen Rizzolatti und Sinigaglia bedeutete für die wissenschaftliche Welt eine Sensation. Sie lieferte die Grundlagen, um das Wesen von Kultur auf der Basis neurobiologischer Aktivitäten untersuchen und beschreiben zu können. Es war auch eine Voraussetzung, um herauszufinden, »wie uns gemeinsame rituelle Verhaltensweisen innerhalb unserer Familien, Schulen und Gemeinden befähigen, mit den inneren Zuständen der anderen, einschließlich deren Intentionen, in Resonanz zu gehen« (Siegel 2007:214f.). Es gibt also scheinbar so etwas wie eine *neurobiologische Resonanz*.
Das Spiegelneuronensystem verbindet die Wahrnehmungsareale mit den motorischen Arealen im Gehirn bei der Erzeugung von Repräsentationen innerer intentionaler Zustände, also dem Wunsch des Bewusstseins, sich auf etwas zu beziehen und seine Handlungen zu steuern. Aktiv wird es bei der Beobachtung einer durch ein anderes Wesen – egal, ob Mensch oder Tier – ausgeführten Handlung oder Bewegung. Im Beobachter wird dabei das gleiche neurobiologische Programm in Gang gesetzt, das auch zur tatsächlichen Ausführung der beobachteten Handlung dienen könnte. Dieses Programm ist also auch dann aktiv, wenn wir eine Handlung nur beobachten, aber nicht selbst ausführen. Die Nervenzellen, die ein solches Programm im Körper realisieren, werden Spiegelneuronen genannt.
Oftmals genügt es bereits, nur von einer Handlung zu sprechen, um Spiegelneuronen in Resonanz treten zu lassen (vgl. Bauer 2006). Wir haben unsere Fähigkeit zu emotionalem Verständnis und Empathie sowie zum Austausch sozial verbindender Vorstellungen nach Meinung der Neurowissenschaftler also den Spiegelneuronen zu verdanken.
Neurobiologen siedeln das Spiegelneuronensystem in verschiedenen Regionen der Großhirnrinde an, vor allem in den Fron-

tal- und Parietallappen. Sie vermuten, dass dieses System nicht nur in der Lage ist, mentale und mit einem bewussten Wollen verbundene Zustände von anderen im eigenen Innern abzubilden; möglicherweise ist es außerdem für die Grundmechanismen der emotionalen Resonanz in zwischenmenschlichen Beziehungen zuständig. Es verbindet sich mit zentraleren limbischen, also emotionalen Verarbeitungsprozessen sowie mit den wahrgenommenen körperlichen Veränderungen, die von bzw. in der *Inselrinde* (einem tieferliegenden, eingesenkten Teil der Großhirnrinde) repräsentiert werden.

Die Inselrinde dient dabei als »Informationsautobahn« (Siegel 2007:215). Sie reagiert auf die Aktivierung von Spiegelneuronen, indem sie die körperlichen und limbischen neuronalen Aktivitäten an das angleicht, was eine Person in einem anderen Menschen momentan mit ihrer eigenen augenblicklichen Verfassung, Konstitution und mentalen Stimmung wahrnimmt. Die Wissenschaft spricht von »emotionaler Ansteckung«, die Alltagspraxis von »emotionaler Resonanz« (Siegel: ebd.). Spiegelneuronen machen zum einen beobachtete Handlungen für unser eigenes Erleben verständlich. Zum anderen ergänzen sie beobachtete Teile einer Szene zu einer Gesamtsequenz, die wir vor unserem persönlichen Erfahrungshintergrund als wahrscheinlich erwarten. Das heißt, Spiegelaktionen entwickeln sich nicht von allein, sondern sie brauchen immer einen Partner (vgl. Bauer 2006). Oder, wie es Siefer/Weber formulieren: »Das Ich ist nur denkbar im Wir.« (Siefer/Weber 2008:296)

Das Zeugenbewusstsein etablieren

Das Erlernen von Selbst-Gewahrsein und damit die Entwicklung der Instanz in uns, von der aus wir uns selbst beobachten, verhindert, dass Entfaltung von Nähe zu sich selbst und die Einstimmung in das eigene Sein dazu führen, dass wir ego-zentriert werden.

Sobald wir uns nämlich in der Rolle des Beobachtenden befinden, »entkoppeln« wir uns automatisch von dem, was wir wahrnehmen, und zwar unabhängig davon, ob es sich außerhalb oder innerhalb unserer selbst befindet *(De-Coupling)*. Das heißt, der Beobachter in uns koppelt uns ab von all den Automatismen, die sonst unsere Wahrnehmung begleiten und die dazu führen, dass wir etwas wahrnehmen und sofort eine Wertung darüber und Meinung dazu haben, die auf unseren Prägungen (Samskaras) und inneren Einstellungen beruht. Das, was entkoppelt wird, sind die »automatisierten Cluster[13] von Feuerungsmustern« (Siegel), die ein Wahrnehmungsreiz sonst in uns in Bewegung setzt.[14]

Beobachten unterbricht damit den Geisteszustand im »Autopiloten«, in dem wir uns normalerweise befinden. Im »Autopilot-Modus« verschlüsseln wir das Wahrgenommene sofort in gewohnter Weise. Wenn wir beobachten lernen, installieren wir damit also auch ein »Anti-Verschlüsselungs-Programm« (Siegel), das es uns erlaubt, uns wieder unvoreingenommen und frisch dem zu öffnen, was sich uns zur Wahrnehmung anbietet. Beobachten heißt: aufwachen,

13 Cluster: Bündelung, Ansammlung; hier im Sinne des neurologischen Grundsatzes »Neurons, that wire together, fire together« (Donald Hebb).

14 Daniel Siegel (2007:95) beschreibt diesen Prozess mit dem Akronym YODA: »You observe and decouple automatically.« (Man beobachtet und entkoppelt automatisch.)

wach sein, da sein. Beobachten kann nur im JETZT geschehen, denn es geschieht von Moment zu Moment.
Im *Yoga-Sutra* wird der Beobachter »Seher« bzw. »das wahrnehmende Prinzip« (Sriram 2006:33) genannt *(drashta,* das sehende Selbst*)*. Patañjali beschreibt ihn als eine Instanz in uns, die in der Lage ist, durch eine unmittelbare, »entkoppelte« Erfahrung zu erkennen, was wir wirklich in unserem innersten Wesenskern sind. Dieser innerste Wesenskern eines Menschen wird in den Neurowissenschaften meist als das »Kern-Selbst« bezeichnet. Der Text beschreibt sehr genau, wie es überhaupt dazu kommt, dass der menschliche Mind alles Wahrgenommene sofort verschlüsselt, indem es den Sinneseindruck sofort an seine Erinnerungen, an die Prägungen und mit seinen inneren Konzepten koppelt.
Dieser Prozess der Verschlüsselung geschieht in der Sichtweise des Yoga dadurch, dass wir uns automatisch mit allem identifizieren, was uns widerfährt. Was immer geschieht, geschieht nicht *an sich* (»Es ist, wie es ist!«), sondern es geschieht *mir!* Wie bereits bei den Wirkweisen der Kleshas erläutert, ist unser Ego so beschaffen, dass es immer alles sofort auf sich selbst bezieht. Das gilt ganz besonders für alles, was in mir geschieht, also *meine* Gefühle, *meine* Erinnerungen, *meine* Gedanken oder *meine* Pläne.
Wenn die beiden Gruppen von Schaltkreisen der Wahrnehmung nicht durch Differenzierung getrennt worden sind, denke ich ganz selbstverständlich: Ich *bin* meine Gefühle. Ich *bin* meine Gedanken. Meine Persönlichkeit erschafft sich aus *meinen* Erinnerungen.
Patañjali sieht in dieser Unfähigkeit zu unterscheiden zwischen dem, was wahrgenommen wird und dem, was wahrnimmt, die Ursache für unser Leiden. »Es ist die *verstrickende* [Hervorhebung durch d. Verf.] Berührung mit einem Objekt, die Leiden auslöst.« (YS II,17; Sriram

2006:111). Indem wir uns mit der Empfindung, der Erfahrung und den daraus resultierenden Gefühlen und Gedanken identifizieren, verstricken wir uns im Gestrüpp all dessen, was wir über das Wahrgenommene zu wissen meinen. Diese unheilvolle Anhaftung nennt Patañjali *Samyoga.* In ähnlicher Weise argumentiert in der *Bhagavadgita* auch Krishna, um seinem Schüler Arjuna zu erklären, warum er den Sachverhalt, in den er eingebunden ist, als so außerordentlich leidvoll empfindet. Arjuna leidet, weil er anhaftet!

Sobald wir uns bewusst werden, dass sich in unserem Gehirn der Automatismus von Identifizierung und Anhaftung (in Form der bereits erwähnten automatisierten Cluster von Feuerungsmustern) etabliert hat, können wir auch schon beginnen, ihn aufzulösen. Das *Yoga-Sutra* beschreibt genau, wie das funktionieren kann, indem wir mit unserer Achtsamkeit genau dieses Wahrnehmungsmuster zu beobachten lernen.

»Alles, was wahrgenommen werden kann, gleich wie es sich auf das wahrnehmende Individuum auswirken mag, hat letztlich einen Sinn: Es kann uns ermöglichen, klarer zu unterscheiden, zwischen dem Äußeren, dem Wahrnehmbaren und dem Seher in uns.« (YS II,23; Desikachar 1997:74) Und noch prägnanter: »Alles Wahrnehmbare erfüllt nur einen Zweck: Es ist dazu da, wahrgenommen zu werden.« (YS II,21; a. a. O.:73) Denn »erst durch die Berührung mit der Welt der Objekte kann Klarheit über das eigene Wesen gewonnen werden.« (Sriram 2006:117)

Das in uns, was bewirkt, dass es überhaupt zu diesen Automatismen der Verschlüsselung des Wahrgenommenen und der unbewussten Identifizierung mit dem Erfahrenen kommen kann, ist das Wurzel-Klesha Avidya. Diese Kraft des Nichtwissens, diese Neigung zu Irrtum und Verwechslung in uns macht uns immer wieder glauben, dass die Welt – und wir selbst – objektiv genau so sind, wie wir sie subjektiv wahrnehmen.[15] Und genau hier setzt auch der Beobachter in uns an. Er ist das wahrnehmende Prinzip an sich. Zu lernen, innere Zustände zu verfolgen, wird zu einer feinen und die gesamte Persönlichkeitsentwicklung erfassende Kunst. Sie werden im Yoga *Viveka* (Unterscheidungsfähigkeit) oder *Vijnana* (unterscheidendes Bewusstsein) genannt und sind die Kernkompentenzen unserer Selbsterfahrung, die es ein Leben lang zu schulen und zu verfeinern gilt. Viveka bzw. Vijnana helfen uns, unterscheiden zu können zwischen den großen und allgemein gebrauchten Gefühlen wie Angst, Wut, Aufregung, Glück, Freude, Trauer, Abscheu und feineren Gestimmtheiten, die unseren Alltag viel stärker gestalten. Das allmähliche Entfalten einer solchen Unterscheidungsfähigkeit erlaubt uns überhaupt erst, auf die »subtile Musik des Geistes, die Ebbe und Flut von Energie und Informationen« (Siegel 2007:200) lauschen zu können. Sie sind jeden Augenblick im Laufe des Tages in dem Auf und Ab unserer Gefühlszustände zu spüren, die wir – ohne Viveka – einfach nur als Resultate eines uns nicht bewussten Prozesses in unserem Inneren zur Kenntnis nehmen können.

Dhyana-Yoga – den Geist in die Ruhe führen

Leider bieten uns die Quellentexte des Yoga kaum konkrete Übungsschritte an, um zu zeigen, wie wir den Beobachter bzw. den Seher *(drashta)* in uns installieren können. Was sie uns stattdessen vorstellen, sind die yogischen Techniken der Reflexion und der Meditation (Dhyana-

15 Der Buddhismus spricht von Verblendung und nennt diese Neigung die dritte Ursache, aus der wir uns immer wieder neues Leid erschaffen.

Yoga). Weil wir dieses Vorgehen als nur bedingt alltagstauglich für einen modernen Menschen erachten, haben wir uns entschlossen, uns im Folgenden auf ein modernes Konzept zur Einübung der Zustands des Beobachters zu beziehen, und zwar auf das der »Nabe des Bewusstseins«, so wie es von dem Hirnforscher und Psychiater Daniel Siegel entwickelt wurde.[16] Dieses Konzept hat den Vorteil, dass es, wie auch im Yoga üblich, alle Ebenen unseres Mind abzubilden vermag.

Dem Mind einen Ruheraum geben

Gerade dann, wenn die Aktivitäten unseres Mind, die Vrittis, wieder einmal hohe Wellen schlagen, werden wir von unseren Empfindungen und Gedanken wie ein Ruderboot auf diesen Wellen heftig hin- und hergeschaukelt. In einem solchem Zustand scheint unser Mind wie auf einer Achterbahn unterwegs zu sein, die ihn, ohne dass er etwas dagegen machen kann, ununterbrochen durch die Höhen und Täler seiner Stimmungen hindurchjagt. Wenn unser Gehirn dermaßen durcheinander ist[17], dann braucht es dringend einen Zufluchtsort, um sich aus dem Getriebe herausziehen zu können. Auch wenn wir in einer solchen Situation gerne sagen, dass wir eine »Auszeit« brauchen, brauchen wir doch eigentlich vor allem eine »Innenzeit«! Mit der Etablierung solch eines Ruhepols im eigenen Inneren arbeiten viele Yoga-Traditionen. Wir, die Autorinnen, arbeiten zum Beispiel gerne mit der Vorstellung, dem Geist einen Ruheraum im Inneren des Kopfes einzurichten, und zwar genau da, wo die/der Übende die Mitte des eigenen Schädels wahrnimmt. Dadurch, dass dieser Raum

16 Ausführliche Darstellungen dazu finden sich in seinen Büchern *Das achtsame Gehirn* (2007) und *Mindsight* (2012).

17 Es befindet sich eigentlich in einem Zustand »präfrontaler Dysfunktion« (Siegel 2012:136).

ganz regelmäßig angesteuert wird, und zwar völlig unabhängig davon, ob man gerade Stress hat oder nicht, bildet sich die Vorstellung des Raumes zunehmend in einer neuen neuronalen Struktur ab, die es möglich macht, dass die Aufmerksamkeit in anstrengenden Situationen auf direktem Weg diesen Ruheraum aufsucht, um von dort aus weiter das Geschehen zu beobachten. Siegel schlägt gerne vor, dass man sich »unter die Wellen setzt«[18], denn dort, am Grunde des Meeres ist es immer still: es gibt weder Wellen noch Strömungen. Diese Vorstellung hilft uns zu lernen, dass wir von dort aus in Ruhe und Gelassenheit dem (wilden) Treiben an der Oberfläche des Meeres zuschauen können, ohne uns einmischen zu müssen.
Zu beiden Vorstellungen, der vom Ruheraum der Geistes und der davon, sich »unter die Wellen zu setzen«, passt sehr gut in das Konzept der »Nabe des Bewusstseins«. Es greift ein altes Yoga-Bild auf, das sich in ähnlicher Form schon in den Lehrgesprächen der *Upanishaden* findet.

Das Rad und die Nabe des Bewusstseins

In seinen Publikationen beschreibt Siegel den Aufbau der Nabe mit kleinen Abweichungen. Wir beziehen uns im Folgenden auf seine Ausführungen während eines Vortrags im Jahr 2013 an der Universität Graz (vgl. auch Siegel 2012).
Wir sehen ein Rad, das in vier Quadranten unterteilt ist. Der äußere Rand des Rades steht symbolisch für unseren Kontakt zu unserer äußeren und inneren Welt, also zu *allem,* womit unsere Wahrnehmung in Kontakt kommt.

18 So z. B. auf seinem Workshop *Mindsight* an der Universität Graz im Jahr 2013.

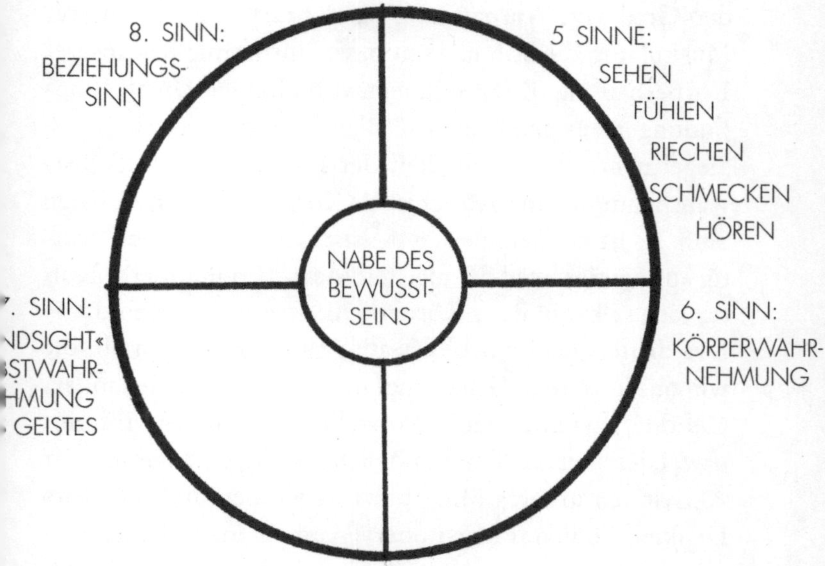

Abb. 13: Die Nabe des Bewusstseins

Die Quadranten

Der erste Quadrant bildet alle Wahrnehmungen ab, die über unsere fünf Sinne zu uns gelangen: unser Sehen, Hören, Fühlen, Riechen und Schmecken. Über die »Speichen« unserer Sinne werden wir normalerweise in kurzen Abständen (oft sogar unablässig) aus unserem Inneren bzw. aus dem Fluss unserer Konzentration nach außen gezogen – und damit abgelenkt. Wenn wir nicht aufpassen oder nicht gelernt haben, die ablenkenden Kräfte zu beherrschen, dann machen sie mit uns, was sie wollen. Das kann bewirken, dass wir uns völlig im Außen verlieren, was genau genommen bedeutet, dass wir sowohl körperlich wie auch mental aus unserer Mitte fallen.

Der zweite Quadrant bildet alle Wahrnehmungen ab, die wir aus unserem Körper empfangen, also die Bewegungen,

der Grad von Anspannung bzw. Entspanntheit unserer Muskulatur, die Stimmigkeit bzw. Unstimmigkeit unserer Körperhaltung, Empfindungen von Hunger, Durst, Empfindungen aus den Organen (Blase, Darm, Herz etc.).
Siegel nennt diese Fähigkeit der Propriozeption (Selbstwahrnehmung unseres Selbst als Körper) unseren sechsten Sinn. Er ist bei den meisten Menschen erschreckend dürftig ausgeprägt, weil die meisten Menschen in unserer Kultur sich selbst in ihrer Körperlichkeit entfremdet sind.
Der dritte Quadrant bildet alle Wahrnehmungen ab, die wir aus unserem Geist empfangen, also alle Gedanken, Gefühle, Erinnerungen, Vorstellungen, Bilder, Träume, usw. Dieser siebte Sinn ermöglicht es uns, dass wir uns der Aktivitäten unseres Mind bewusst werden und uns beim Denken, Fühlen, Planen oder Träumen zuzuschauen vermögen. Siegel nennt diesen Sinn deshalb treffend »Mindsight« (Sicht auf den Mind). Er ist in der Regel noch viel weniger ausgeprägt als der Körper-Wahrnehmungs-Sinn, denn nichts in unserer Gesellschaft regt uns an, ihn zu kultivieren. Im Yoga und im Buddhismus dagegen kennt man schon seit der Antike vielfältigste Schulungsprogramme der Achtsamkeit, um speziell diesen Sinn zu trainieren und ihn lebenslang zu verfeinern.
Der vierte Quadrant schließlich bildet alle Wahrnehmung ab, die wir bezogen auf Beziehung und Verbundenheit machen. Dieser achte Sinn ermöglicht uns, etwas darüber zu erfahren, wie sich eine Beziehung gerade anfühlt, also in welchem Maße wir mit uns, mit anderen Menschen und der Situation an sich gerade in Einstimmung sind – oder auch nicht. Es ist der Sinn, mittels dessen wir in der Lage sind, das Atmosphärische zu erfassen, das zwar nicht mit Händen oder Worten greifbar ist, der aber doch so entscheidend über das Gelingen oder Misslingen unserer Kommunikation und damit unseres Wohlbefindens oder

Unbehagens entscheidet. Unser Beziehungssinn ist es auch, der uns erlaubt, uns in uns selbst und in andere einzufühlen und dadurch Empathie zu entwickeln. Damit hat dieser Sinn sehr viel mit der Entfaltung unserer emotionalen und sozialen Kompetenz zu tun, also mit zwei Qualitäten, die wir in unserer Gesellschaft gerade erst zu entdecken lernen (mehr dazu im Kapitel 5).
Es ist offensichtlich, dass diese acht Sinne viel besser in der Lage sind, abzubilden, wie komplex und vielschichtig die menschliche Wahrnehmung ist, als die fünf Sinne, auf die wir uns normalerweise beziehen. Der Yoga kennt sogar noch eine wesentlich feinere Ausdifferenzierung der Sinne in seinem Konzept der äußeren und der inneren Sinne.

Die Speichen

»Die Speichen des Bewusstseinsrades repräsentieren den absichtlichen Fokus der Aufmerksamkeit auf einen Aspekt des Rades«, erklärt Siegel (Siegel 2007:163). Allerdings hinkt das Bild der Speiche ein wenig, denn bei einem richtigen Rad müssen einfach immer alle Speichen da sein, um Rand und Nabe zu verbinden und das Rad an sich zu stabilisieren. Im Yoga wie in der Achtsamkeitsschulung arbeiten wir dagegen in der Tat daran, unsere Wahrnehmung immer wieder möglichst nur auf *einen* Fokus von Aufmerksamkeit auszurichten. Diese Technik wird im Yoga Einpünktigkeit *(ekagrata)* genannt. Sie ist der Schritt in der Meditation, der uns aus der aktiven Konzentration in das meditative Gewahrsein führt, das uns unmittelbare und unvoreingenommene Erfahrungen ermöglicht.
Dennoch kann uns das Konzept der Speiche aber auch nützen, denn es kann uns helfen, ein inneres Bild von der klaren und eindeutigen Ausrichtung unserer Aufmerksamkeit zu entwickeln und durch Nutzung in uns zu etablieren.

In vielen Yoga-Traditionen wurden im Laufe der Jahrtausende Methoden entwickelt, die der Entwicklung und Verfeinerung dieser acht Sinne dienen. In den Schulen des Tantra wurden zum Beispiel Übungskonzepte entwickelt, die darauf ausgerichtet sind, dass wir die fünf Sinne Sehen, Hören, Fühlen, Riechen und Schmecken, über die wir uns normalerweise mit der Außenwelt verbinden, nach innen ziehen lernen. Um im Bild der Speiche zu bleiben, würde das bedeuten, dass die äußeren Sinne bewusst und achtsam in unserer Innenwelt verankert werden, um uns mit Nachrichten aus unserem inneren Universum zu versorgen. Das ermöglicht uns zum Beispiel die Fähigkeit der Innenschau, des Hörens auf die innere Stimme oder des intuitiven Erfühlens einer Situation. Wir können sogar lernen, bezogen auf den sechsten, siebten und achten Sinn im Körper, im Mind und im Atmosphärischen eine bestimmte Situation zu »schmecken«[19] oder sie zu »riechen«[20].

Unserer Meinung nach bedienen wir uns in diesem Üben mit der Vorstellung, dass wir ausgehend von der Nabe eine Speiche zum Rand hin ausfahren können (oder auch nicht!) eines wirklich bemerkenswerten Teils unseres gesamten Systems der neuronalen Integration, nämlich den *somatischen Markern.* Dies ist ein Informationssystem zwischen Gehirn und Körper, welches aufs engste mit dem Erfahrungsgedächtnis verknüpft ist (siehe unten Exkurs *Somatische Marker*). Indem wir das innere Sehen, Hören, Fühlen, Schmecken und Riechen[21] verfeinern, verfeinern wir

19 Wenn uns zum Beispiel jemand fragt, wie uns die neue Arbeitssituation »schmeckt«.

20 In einem solchen Fall könnten wir zum Beispiel sagen, dass eine Situation »zum Himmel stinkt«, dass ihr »ein bestimmter Geruch anhaftet«.

21 In der Tradition des tantrischen *Yoga der Energie* werden sie *Indriyas* genannt.

gleichzeitig den Sinn für unsere Körperwahrnehmung und die Art und Weise, wie wir unseren Mind und die komplexen inneren und äußeren Beziehungsgeflechte erfahren, in die wir Menschen eingebunden sind.

SOMATISCHE MARKER

Das Bewertungssystem des Gehirns ist bei Erinnerung und Gedächtnis auf das intimste an Emotionen gebunden. Sie nehmen entscheidenden Einfluss auf die Auswahl dessen, was wir wahrnehmen und mit welchen Reaktions- und Verhaltensweisen wir auf unsere Umwelt reagieren. Unser Körper ist das *Instrument unseres Verhaltens*. Daher liegt es nahe, dass es ein Signalsystem zwischen dem emotionalen System und den motorischen und vegetativen körperlichen Reaktionen geben muss. Der Neurowissenschaftler und Bewusstseinsforscher Antonio Damasio stellte die Theorie auf, dass alle Erfahrungen des Menschen in einem emotionalen Erfahrungsgedächtnis gespeichert werden. In ihm finden unser Gehirn und unser Körper zu einem unauflöslichen Organismus zusammen. Dazu gehören die wechselseitig aufeinander einwirkenden biochemischen und neuronalen Regelkreise, unter anderem das Hormon-, Immun- und autonome Nervensystem (vgl. Damasio 1994) sowie unser emotionales System. Die Gesamtheit dieses Ensembles gibt »dem Körper und der Wahrnehmung von Körperempfindungen einen zentralen Stellenwert bei der Entstehung von Identität« (Storch/Riedener 2006:21).

Die *somatischen Marker* unterstützen uns bei der Entscheidungsfindung, indem sie uns bei der Vorstellung verschiedener Handlungsalternativen eine durch unsere bisherigen Erfahrungen bestimmte Rückmeldung aus unserem Körper geben. Diese Rückmeldungen schließen zunächst alle emotional nicht tragbaren Handlungsmöglichkeiten aus. Somatische Marker bilden ein automatisches körpereigenes System zur Bewertung, das oft unbewusst als »Alarmglocke« oder Startsignal wirkt und über Körpersignale und/oder emotionale Signale verläuft. Die Bewertung orientiert sich an dem dualen Prinzip »Schlecht gewesen, das nächste Mal lieber meiden« oder »Gut gewesen, wieder so«. In einer entsprechenden Situation oder einem vorausschauenden Planungsprozess darüber, wie wir eine bestimmte Situation gestalten und bewältigen wollen, wird unser Körper über die bereits gesetzten somatischen Marker blitzschnell alles erfahren, was er zu dieser Thematik an Erfahrungen gesammelt hat. »Körpersignale oder Emotionen, so diese Theorie, sind die entscheidenden ›Stop‹- oder ›Go‹-Signale bei Motivationsprozessen.« (Storch/Krause/Küttel 2007:296)

Die Nabe

Während die Speichen unsere Bemühungen symbolisieren, unsere Aufmerksamkeit immer wieder auszurichten und in der Folge auch ausgerichtet zu halten, steht die Nabe für einen *Raum* achtsamen Gewahrseins. Sobald wir diesen Raum in uns betreten, können wir erfahren, dass es im Zentrum allen Geschehens, allen Denkens und Fühlens eine ruhige Mitte gibt, die dem ruhigen Auge in der Mitte des Wirbelsturms gleicht. Die Nabe ist immer ruhig, während sich das Rad des Lebens unaufhörlich um sie dreht. Die Nabe bleibt ruhig und stabil, egal, ob dieses Rad sich ruhig oder schnell dreht. Sie ist der Ort tief in uns, an dem wir achtsam, objektiv und unvoreingenommen sind – und irgendwie auch auf eine natürliche und gelassene Art emotionslos. Dadurch kann das Sichzurückziehen in die Nabe zu dem werden, was Siegel »eine stabile Linse für den Mind« nennt. Es ist ein Entkoppeln der schweifenden Gedanken von unserer Aufmerksamkeit.

Wenn wir einüben, in einer Art meditativer Schau immer wieder von dort auf das innere und äußere Geschehen zu schauen, werden wir immer mehr in der Lage sein, die Dinge so zu sehen, wie sie sind. Wenn wir uns ganz in der Nabe des Bewusstseins niedergelassen und gegründet haben, werden wir in die Lage versetzt, aus dem inneren Abstand heraus Zusammenhänge und Beziehungen zu erkennen. Dabei werden in unserem Stirnhirn vielfältigste Prozesse der Regulation und Modulation unserer Emotionen verstärkt. Diese erlauben uns, affektive Zustände zu erleben, zu beobachten und zu beschreiben, sie auszudrücken und in veränderte oder neue Muster zu überführen.

Das Präsentbleiben in der Nabe des Bewusstseins erlaubt uns zunehmend, dass wir *allem,* was in unserem Mind oder in der äußeren Welt in Erscheinung tritt, ganz bewusst mit großer Offenheit begegnen. Wirklich *allen* Er-

scheinungen! Während wir uns im Alltag normalerweise reaktiv dem einen zuwenden und von etwas anderem abwenden, verweilen wir dann, wenn wir in der Nabe ruhen, in der ruhigen Schau und dem achtsamen Gewahrsein, egal, wie reizvoll oder abstoßend das ist, was in uns oder vor uns auftaucht.
Forschungen haben gezeigt, dass wir diesen Zustand inneren Abstands sehr gut dadurch erreichen können, indem wir das, was in unser Bewusstsein tritt, einfach benennen.

Das Erlebte benennen und verbalisieren

Wenn wir etwas benennen, lösen wir automatisch die Identifikation mit dem, was wir erleben. Es macht einfach einen Riesenunterschied, ob ein Mensch sagt »Ich bin verärgert!« oder »Da ist Verärgerung!«. Wenn wir die »Ich bin«-Form verwenden, drücken wir gewissermaßen unsere eigenen Knöpfe, die bewirken, dass augenblicklich alles wachgerufen wird, was wir über eine solche Situation mental und physisch erinnern, wie wir sie normalerweise bewerten und wie wir gewohnt sind, uns damit zu fühlen. Das bewirkt, dass wir blitzschnell beginnen, unsere Verärgerung zu *verkörpern* (siehe *Somatische Marker*). Das heißt, wir werden also zu einer fleischgewordenen Verärgerung. Wir *sind* die Energie des Ärgers und müssen nun mit ihm leben und ihn in uns ertragen. Wenn wir stattdessen sagen »Da ist Verärgerung«, bleiben die Knöpfe inaktiv und können nicht gedrückt werden. Wir spüren und erfahren: da ist Ärger – und hier bin Ich! Da ist Ärger, aber ich bin *nicht* dieser Ärger! Er ist einfach aufgetaucht und ich kann ihn mir nun in aller Ruhe betrachten und entscheiden, wie ich damit umgehen will.
Das einfache Benennen hat die Macht, so viel Abstand zwischen uns und zum Beispiel einem Gedanken oder einer Emotion zu schaffen, dass wir ganz konkret und

körperlich erfahren können, dass ich und der Gedanke/das Gefühl jeder für sich ein energetisches Eigenleben führen. Eine solche De-Identifikation hilft uns, uns von automatisierten Reaktionsmustern zu entkoppeln. Sie ist damit ein ganz wichtiger Schritt in die Freiheit der Entscheidung darüber, ob und wie wir auf etwas reagieren wollen. »Die Fähigkeit, Gefühle zu benennen und sie in Beziehung zu Erinnerungen und Assoziationen zu bringen, erweist sich als entscheidende Voraussetzung für die Selbstbeherrschung« bemerkt Goleman (2014:246) und erläutert, dass durch das Reflektieren der eigenen Gefühle *und* ihrer Auswirkungen auf uns und unsere Umwelt die exekutiven Schaltkreise unseres Stirnhirns nicht nur genutzt, sondern vor allem gestärkt werden.

Das gilt auch für alle Versuche der Verbalisierung oder sogar Beschreibung unserer inneren Zustände. »Unterschiedliche Forschungen in Psychologie und Neurowissenschaften kamen zu dem wichtigen Ergebnis, dass Menschen, die Worte verwenden, um ihre inneren Zustände, wie etwa ihre Emotionen und das, was sie wahrnehmen, zu beschreiben, flexibler und eher in der Lage sind, ihre Emotionen anzupassen und zu regulieren«, schreibt Siegel (Siegel 2007:282).

Gehen wir auf diese Weise in Kommunikation und Kontakt mit einem Gegenüber, schaffen wir dadurch einen gemeinsamen symbolischen Raum, in dem wir uns nicht nur ausdrücken, sondern mit unserer Phantasie auch ausprobieren können. Der Neurophysiologe Vittorio Gallese spricht von einem *»shared meaningful intersubjective space«* (zitiert in: Bauer 2006:166), also einem *gemeinsamen zwischenmenschlichen Bedeutungsraum.* Die Psychoanalytikerin Jessica Benjamin nennt dieses Prinzip *Intersubjektivität* (vgl. Benjamin 1996; vgl. auch Benjamin 1999, 2002). Benjamin erachtet das Gefühl, die Wirklichkeit mit anderen zu teilen und deren Subjektivität als Bereicherung zu empfinden, als wesentliches Moment, um aus dem individuellen Gefühl der Allmacht in das gemeinschaftliche Empfinden von Empathie zu gelangen (vgl. Benjamin 1996). Sie spricht von Innen- und Außenräumen für die Etablierung wechselseitiger Anerkennung auf *symbolischer Ebene.* Im Innern, das heißt in unserer Phantasie, kann das bewusste freie Benennen und Spielen mit unterschiedlichen Zuständen, Empfindungen, Rollen und Zuschreibungen einen symbolischen Raum bieten, uns beispielsweise mit unseren negativen Gefühlen auseinanderzusetzen, statt sie destruktiv gegen uns selbst oder auf das reale Gegenüber zu projizieren. Dieser im wahrsten Sinne fantastische Raum zwischen Menschen bietet uns so die Chance, in unserer Vorstellung und Phantasie wechselseitig Rollen einnehmen zu können. In ähnlicher Weise spricht Patañjali im Yoga-Sutra im Zusammenhang mit den *Yamas* (unsere Haltung gegenüber unserer Umwelt, YS II,29) und *Niyamas* (unsere Haltung gegenüber uns selbst, ebd.) darüber, dass es gerade im Falle von Konflikten sinnvoll sein kann, sich verschiedene Lösungswege vorzustellen und über deren jeweilige Auswirkungen zu reflektieren. Auch diese Haltung ist ohne das Einfühlen in den oder die andere und die Eröffnung eines gemeinsamen »Beziehungs-Ermöglichungsraums« nicht umsetzbar. Dadurch sind wir zum einen in der Lage, sowohl konstruktiv als auch kreativ mit unseren inneren Konzepten umzugehen, und zum anderen auf sorgsame Weise unsere Haltung in Beziehungen zu anderen zu verändern. In diesem Außenraum erschaffen wir durch die Sprache einen Dialograum, einen Ort der Vermittlung, das »Dritte«. Das meint eine Instanz, die außerhalb unserer psychischen Kontrolle und der unseres Gegenübers liegt. Benjamin schreibt dazu, dass in dieser Struktur, die geprägt ist durch Dialog und symbolischen Ausdruck, eine empathische Haltung gegenüber anderen Menschen gerade nicht dazu führt, dass wir das Gefühl haben, dass sich unsere eigene Identität auflöst, sondern sie vielmehr »zu einer Basis für das Verstehen der Position des anderen« wird (Benjamin 2002:48).

DIE LEHRER-SCHÜLER-BEZIEHUNG IM YOGA

Im Yoga wird dieser Strategie des Benennens und Verbalisierens traditionell seit frühester Zeit ein institutionalisierter Rahmen gegeben in Form des Gesprächs zwischen Lehrer und Schüler. Die Schüler, die in früheren Zeiten über Jahre hinweg in einem engen Kontakt mit ihrem Lehrer lebten, wurden von ihm regelmäßig angehalten, mit ihm das zu reflektieren, was sie innerlich bewegte. Sie durften und sollten Fragen formulieren und konnten dem Lehrer und ihren Mitschülern von ihren Erfahrungen berichten. Damit waren sie ständig eingeladen, »laut zu denken« und dadurch zu lernen, von außen auf die Prozesse zu schauen, die sich in ihrem Inneren abspielten. Das ist ganz besonders wichtig, wenn in der Meditation die äußeren, ablenkenden Reize immer mehr verschwinden und damit die Bühne freigegeben wird für den Auftritt der endlosen Schleifen unserer Gedankenspiele, für die Dramatik unserer Sorgen und vor allem für all unsere verdrängten Gefühle, diese »Leichen im Keller«, die uns in den Phasen der Stille außerordentlich bedrängen können. Hier braucht der oder die Übende zwingend einen Lehrer, der oder die ihm zuhört und ihm hilft, das Erlebte, das vielleicht sogar noch kaum benannt werden kann, richtig zu gewichten und zu bewerten. Der Lehrer wird seinem Schüler auch dabei helfen, seinen Überlegungen einen Fokus zu setzen, damit er seine Themen gründlich und tiefgreifend durchdenken und dann sprachlich herausarbeiten kann.
Ganz wichtig ist dabei auch das methodische Werkzeug des klassischen Yoga-Vortrags. Zum einen lädt er den Zuhörenden ein, sich in einen Prozess des Mitdenkens und der Selbstreflexion zu begeben. Zum anderen aber hilft er vor allem dabei, dass der Schüler mit seinem Lehrer zu einer gemeinsamen Sprache findet, wenn der Lehrer »das Wissen wachruft« und teilt. Der Yoga hat im Laufe der Jahrtausende eine ganz eigene Terminologie und damit einen spezifischen Code entwickelt, deren

Kernbegriffe symbolisch die Konzepte des Yoga abbilden. Jeder dieser Begriffe wie zum Beispiel Klesha oder Vairagya lassen sich so wie eine gemeinsame Verständigungsplattform nutzen.

Die Tatsache, dass den Schülern mit ihrem Lehrer in allen traditionellen Schulen des Yoga ein wissendes Gegenüber gegeben wurde, das sowohl gütig, einfühlsam, geduldig, aber auch zu gegebener Zeit streng, fordernd und sogar herausfordernd sein konnte, half ihnen, sich ihrer selbst bewusst zu werden und gleichzeitig ihr inneres Erleben mit Gleichmut und Gelassenheit zu betrachten.

Eine ähnliche Gesprächskultur finden wir in allen Weisheitstraditionen der Welt. Leider ist sie im Yoga heutzutage weitestgehend verloren gegangen. In der Angst, sich einem anderen Menschen (der sich wohlmöglich auch noch Guru[22] nennt) zu öffnen oder ihn gar in die dunkelsten Seelengründe schauen zu lassen, lehnen viele Yoga-Übende es heute oft kategorisch ab, sich wirklich auf die Beziehung mit einem Lehrer oder einer Lehrerin einzulassen, und verweilen so in ihrer Sprachlosigkeit. Das Resultat davon ist, dass ihr innerer Prozess unreflektiert bleibt, ins Stocken gerät und die (insgeheim erwünschte) Transformation nicht geschehen kann.

22 Guru heißt eigentlich wörtlich übersetzt nichts anderes als »einer, der das Licht im Dunkeln hält«.

Vairagya – der Zustand der Losgelöstheit

Eines der wesentlichen Konzepte des Yoga lässt sich in dem Begriff *Vairagya* zusammenfassen. Vairagya heißt wörtlich »frei von Gier« und bezeichnet unsere »Fähigkeit, sich nicht von außen vom eigenen Ziel ablenken zu lassen« (Sriram 2006:45). Vairagya bezeichnet eine Geistesverfassung, eine innere Einstellung und mentale Ausrichtung, die sich nur entwickeln lassen auf der Grundlage eines achtsamen Gehirns bzw. eines Mind, der in der Lage ist, in der Nabe des Bewusstseins zu verweilen und dadurch sein Denken, Fühlen und Handeln zu regulieren. Die Bedeutungsebenen des Yoga-Begriffs Vairagya und der Nabe des Bewusstseins weisen sehr viele konzeptionelle Übereinstimmungen und Überschneidungen auf.
Im Geisteszustand von Vairagya sind wir:

- entspannt
- gelöst
- unvoreingenommen, frei von Konzepten
- frei für alle Optionen (nicht-reaktiv)
- in der Lage, die Gesetze des Lebens zu erkennen
- im Einklang mit dem Gesetz des ständigen Wandels *(Parinama)*
- mit unserem inneren Wissen verbunden

Das, was nun der Welt begegnet und sie so nimmt, wie sie ist, ist das, was Siegel unser »Kern-Selbst« und der Yoga das »Selbst« *(Atman, Purusha)* nennt. Da wir als (Kern-)Selbst vollkommen in uns ruhen, charakterisiert Patañjali diesen Zustand im Yoga-Sutra I,15 als »durstlos« *(vitrishnasya)*[23].

23 Auch im Buddhismus wird die manchmal überwältigende und körperlich erfahrene Macht dessen, was wir als Begierde oder Bedrohungssignal auffassen, mit dem Wort »Durst« *(tanha)* benannt. Sind wir wirklich durstig, dann tun wir alles, um unseren Durst zu stillen (Hanson 2010:48). Ist unser Durst dann gelöscht, ist die Begierde nicht mehr vorhanden oder zumindest für eine Weile inaktiv.

Die *Bhagavadgita* beschreibt dieses Einswerden mit dem Selbst als regungslos werden »wie das Licht einer Lampe an einem windstillen Ort« (Bhg IV,19).

Siegel beschreibt die Qualität unserer Wahrnehmung in diesem Zustand als geprägt von Neugier, Offenheit, Akzeptanz und Liebe.[24] Dabei bezeichnen Neugier und Offenheit eine Geistesverfassung, in der wir bereit sind, unterschiedslos alles, was in unserem Geist auftaucht, willkommen zu heißen und auf alles in angemessener Weise zuzugehen. Das *Yoga-Sutra* nennt diesen Zustand *citta prasadana* (YS I,33), was bedeutet, dass unser eigener Mind uns zu einem angenehmen Ort wird, an dem wir gerne verweilen mögen und uns sicher und aufgehoben fühlen. Interessanterweise taucht dieses Konzept des Mind, der uns unterstützt, der uns wie ein Freund zur Seite steht und der durch seine Ruhe und Klarheit zu einem echten Geschenk[25] wird[26], gerade dort auf, wo Patañjali uns Vorschläge unterbreitet, wie wir mit unseren inneren Hindernissen umgehen können. Auch wenn im *Yoga-Sutra* der Zustand des Yoga vor allem dadurch beschrieben wird, dass *alle* Aktivitäten unseres Mind *vollkommen* zur Ruhe kommen *(citta vritti nirodhah)*, ist das doch kein Geisteszustand, mit dem wir gut im Alltag unterwegs sein könnten. Dagegen können wir uns sicher alle sehr wohl vorstellen, wie es wäre, den Herausforderungen des Alltags mit einem *Citta prasadana* zu begegnen.

Damit wird verständlich, dass Vairagya auch einen Zustand von Autonomie und Freiheit beschreibt, der im Yoga *Kai-*

---

24 Diese vier Qualitäten fasst er in dem Akronym COAL (für: curiosity, openness, acceptance, love) zusammen.

25 *Prasad* bedeutet wörtlich »die gesegnete Gabe«.

26 Alle diese Interpretationen stammen von Swami Veda Bharati. Normalerweise finden wir für *citta prasadana* die Übersetzung »klarer Geist« oder einfach nur »Klarheit«.

valya genannt wird.[27] Das ist das Ziel eines jeden Yoga-Weges: Uns von dem zu befreien, wodurch sich unser Mind und damit unser Ego in der Welt verstrickt haben.

Karma-Yoga – Einüben und Anwenden des Gelernten

Der Yoga versteht sich selbst als einen Übungsweg *(Sadhana).* Auf diesem Übungsweg sind wir eingeladen, alle die so verlockend klingenden Konzepte wie Vairagya auszuprobieren und in unserem Alltag damit zu experimentieren. Dabei ist es sinnvoll, wenn wir uns von dem leiten lassen, was sich für uns gut anfühlt, denn ein gutes Gefühl weist immer darauf hin, dass das, was wir tun und was wir als Resultat erfahren, sich für uns stimmig anfühlt. Wesentlich dafür, dass eine Veränderung unserer handlungsleitenden Muster möglich ist, sind also die Gefühle, die damit einhergehen. Alle Gefühle von Selbstakzeptanz, Selbstvertrauen, Wohlwollen und Fehlerfreundlichkeit – und als Krönung Selbstliebe – sind günstig und förderlich. Sie bewirken, dass sich selbst verstärkende Regelkreise im Gehirn etablieren, die so viel Offenheit erlauben, dass wir wagen, uns neu zu erfinden und neue Einstellungen zum Leben und zu unserer Umwelt auszuprobieren. Und jedes Mal, wenn uns das gelingt, erfahren wir dieses Gelingen mit unserem ganzen Körper. Aus negativ besetzten somatischen Markern werden positiv besetzte. Das, was uns einst stresste (Disstress), gewinnt das Potenzial, Herausforderung zu werden (Eustress). Das, was zuvor das noradrenerge System mit all seinen Stress-Antworten akti-

27 *Kaivalya* bedeutet wörtlich »Alleinsein« und im übertragenen Sinn, dass man frei ist von allen Anhaftungen und Verstrickungen (YS II,25).

vierte, setzt nun das dopaminerge und das serotonerge System in Bewegung, deren Neuromodulatoren uns Belohnung versprechen (Dopamin) und uns beruhigen und Wohlbefinden schenken (Serotonin). Wenn wir uns in unserer Übungspraxis vor allem darauf einstimmen, welches Denken und Handeln uns ein gutes Gefühl gibt, dann brauchen wir nicht mehr so ergebnisfixiert zu sein. Der Weg – die Übungspraxis – ist dann schon das Ziel. Da wir am Beginn einer Übungspraxis nie wissen können, wie wir uns in ihr begegnen werden, macht es wenig Sinn, wenn wir von ihr etwas Bestimmtes erwarten oder bekommen wollen. Dazu passt gut die Definition von Yoga, so wie wir sie in der *Bhagavadgita* finden: »Yoga ist Geschicklichkeit im Handeln.« (Bhg II,50). Der Weg des Karma-Yoga, so wie ihn Krishna in der Gita beschreibt, ist ein Weg des Handelns, bei dem der Handelnde mit seinem Bewusstsein in der Nabe des Bewusstseins verankert bleibt. Es wird zum Handeln an sich.[28]

Um diesen Weg zu gehen, brauchen wir Vertrauen. Wir müssen tief in uns darauf vertrauen können, dass der Weg, den wir gehen, förderlich und heilsam für unser ganzes Sein ist. Herausragende Lehrerinnen und Lehrer, die den Weg der Achtsamkeit und des Yoga gehen, zeigen uns mit ihrem Beispiel, dass es sich lohnt, ihnen nachzueifern, um

---

28 »Du hast ein Recht auf das Handeln, aber nur auf das Handeln an sich, niemals auf dessen Früchte. Lass nicht die Früchte zum Beweggrund Deines Wirkens werden! Und sei nicht der Untätigkeit verhaftet!« (Bhg II,47) »Fest gegründet im Yoga, vollbringe Deine Taten als einer, der jegliche Haftung aufgegeben hat und gleichmütig geworden ist hinsichtlich Misslingen und Erfolg! Denn Ausgeglichenheit ist der Sinn des Yogas.« (Bhg II,48) »Derjenige, dessen Einsicht das Eins-Sein erlangt hat, weist schon hier in dieser Welt der Gegensätze beides, ›gut‹ oder ›schlecht‹ zu handeln, von sich. Strebe danach, im Yoga gegründet zu sein. Yoga ist die Geschicklichkeit im Handeln!« (Bhg II,50; Sri Aurobindo 2005:19)

wie sie die Qualitäten von Gelassenheit, Gleichmut, Empathie, Güte und Weisheit zu entwickeln, derer unsere Welt so dringend bedarf. Und es bedarf einer Entschlusskraft, die uns darin unterstützt, uns unbeirrbar und unerschütterlich jeden Tag auf den Weg zu machen. Wir begeben uns auf unseren Übungsweg *(sadhana)* in dem vollen Bewusstsein, dass es vor allem darum geht, dass wir uns überhaupt aus unserem alten Sein heraus in Bewegung setzen. Das ist die einzige Möglichkeit, die wir haben, um dieses Gewordensein mit all seinen erstarrten Mustern hinter uns und damit *sein zu lassen.* Es ist der Weg zum Selbstsein, der uns die beglückende Erfahrung von der Fülle und dem Reichtums des Lebens erlaubt.

Abhyasa – das stete Bemühen

Patañjali, der ein großartiger Menschenkenner mit einer geradezu genialen Beobachtungsgabe gewesen sein muss, beschreibt im *Yoga-Sutra,* dass jedoch sowohl der Grad unseres Vertrauens wie auch unseres Bemühens Schwankungen unterworfen ist, und lädt uns dennoch ein, unbeirrt am Ball zu bleiben, um mittels der Entfaltung von Vairagya und Kaivalya zu uns selbst zu finden. Genau wie die *Bhagavadgita* gibt er uns dafür eine überzeugende Begründung: Egal, wie weit wir auch auf dem Weg zu mehr Gelassenheit, Gleichmut und Freiheit unterwegs sind, bewegen wir uns doch immer von einem leidvollen *(duhkha)* zu einem leidfreieren *(sukha)* Zustand. Wir bewegen uns vom Unbewussten zum Bewussteren, vom Erstarrten zum Lebendigeren, vom Engen zum Weiten. Und das lohnt jedes Bemühen.

Dass sich ein Zustand von Losgelöstheit und Gleichmut nicht so ohne weiteres einstellt, lehrt uns unsere Lebenserfahrung. Vor allem und besonders deswegen, weil Vairagya ja eher nicht unserer natürlichen Geistesverfassung entspricht, müssen wir uns stetig und unerschütterlich bemühen, uns dem Zustand von Gelassenheit anzunähern, ihn zu erreichen und aufrechtzuerhalten. Patañjali rät uns: »Die Übungspraxis erhält aber nur einen festen Grund durch gewissenhaftes Üben über einen langen Zeitraum, kontinuierlich, hingebungsvoll und sorgfältig.« (YS I,14)[29]

Achtsamkeit einüben

Der erste Trainingsschritt für eine solche Übungspraxis ist die Schulung der Achtsamkeit, denn mit der Entfaltung dieser Fähigkeit steht und fällt alles. Viele aktuelle Forschungen zum Thema Achtsamkeit haben deutlich werden lassen, dass wir einüben können, zunehmend achtsamer zu werden, bis sich daraus eines Tages der Zustand achtsamen Gewahrseins in uns etabliert. Siegel geht sogar so weit zu sagen, dass wir Achtsamkeit so wie einen Muskel trainieren können. Auch Goleman vergleicht das Einüben von Achtsamkeit mit dem regelmäßigen Aufsuchen unseres »mentalen Fitnessstudios«. Das Training bedient sich der Übung der Atemachtsamkeit und besteht in vier Schritten: Man übt Atemachtsamkeit, und die Gedanken schweifen ab (1). Man merkt, dass sie abschweifen (2), richtet die Aufmerksamkeit wieder auf die Atmung (3) und versucht, sie bei der Atmung zu halten (4). Was genau bei einem solchen »kognitiven Zyklus« (Hasenkamp et al. 2012) geschieht, wird gut nachvollziehbar, wenn Goleman erläutert: »Während die Gedanken schweifen, aktiviert das Gehirn wie üblich die Schaltkreise im medialen präfrontalen Kortex. Sobald man bemerkt, dass die Gedanken schweifen, steigert ein anderes Aufmerksamkeitsnetzwerk seine Aktivität, nämlich das für Auffälligkeiten.

---

29 Zitiert aus dem Artikel »Vairagya« von Imogen Dalmann und Martin Soder in der Zeitschrift *Viveka,* Heft 52/2014, S. 24.

Und wenn wir die Konzentration wieder auf die Atmung richten und dort festhalten, übernehmen kognitive Steuerungsschaltkreise des präfrontalen Kortex die Vorherrschaft.« (Goleman 2014:216) Wenn wir wieder und wieder unseren Fokus darauf ausrichten, unser Gewahrsein in Achtsamkeit auf dem ruhen zu lassen, was jetzt gerade ist, dann wird dieser Fokus immer stärker. Genau genommen trainieren wir mit unserem Mind ja direkt unser Gehirn und laden es ein, sich neu zu organisieren. Es kommt zu einer Stärkung der neuronalen Verknüpfungen zwischen den Regionen, die für schweifende Gedanken zuständig sind, und denen, denen es gelingt, die Aufmerksamkeit auf sie schnell fallenzulassen (ebd.). Wie eine solche umfassende und tiefgreifende Regulation des limbischen Systems und der mittleren präfrontalen Region sowie der Strukturen, die beide Bereiche miteinander vernetzen, geschieht, werden wir an anderer Stelle detailliert erklären (siehe auch Kapitel 2 Abschnitt *Können wir unserer Wahrnehmung trauen?*).

Damit es tatsächlich zu strukturellen Veränderungen kommen kann, braucht unser Gehirn eine sehr kontinuierliche Stimulation durch die neuen Muster. Fast alle der berühmten und erfahrenen Achtsamkeitslehrer empfehlen, dass man zweimal täglich mindestens zwanzig Minuten kontinuierlich trainiert, einen Fokus stabil und gleichzeitig gelöst von Moment zu Moment im Gewahrsein zu halten. Die Zeiträume werden bewusst so gewählt, dass wir eine Chance haben, in ihr die Konzentration zu halten. Das ist wichtig, denn die Konzentration auf das, was wir üben, bewirkt eine Neuerschaffung neuronaler Netze, sie stärkt die Synapsen und erhöht die Verarbeitungsgeschwindigkeit (nach Goleman 2014:211). Diese tägliche Übungspraxis muss mindestens acht Wochen durchgehalten werden, um im Bewusstsein wie im Gehirn verankert zu werden.[30] Sie sollte unbedingt einfach und alltagstauglich sein – und sie sollte Spaß machen. Sonst bleibt es – wie so oft – bei den guten Vorsätzen.

Atemachtsamkeit entfalten lernen

Eine sehr einfache Form der Übungspraxis, die wir ohne große Umstände immer wieder in unser Leben einbauen können, ist die Atemachtsamkeit. Sie eignet sich deswegen hervorragend als ein erster Übungsschritt auf dem Weg zur Entfaltung von achtsamem Gewahrsein.

Im Yoga wie in allen großen Weisheitstraditionen spielt der Atem eine wesentliche Rolle. Sie alle erkennen ihn an als den großen Vermittler zwischen unserer inneren und der äußeren Welt. Da wir nicht ohne Atem leben können, ist er immer bei uns. Auch ohne jedes Training können wir ihn spüren und damit leicht beobachten. Und er hat dem Mind, der ihn beobachtet, sogar einiges zu bieten. Dadurch, dass unser Atem ebenso auf unsere inneren Regungen wie auf die Ereignisse der äußeren Welt reagiert, können wir lernen, ihn als Spiegelbild unserer aktuellen Geistesverfassung zu erleben.

Die Atembeobachtung beginnt im Yoga beim Üben der Asanas. Patañjali beschreibt im *Yoga-Sutra* ganz genau, wie wir üben sollen. Wir sollen uns so anstrengen, wie es momentan gerade angemessen ist *(prayatna),* und lernen, alle überflüssige Anspannung zu erspüren und loszulassen (*shaithilya,* YS II,47). Dadurch entsteht in uns die Fähigkeit, ein Asana stabil und gleichzeitig mühelos zu halten (*sthira sukha,* YS II,46). Die Atembeobachtung ist *das* Mit-

---

30 Interessanterweise braucht gerade die Verstärkung häufig genutzter Nervenfasern mit der sie umhüllenden Myelinschicht, die die Übertragung von Impulsen erleichtert und beschleunigt, ebenfalls einen Zeitraum von mehreren Wochen, um nachhaltig stabilisiert zu werden.

tel, um diese energetische Balance zu ermöglichen, denn sie zeigt uns genau und untrüglich, ob wir gerade zu viel oder zu wenig machen oder ob es uns gelungen ist, uns perfekt auf unser Tun einzustimmen und dadurch gleichermaßen das Maß der Anstrengung wie auch der Gelöstheit zu regulieren. Patañjali weist in diesem Zusammenhang darauf hin, dass das Einüben dieser Art der Atembeobachtung und Atemachtsamkeit dazu führen wird, dass es uns auch im Alltag besser gelingen wird, unsere Kräfte maßvoll und damit sinnvoll einzusetzen. Damit macht er deutlich, dass ein achtsamer Umgang mit unserem Atem unsere Lebensführung positiv verändern kann.

Allein die Tatsache, dass das Etablieren von Atemachtsamkeit bedeutet, dass wir jedes Mal, wenn wir merken, dass unser Mind wieder abgelenkt war, unerschütterlich und geduldig zum Atem zurückkehren, ändert schon vieles in uns. Zum einen lernen wir die unruhige und flüchtige Natur unseres Mind besser kennen. Irgendwann werden wir merken, dass der Mind nicht dauernd abschweift, um uns zu ärgern, sondern weil es einfach seinem Wesen entspricht. Solange er noch nicht geschult und kultiviert ist, ist er wie ein Fohlen, das über die Weide springt – mal hierhin, mal dorthin.

Wenn wir lernen, den Mind an die Zügel zu nehmen, wird unsere Fähigkeit, aufmerksam zu sein, allmählich ruhiger und stabiler werden. Und je mehr die Basis unserer Aufmerksamkeit in Ruhe und Stabilität gegründet ist, desto mehr entwickelt sich die Qualität des Atemgewahrseins.

»Achtsamkeit erkennt den Atem als tief, wenn er tief ist«, schreibt Kabat-Zinn. »Sie erkennt den Atem als flach, wenn er flach ist. Sie weiß um das Einströmen und Ausströmen. Sie weiß um die unpersönliche Natur des Atems auf die gleiche Weise, wie Sie irgendwo in der Tiefe wissen, dass nicht ›Sie‹ es sind, der atmet – es ist eher so, dass das Atmen geschieht. Achtsamkeit weiß um die vergängliche Natur des Atems. Sie kennt jeden einzelnen Gedanken, das einzelne Gefühl, jede einzelne Wahrnehmung und jeden Impuls, wie sie in jedem Atemzug darum herum und außerhalb davon entstehen. Denn Achtsamkeit ist die wissende Qualität des Gewahrseins, die wesentliche Eigenschaft des Geistes selbst. Sie wird durch Aufrechterhalten gestärkt, und sie erhält sich selber aufrecht.[31]« (Kabat-Zinn 2008:91)

Bhakti-Yoga – Integration durch die bewusste Vernetzung und Einbettung des eigenen Lebens in einen größeren Zusammenhang

Bhakti heißt Hingabe, im Sinne von Überantwortung des Selbst. Es ist die vollkommene und bedingungslose Darbringung des eigenen Seins an alles das, was das Leben für uns bereithält. Bhakti-Yoga ist der Yoga-Weg, bei dem es darum geht, durch die Hingabe und die Entfaltung unserer Empathie und Liebesfähigkeit allmählich zu einem vollkommenen Einverständnis mit uns selbst und mit dem Platz, an den das Leben uns gestellt hat, zu gelangen. In letzter Hinsicht ist es der Weg, auf dem wir versuchen, uns dem höchsten Bewusstsein und der tiefsten Einsicht in die Gesetze des Lebens zu öffnen. Es ist der Weg der Integration.

In der *Bhagavadgita* wird der Bhakti-Yoga als der Weg angesehen, der uns einlädt, nach und nach alle Qualitäten unseres Menschseins zu entfalten. Vergleichbar damit ist in den humanistischen Ausprägungen der Neurowissen-

---

31 © Kabat-Zinn, Jon: *Zur Besinnung kommen.* Arbor Verlag Freiamt, 5. Auflage 2013.

schaften die hohe Wertschätzung unserer Fähigkeit, die Kräfte zu integrieren, die sich in unserer Psyche polar gegenüberstehen und so oft auseinanderstreben. Siegel weist darauf hin, dass vor allem dann, wenn es uns gelingt, tiefes und unbeirrbares Mitgefühl für uns selbst und unsere Mitgeschöpfe zu entwickeln, unser Gehirn einige der tiefgreifendsten Transformationen erfahren wird, die ihm möglich sind. So zeigen sich unter anderen vermehrt Muster von Gamma-Wellen, die als Maßeinheit für den Grad von Integration gelten. Es kommt zu einer intensiveren Vernetzung der beiden Hemisphären und der strukturellen Vernetzung unterschiedlicher Bereiche im Stirnhirn, die uns eine eingestimmte und ganzheitliche Sicht ermöglichen. Wenn Integration fehlt, dann entstehen in der Psyche entweder Tendenzen zu Chaos oder zu Erstarrung (vgl. dazu Kapitel 1). Siegel betont, dass sich aus einem Mangel an Integration *alle* Symptome psychischer Störungen erklären lassen! Die Fähigkeit zur Integration dagegen gilt als die wirkliche Grundlage psychischer und körperlicher Gesundheit.

In der *Bhagavadgita* eröffnet uns der Weg des Bhakti, wenn wir uns ihm widmen, vielfältige Möglichkeiten der Integration. In diesem Lehrgedicht steht die Figur Krishnas symbolisch für die Gesamtheit der Schöpfung. Krishna sagt von sich: »Die ganze Welt, in ihre Vielfalt zerteilt und doch eine Einheit, wird sichtbar im Körper des Gottes der Götter[32].« (Bhg XI,13) In seiner Funktion als erhaltende und bewahrende Kraft in der Mitte der hinduistischen Trinität[33] vermittelt er uns Menschen die Erkenntnis und das Bewusstsein, dass im großen Netz des Lebens alles mit

32 Also in ihm, in Krishna.

33 Die beiden anderen Götter sind Brahma, der alles erschafft, und Shiva, der alles zerstört und damit wieder in seinen unerschaffenen und damit ursprünglichen Zustand zurückführt.

allem verbunden ist. Das gilt gleichermaßen für den Mikrokosmos unseres Körpers wie auch den inneren Zusammenhang und Zusammenhalt all dessen, was erschaffen wurde. Krishna steht also symbolisch für eben dieses »große Netz«, das sich durch Raum und Zeit spannt. In diesem yogischen Bild ist alles, was ist, auf eine für unseren menschlichen Verstand schier unfassbare Weise auf allen Ebenen in horizontaler und vertikaler Weise miteinander vernetzt und somit integriert. Yoga ist so verstanden der Weg und der Ausdruck von Integration.
Krishna sagt: »Wer frei ist von Ichhaftigkeit, von ›ich‹ und ›mein‹, Freundschaft und Mitleid mit allen Wesen hat und keinem lebendigen Geschöpf mit Hass begegnet, wer von ruhigem Gleichmut erfüllt ist gegenüber Freud und Leid, wer geduldig ist und vergibt, wer wunschlos zufrieden ist und sich ständig selbst beherrscht, wer den festen, unerschütterlichen Willen und die Entschlossenheit des Yogin hat und solche Liebe und Verehrung, dass er sein ganzes Gemüt an Mich hingibt, der ist Mir lieb« (Bhg XII,13 f.; zitiert nach Sri Aurobindo). Er beschreibt damit den Menschen, der seine spezifischen Begierden und Abneigungen, seine Unsicherheit und Angst – und damit im Grunde seine Persönlichkeit, sein Ego – hinter sich lässt. Krishna beschreibt einen Menschen, der bereit und gewillt ist, sich ganz auf die Welt, das Leben und die Liebe einzulassen und sich der allumfassenden, integrierenden Kraft des Göttlichen, das Krishna hier verkörpert, hinzugeben.

Integration und Erfüllung

Hingabe ist Integration – und Erfüllung. Sicherlich kennen Sie alle das Gefühl von Erfüllung, wenn Ihnen etwas richtig gut gelungen ist und sie eine Aufgabe, eine Herausforderung oder eine Arbeit mit einem tiefen Gefühl der

Befriedigung abschließen. Gerne wird das auch bildlich ausgedrückt mit »da war ich richtig im Fluss«. »Im Fluss sein« – ein Inbegriff von Hin-Gabe, sich einer tragenden Kraft, hier der des Wassers, überlassen, dem Strom folgend, nicht widerständig, sondern akzeptierend sein, nicht »dicht« machen, sondern durchlässig werden. Sicherlich fallen Ihnen noch viele passende und für Sie stimmige Beschreibungen und Bilder zum Im-Fluss-Sein ein. Vielleicht bemerken Sie, wenn Sie während dieser Visualisierung Ihre Aufmerksamkeit auf Ihre Befindlichkeit richten, dabei auch, wie sich Ihre Stimmung und Ihr Körperempfinden ändern, wie Ihre inneren somatischen Empfindungsspeicher sofort mit Ihnen in einen Austausch treten und Rückmeldung geben.
Diese Art des Erlebens beschreibt die *Positive Psychologie* als »Flow-Erlebnis« (Mihály Csíkszentmihályi[34]), die *Erlebnispädagogik* als »schöpferische Leidenschaft« (Kurt Hahn) und die *Montessori-Pädagogik* als »Polarisation der Aufmerksamkeit« (Maria Montessori).
Die Zusammenschau aller drei Konzepte zeigt gemeinsame Prinzipien. Alle beschreiben diesen Moment des tiefen Einsseins mit:

- Offensein
- keine übergeordneten Ziele haben
- keine festgelegten Wege gehen
- sich von der Aufgabe oder dem Thema tragen lassen
- sich von dem, was wir gerade tun, ganz ergreifen lassen
- sich dem Gefühl der Freude hingeben
- für andere da sein und ihnen helfen
- sich in der Ausrichtung der Aufmerksamkeit die freie Wahl nehmen

34 Mihály Csíkszentmihályi begründete 1998 zusammen mit Martin Seligman die *Positive Psychologie.*

- bezüglich der Dauer der Ausrichtung selbstbestimmt sein; darin verweilen, bis das innere Bedürfnis darin gestillt ist

Hüther und Ballreich beschreiben das Geheimnis des Glücksgefühls in diesen Momenten mit: »Ich habe ein Ziel. Und ich kann dieses Ziel erreichen, wenn ich mich sehr stark einsetze. Das erzeugt ein Glücksgefühl und Selbstvertrauen« (vgl. Ballreich/Hüther 2009). Wir sagen uns dann: »Ich traue mir zu, diese Herausforderung zu meistern – Meister/Meisterin zu werden in der Kompetenz, genau solch eine Aufgabe oder Situation auf meine Weise bewältigen zu können.« Das erzeugt den weiter oben beschriebenen produktiven Stress (Eustress). Das Durchlässigwerden unseres Egozustandes über Ausrichtung, Achtsamkeit, leidenschaftliches und beharrliches Üben hat jedoch nichts mit dem Aufgeben der eigenen Identität zu tun. »Man muss wissen, wo man herkommt, wo man hingehört«, schreibt der Mediziner Tobias Esch in seinem Buch *Neurobiologie des Glücks* (2012:85). Eine eigene Identität, eine innere Heimat zu haben, wirkt sich positiv auf unser Empfinden von Kohärenz (Stimmigkeit) und auf unser Potenzial für Resilienz (innere Stärke entwickeln, Widerstandskraft, Spannkraft, Elastizität, siehe auch Kapitel 5 Abschnitte *Erzählungen der Innen- und Außenwelt* sowie *Veränderungen, Krisen, Übergänge »meistern« und innere Stärke entwickeln*) aus.

Resilienz entfalten und stärken

Die natürliche und selbstverständliche Erfahrung unserer eigenen Identität erlaubt uns, in Resonanz, also in Wechselbeziehung, Kontakt, Austausch, Auseinandersetzung und (Weiter-)Entwicklung mit unserer Umgebung und der Gesellschaft, in der wir leben, zu gehen. Es bedeutet, immer wieder die Balance zwischen Verbindung und Autonomie, Individualität und Gemeinschaft zu suchen (und zu finden). Resonanz spricht viele tiefe Prozesse unseres Gehirns an: die Fähigkeit, sich im anderen zu spiegeln und mit dem anderen mitzuschwingen (Empathie); die Fähigkeit, sich verbunden und getragen zu fühlen und darin Kooperation und Gemeinschaft zu gestalten, soziale Netzwerke zu bilden und sich darin einen eigenen Wirkungsort zu schaffen. Um uns hinzugeben, brauchen wir gleichzeitig das Uns-verbunden-Fühlen im Hier und Jetzt, im Augenblick; nicht nur mit uns selbst, sondern mit anderen Menschen und unserer gesamten Umgebung.

Unser Gehirn ist ein Teamworker. So, wie wir uns im Lernen und Heranwachsen nur im sozialen Kontakt sowie in emotionaler und mentaler Resonanz entwickeln können, so braucht auch das innere Empfinden ein Gegenüber – den anderen, um Aufgaben zu lösen, Herausforderungen zu bewältigen, zu helfen, für etwas oder jemanden zu sorgen und mitfühlen zu wollen. Daraus können wir schließen, dass *Flow* ebenfalls Inter-esse braucht, den Kontakt zum Außen, mit dem wir uns nach-denkend und nachspürend *in Beziehung setzen* können.

Gemeinschaft erfahren

Dies meint ebenfalls das, was zeitweise Großgruppen oder ganze Regionen und Nationen zu Verschmelzungs- und Einheitserlebnissen bringt. Denken wir an die Fankurven im Fußballstadion oder das kollektive Mitfiebern bei Fußballmeisterschaften, Olympiaden, aber auch großangelegte Gemeinschaftshilfsaktionen bei Katastrophen wie Jahrhundertfluten und großen Stürmen, oder weltweite Gedenkfeiern, wenn eine berühmte Persönlichkeit wie zum Beispiel Nelson Mandela beerdigt wird. In solchen Augenblicken *erleben* wir *Gemeinschaft* und spüren uns als

Teil eines allumfassenden, hochkomplexen, wundersamen und geheimnisvollen Netzes, das alles Leben auf der Erde in sich einwebt und nach seinen eigenen Gesetzmäßigkeiten funktioniert. Esch diskutiert Momente von starkem Gemeinschaftsgefühl in Verbindung mit der Aktivierung unseres inneren Zugehörigkeits- und Beziehungssystems. Gemeinschaftserlebnisse wie beispielsweise Fangesänge im Fußballstadion heben den kollektiven Oxytocin- und wahrscheinlich auch den Morphiumspiegel, so seine These. Und dies bewirkt im kollektiven Erleben ein Gefühl gemeinschaftlicher Stärke, was durch die Verbindung mit Vorfreude, bei der die Bildung von Dopamin beteiligt ist, noch stabilisierender wirkt. Ähnliches beobachten wir in politischen Wahlkämpfen und Bewegungen, aber auch in viel privateren, leiseren und dennoch kollektiv sehr verbindend wirkenden Situationen, wie beispielsweise beim sonntäglichen Tatort, wo mancherorts zur Sendezeit die Straßen wie leer gefegt erscheinen.
Gute Chancen, in den Flow zu kommen, haben wir also dann, wenn wir einen positiven Antrieb für die von uns gewählte Ausrichtung finden, wenn wir unsere Phantasie, Neugier, Leidenschaft und Lust wecken für das, worauf wir uns aus freien Stücken ausrichten wollen, und eine positive Erwartung entwickeln, dass wir es schaffen werden (vgl. Esch 2012:88). Das gelingt uns, abschließend zusammengefasst, dann, wenn wir das Gefühl haben, die Aufgabe handhaben zu können (manageability), wenn sie sich ganzheitlich und insgesamt stimmig anfühlt (comprehensibility) und – ganz entscheidend – wenn sie für uns bedeutsam ist (meaningfulness).
Kommen wir noch einmal zurück auf den Ausgangspunkt dieses Abschnittes: der Integration als Resultat von Hingabe. Dieser Gedanke verdichtet sich für uns zu der These: Ein achtsames Gehirn braucht Integration, und Integrati-

on ist ohne Achtsamkeit nicht möglich. Wir finden in der Yoga-Philosophie und auch in den modernen Neurowissenschaften eine Reihe von praktischen Vorschlägen, um zunehmend kohärente (stimmige) mentale Zustände in unserem Gehirn zu etablieren. (Praktische Übungsschritte dafür finden Sie im Kapitel 4.) Sie alle haben eins gemeinsam: die Einladung an uns, sich einzustimmen auf eine innere Haltung, die liebend akzeptierend, wertschätzend, respektvoll ist und Fehler tolerieren kann (Fehlerfreundlichkeit), mit unserer Umwelt in Verbindung zu gehen, uns sozial zu vernetzen und etwas Gemeinsames zu schaffen.

In der Vielfalt ist nichts richtig und falsch; alles IST!

Alles hat seinen Platz in diesem Netz!

Was genau dieser Platz ist, können wir zwar ein Leben lang erkunden, aber nicht schlussendlich definieren.

4 Der Yoga-Weg II – wie Yoga wirkt

Die einzelnen Übungsschritte

»Der Übungsweg des Yoga reinigt den Geist und schenkt Unterscheidungsfähigkeit zwischen Schein und Wirklichkeit.«

(R. Sriram, in einem Kommentar zu YS II,28)

Wieder im Körper ankommen

Unsere Beziehung zu unserem Körper ist in vieler Hinsicht ähnlich wie die, die wir im ersten Kapitel zu unserem Mind beschrieben haben. Solange er nicht geschult ist, lassen wir unseren Geist (mit uns) machen, was er will. Und unseren Körper haben wir einfach dabei. Er ist zwar unser Haus, wird aber nicht wirklich von uns bewohnt. In vieler Hinsicht hat es den Anschein, als hätten wir uns noch gar nicht bewusst verkörpert.

Unser Körper ist uns oft erschreckend fremd. Wir wissen so gut wie nichts über ihn und hoffen einfach, dass er immer reibungslos wie eine Maschine funktionieren möge. Tut er das nicht mehr, spüren wir ihn plötzlich: Wir merken, wie angespannt er ist oder wie er sich mit Schmerzen ins Bewusstsein bringt. Wenn Massagen oder Pillen nicht mehr helfen, drängt sich vielen von uns die Einsicht auf, dass wir selbst etwas tun müssen, um uns körperlich wieder zu regenerieren. Die einen unter uns gehen ins Sportstudio, viele andere finden zum Yoga.

Sofern wir nicht in einem Yoga-Kurs landen, der sehr

fitnessorientiert ist, beginnt für uns eine spannende Reise in die unbekannte Welt unserer eigenen Körperinnenwelten. In einem guten Yoga-Unterricht werden wir eingeladen, wieder mit uns in Kontakt zu kommen. Wir lernen, uns selbst spürend zu erkunden und immer genauer wahrzunehmen, und stellen dabei in der Regel fest, wie wenig wir uns kennen und wie unbewusst unsere Haltungs- und Bewegungsmuster sind.

Jede Minute des Tages und der Nacht verbringt unser Körper in bestimmten Haltungen, die das ausdrücken, was wir gerade tun: Wir liegen, wenn wir schlafen; wir sitzen, wenn wir essen, Büroarbeit machen, meditieren oder Auto fahren; wir stehen, wenn wir uns die Zähne putzen, kochen oder in einer Schlange warten. Die meisten dieser Haltungen nehmen wir in keiner Weise bewusst zur Kenntnis, denn wir sind ja gerade mit etwas ganz anderem beschäftigt: dem Schlafen, dem Essen, den E-Mails, dem Verkehr, dem Zähneputzen oder dem Aufschichten und Einräumen unserer Waren an der Kasse des Supermarktes. Und wir wissen auch nicht, wie wir vor langer Zeit gelernt haben, uns zu bewegen: uns aufzurichten, zu sitzen, zu laufen und zu rennen, etwas zu tragen, Auto zu fahren usw. Alle diese Haltungs- und Bewegungsmuster haben wir unbewusst durch Nachahmen, Ausprobieren und vielfaches Wiederholen eingeübt. Wir haben sie immer weiter verfeinert, bis sie so an die Erfordernisse unserer Tätigkeiten angepasst waren, dass sie in die tieferen Schichten unseres Gedächtnisses (in unser implizites Wissensrepertoire) absinken konnten. Ab diesem Zeitpunkt begannen wir, *diese Muster* immer mehr zu verkörpern. Das ist auch praktisch, denn es bewirkt, dass sie immer wieder vollautomatisch reproduziert werden können, ohne dass unser Gehirn dabei auch nur für einen Moment bewusst sein müsste. Und es ist natürlich besonders dann äußerst

sinnvoll, wenn eine Tätigkeit aus lebenserhaltenden Gründen unsere gesamte Aufmerksamkeit erfordert, wie vor Urzeiten die Jagd und heute – zum Beispiel – das Autofahren. Kurz gesagt: Das meiste unseres Bewegungsrepertoires ist uns so selbstverständlich geworden, als wären wir »auf Autopilot« geschaltet.
In diesem »Autopilot-Modus« brauchen wir unser Gehirn nicht mehr, denn es führt dazu, dass wir auf die immer gleichen neuronalen Verschaltungen zurückgreifen, die wir »wie im Schlaf« beherrschen, Das führt dazu, dass unser Gehirn so oft in den Haltungen und während der Bewegungen »abgeschaltet« – also unbewusst – bleibt, dass es den Bezug zu dem Körper, der es durch das Leben trägt, mehr und mehr verliert. Das klassische Beispiel ist der in modernen Zeiten häufig beschworene Konflikt zwischen Kopf (Verstand) und Bauch (Körper), womit die Frage aufgeworfen ist, wer hier wen beherrschen darf. Etliche Zivilisationserkrankungen, wie zum Beispiel Burnout, sind ein Zeichen dafür, dass Verstand und Körper ihren Dialog eingestellt haben. Der Körper, der schon lange nicht mehr kann, wird von der Willenskraft weiter angetrieben – bis zur völligen Erschöpfung aller Reserven, bis »die Batterien vollkommen leer sind«. Forschungen zu Burnout und Stress konnten außerdem eindrucksvoll belegen, dass der Verlust unserer Körpererfahrung eines der wesentlichen Leitsymptome dafür ist, wenn der Stress beginnt, uns krank zu machen.
Viele unserer Teilnehmerinnen berichten, dass sie am Ende eines aufreibenden Berufstages ihren Körper überhaupt nur noch dort spüren, wo er schmerzt, also dort, wo er massiv gegen die Behandlung aufbegehrt, die ihm den ganzen Tag über zuteilgeworden ist, weil er – in den meisten Fällen – gezwungen wurde, über Stunden hinweg weitgehend regungslos im Sitz zu verharren. Dazu kommt noch,

dass die Konzentration auf alles, was in der Außenwelt passiert – auch beim intensiven Sehen oder Hören oder bei Handarbeiten (Montagen), die einen sehr hohen Grad an Feinmotorik fordern – unser Atem blockiert wird, und zwar genau so lange, wie unsere Konzentration anhält. Wenn wir Stunde um Stunde die Konzentration auf einen Arbeitsprozess halten müssen, verlernt unser Körper seine natürlichen tiefen und raumgreifenden Atemmuster und erschafft neue Muster, die es ihm ermöglichen, mit möglichst wenig Atemvolumen zu überleben.
Diese Erstarrung im Gewohnten wird erst dann durchbrochen, wenn etwas Neues und Ungewohntes passiert. Das ist immer dann der Fall, wenn wir – zum Beispiel aufgrund einer Erkrankung oder Verletzung – unsere alten Haltungs- und Bewegungsmuster nicht mehr anwenden können, oder dann, wenn wir uns entschließen (oder gezwungen werden), etwas Neues zu lernen.

Asana – dem Körper wieder nahekommen

Wenn wir uns entschließen, einen Yoga-Kurs zu besuchen, werden wir dort ab der ersten Stunde lernen, die Beziehung mit uns selbst wieder aufzubauen und sie allmählich immer mehr zu stärken. Und wir werden eingeladen, neue, uns ungewohnte Haltungen einzuüben, die viele unserer Haltungs-und Bewegungsroutinen durchbrechen werden. Oder man lässt uns Elemente aus dem täglichen Bewegungsrepertoire wie Vorbeugen, Rückbeugen, Drehungen so lange halten, dass unser Gehirn sich ganz interessiert wieder »anschaltet«. Das passiert auch immer dann, wenn unsere Yoga-Lehrer es schaffen, uns aus unserer Komfortzone herauszulocken.
Unser Gehirn kommt – im wahrsten Sinne des Wortes – wieder zu Bewusstsein, wenn *neue* Empfindungen aus un-

serem Körper in die Wahrnehmung aufsteigen. Gleichzeitig aber ist Körperempfindung etwas, was natürlich in uns vorgebahnt ist und womit wir jede neue und/oder erweiterte Erfahrung verknüpfen können. Normalerweise pflegen wir in einem solchen Fall zu sagen: »Diese Haltung/Bewegung/Atemweise/ ... erinnert mich an ...« Damit wird eine Verbindung zwischen dem Neuen und dem bereits Gelernten und Integrierten geknüpft, die dazu führt, dass wir bereit sind, es zu integrieren. Wäre uns das, was wir im Yoga üben, zu vertraut, würde das Gehirn weiter »bewusstlos« bleiben; wäre es zu unvertraut, könnte das Gehirn es nicht einordnen. In einem solchen Fall – wenn zum Beispiel ein Asana zu ungewöhnlich, zu schwierig, zu kompliziert ist – verliert unser Mind schnell das Interesse, indem er sich sagt: »Das werde ich sowieso nicht können!« oder: »Wozu soll eine solche Verrenkung gut sein?« oder Ähnliches.

Neue und erweiterte Körpererfahrungen durch Asanas

Ein Großteil der Asanas, die am Anfang einer Yoga-Praxis eingeübt werden, tragen symbolische Namen, wie zum Beispiel eine einbeinige Stehhaltung mit erhobenem Arm, die »Baum« genannt wird. Sobald wir diese Bezeichnung hören, sind wir eingeladen, mittels dieser Körperhaltung zum Baum zu werden. Die Haltung ist zwar neu und wahrscheinlich auch ungewohnt, aber dadurch, dass wir alle ja Erfahrungen mit Bäumen haben und wissen, dass sie Wurzeln, einen Stamm, Äste, Zweige, Blätter oder Nadeln, Blüten und Früchte haben, können wir Teile unseres Körpers willentlich z.B. zum Wurzelwerk oder zum Stamm werden lassen. Dann beginnen wir, den Baum von innen heraus zu erfahren, was bedeutet, dass unser Bewusstsein und unsere Körperwahrnehmung nun einen bewussten Zugang zu Begriffen wie etwa »Verwurzelung«

bekommen werden. Wir fühlen ja, wenn wir so auf nur einem Bein stehen, ob wir in der Lage sind, uns über den Fuß des Standbeins zu verwurzeln. Wenn es gelingt, entsteht Stabilität, die sich im ganzen Stamm fortsetzt und die es meinem »Körper-Baum« erlauben wird, seine Äste (die Arme) weit in den Himmel zu strecken und insgesamt kraftvoll in den Himmelsraum hineinzuwachsen. Sind wir nicht verwurzelt, werden wir schwanken, umfallen oder das Gleichgewicht nur durch Anspannung zu halten vermögen.

Im Laufe der ersten Jahre der Yoga-Körperpraxis werden wir lernen, Berg, Baum, Lotusblume, Katze, Hund, Kamel, Kobra, Heuschrecke, Fisch und Adler zu werden, sodass wir uns immer wieder in einem anderen (symbolischen) Gewand verkörpern werden und viele neue Erfahrungen machen können, die uns dabei unterstützen, unser Körperbild zu erweitern. Dabei ist uns fast keines dieser Haltungs- und Energiemuster tatsächlich fremd, denn wir haben die meisten von ihnen in unserer frühkindlichen Entwicklung oft geübt. Jeder Säugling richtet sich eines Tages, einer Schlange gleich, auf, um die Welt um sich herum zu erkunden. Jedes Kleinkind ist wie eine Katze gekrabbelt und hat – beim Versuch, auf die Beine zu kommen – unendlich oft die Haltung gemacht, die einem nach unten schauenden Hund ähnelt.

So könnten wir sagen, dass wir mit unserer Übungspraxis immer wieder anknüpfen an etwas, das uns vor langer Zeit vertraut war. Und sie gelingt uns auch am besten und macht uns am meisten Freude, wenn wir es schaffen, uns den Yoga-Asanas möglichst spielerisch zu nähern. Denn dann werden wir gelöst sein und neugierig, und sogar freudig all das entdecken, was uns möglich ist. Wenn dagegen ein Lehrer Druck ausübt, oder wenn wir beginnen, miteinander zu konkurrieren, dann gelingt nicht mehr so

viel. Frust kommt auf, und die alte Entfremdung zwischen Kopf und Körper scheint wieder auf. Das ist im Übrigen oft der Moment, in dem wir Gefahr laufen, uns während der Yoga-Übungspraxis zu verletzen!
Das geschieht auch, wenn wir zu schnell üben. Viele der modernen Übungssysteme, in denen ein Asana nach dem nächsten geübt wird (Vinyasa Flow, Power-Yoga), sind sogar so schnell, dass es kaum noch möglich ist, sich in die Haltungen einzufinden. Das bedeutet, dass man sie irgendwie macht und sich selbst – wie so oft im Alltag – ständig hinterhereilt. Was wir jedoch brauchen, um uns in neuen Haltungen und Bewegungen zu entdecken, ist Zeit. Zeit zum Üben *und* Zeit zum Nachspüren.
Jede gute Asana-Praxis sollte uns einladen, im Üben authentisch zu werden, das heißt, unsere ganz eigenen günstigen und förderlichen Haltungs- und Bewegungsmuster zu erschaffen. Wenn wir sie gefunden haben und uns in ihnen »eingelebt« haben, dann kann unsere Lebensenergie – im Yoga *Prana* genannt – wieder in Fluss kommen. Und damit beginnt der Prozess unserer »Wieder-Verkörperung«, des Annehmens des eigenen Seins, und damit der Selbstfindung, die ja ein wesentliches Ziel jeder Yoga-Praxis ist.

Erweiterung der Propriozeption in der Asana-Praxis

Idealerweise werden Asanas langsam geübt und/oder lange gehalten, damit wir uns intensiv und umfassend in uns selbst einspüren können. Besonders dann, wenn unsere Yoga-Lehrerin / unser Yoga-Lehrer uns dazu anleitet, werden wir immer wieder eingeladen, ganz genau zu erspüren, was beim Einnehmen, Halten und Verlassen einer Haltung mit uns geschieht. Dabei können die Fragen des Lehrers uns eine Reihe von spannenden Wahrnehmungsfeldern eröffnen, zum Beispiel:

- werden wir etwas über unsere Muskulatur lernen, wenn wir der Frage nachgehen, in welchem Maße wir sie als angespannt oder gelöst erfahren: Wie viel Anspannung ist erforderlich, um ein Asana zu halten? Wo können wir noch ein wenig loslassen?
- werden wir etwas über die Ausrichtung unserer Gelenke lernen, wenn wir der Frage nachgehen, wie sie zueinander ausgerichtet sind: Stehen sie entlang ihrer Kraftachsen (im Alignment)? Entziehen sich Gelenke dieser Ausrichtung und brauchen so besondere Achtsamkeit? Haben unsere Gelenke »Spiel« und sind durchlässig, oder sind sie eher am Anschlag und dadurch blockiert?
- werden wir etwas über unsere Organe lernen, wenn wir der Frage nachgehen, wie es ihnen während einer Bewegung oder in einer Haltung in uns ergeht: Erlaubt uns die Haltung, weit und frei im Herzraum zu sein? Engt sie unseren Bauchraum bewusst ein, um unsere Verdauung anzuregen? Erschafft sie Dehnung, um den Lungen neue Atemräume zu eröffnen?
- werden wir etwas über unseren Atem lernen, wenn wir der Frage nachgehen, in welchem Maße er in einer Haltung fließen kann. Oder wir lernen, Atem und Bewegung zu verbinden, sodass sie sich gegenseitig unterstützen können: Was stärkt und vertieft unseren Atem? Was behindert ihn? Was bringt ihn ins Stocken?
- und werden wir sogar etwas über unser Nervensystem lernen, wenn wir der Frage nachgehen, wie sich eine Bewegung oder Haltung auf unsere Energie auswirkt: Regt das, was wir tun, uns an? Oder beruhigt es uns eher? Schauen wir wacher und bewusster ins Leben, oder ziehen wir uns eher in uns zurück? Ist das, was wir tun, stimmungsaufhellend oder eher etwas dämpfend?

Wenn wir lernen, uns achtsam und aufmerksam in unserer Asana-Praxis zu begleiten, dann werden wir sehr schnell merken, dass Asanas vor allem intensiv auf unser vegetatives Nervensystem wirken, sodass die Wirkungen auf den Atem, die Organe und sogar auch auf die Muskeln und Gelenke dem eher nachgeordnet sind.
Asana-Praxis ist folglich immer eine Regulation und Modulation unseres aktuellen nervlichen Zustands!

Einige interessante Fakten zum Verhältnis von Asana und unserem vegetativen Nervensystem

Damit eine solche Regulation und Modulation möglich wird, ist es äußerst hilfreich, wenn wir die Wirkweisen unseres Vegetativums im alltäglichen Kontext betrachten. Je besser wir es verstehen, desto besser können wir damit arbeiten. Robins weist in seinem bahnbrechenden »Handbook for Yogasana Teachers« jedoch ausdrücklich darauf hin, dass »der psychologische Raum, der für die Schüler am Beginn ihrer Yoga-Praxis durch einen Mangel an Bewusstheit gekennzeichnet ist, *alle* autonomen Regulierungen des Körpers und des Mind einbezieht« (Robin 2009:190; Hervorhebung d. Verf.). Das heißt, dass wir, wenn wir mit dem Yoga beginnen, so gut wie gar nichts darüber wissen, wie wir die Aktivitäten unseres Nervensystems ausgleichen können. Wir sind uns selbst unbekannt. Deswegen werden zunehmend Forderungen lauter, dass sich Yoga-Lehrerinnen und -Lehrer in dieser Hinsicht fortbilden und es sich zur Aufgabe machen, ihren Teilnehmern wenigstens das notwendigste Basiswissen über die Zusammenhänge einer solchen Regulation zu vermitteln. Es sind im Grunde genommen nur einige wichtige Fakten, die wir verstehen sollten, um (wieder) selbst Regie am Mischpult unserer Gefühle zu führen.

Unterwegs in einem Auto mit eingeschränkter Bremsfunktion

Man könnte sagen, dass in der heutigen Zeit, die gekennzeichnet ist von Eile, Leistungs- und Erwartungsdruck – also von Stress – der Sympathikus daueraktiviert ist. Er reagiert schnell und intensiv auf alles, was wir – sei es nun bewusst oder unbewusst – als bedrohlich, gefährlich oder angsteinflößend empfinden. Unser vegetatives Nervensystem ist von der Evolution so gestaltet, dass es auf jeden Stress erzeugenden Reiz eine sofortige Antwort gibt, indem es unseren Körper fit macht für Flucht oder Kampf. Es kommt zur sogenannten Stress-Kaskade. Sie geschieht sehr schnell und automatisiert, also weitgehend unbewusst. Außerdem schießen die Stressreize hochgradig gebündelt in das sympathische System ein, was bedeutet, dass es außerstande ist, nur ein bisschen Stressreaktion zu zeigen, denn der Sympathikus funktioniert nach dem Alles-oder-nichts-Prinzip (Robin 2009). Das heißt, dass, wenn uns etwas Stress macht, immer unser gesamter Organismus mit voller Wucht darauf reagiert. Da das sympathische System sich selbst nicht modulieren kann, sondern gewissermaßen nur das Prinzip »Vollgas« kennt, müssen wir verstehen lernen, wie wir die Kräfte in uns aktivieren können – und auch aktivieren sollten –, die dem entgegenzuwirken vermögen.

Denn heutzutage ist der Stressor nicht mehr das gefährliche Raubtier, vor dem wir fliehen oder gegen das wir kämpfen können. In einem solchen Fall wäre es absehbar, dass der Stress nach unserer angemessenen Reaktion kurz- bis mittelfristig vorüber wäre und der Organismus sich wieder beruhigen könnte. Die Stressoren jedoch, mit denen wir uns heute in der Regel auseinandersetzen müssen, sind Faktoren wie ständiger Termindruck, Leistungskontrollen, der Zwang zu Multitasking oder zunehmend auch

Mobbing; alles Zustände, die nicht nur kurz andauern, sondern sehr oft lange – viel zu lange! – anhalten.
Dadurch entsteht ein Leben, in dem die Gegenspieler des Sympathikus, die wie eine Bremse funktionieren, viel zu selten dazukommen, unser Nervensystem mal wieder herunterzuschalten oder seinen Ruhemodus zu ermöglichen. Gesteuert vom Sympathikus leben wir, als würden wir dauernd den Fuß auf dem Gaspedal haben. Die Bremse, der Parasympathikus, bekommt in stressigen Zeiten kaum noch »einen Fuß in die Tür«. Das bedeutet, dass wir gewissermaßen mit deaktivierter Bremse unterwegs sind. Das ist möglich, da »der Sympathikus in dem Sinne dominant ist, weil er auch ohne parasympathischen Ausgleich zu funktionieren vermag« (Robin 2009:178). Das klingt wie ein Auto mit Gaspedal, aber mit eingeschränkter Bremsfunktion. Gefährlich für das Auto und auch für seinen Fahrer, nicht wahr?

Die vegetative Bremse installieren

Ausgerechnet die Tatsache, dass unser Sympathikus nicht anders kann, als auf einen Stressreiz eine gebündelte Antwort *aller* angeschlossenen Körperfunktionen folgen zu lassen, eröffnet uns die Möglichkeit, eine zuverlässige und wirksame Bremse zu installieren. Es bedeutet nämlich: Wenn es uns gelingt, wenigstens *eine* Körperfunktion aus der sympathischen Kontrolle herauszulösen und wieder unter den ausgleichenden Einfluss des Parasympathikus zu bringen, dann werden alle anderen – oder doch wenigstens die meisten – sympathischen Reaktionen diesem Impuls folgen. Und das heißt konkret: Wenn wir Bewegungsabfolgen (z. B. ruhige Sonnengrüße) oder Asanas finden, die uns spürbar wieder zu uns selbst bringen, wie etwa die Kindhaltung *(yoga mudra)*, eine der vielen Vorbeugen (z. B. *uttanasana*, die Vorbeuge im Stand) oder der gestützte Schulterstand *(salambha sarvangasana)*, dann wird durch sie der Parasympathikus wieder aktiviert. Er beginnt nun, die sympathischen Reaktionen abzuschwächen und führt unseren Körper wieder zurück in sein Gleichgewicht, die Homöostase. Der parasympathische Ast des vegetativen Nervensystems ist zwar recht langsam in seinen Reaktionen, aber er leitet nun doch zuverlässig die erhoffte Entspannungsantwort (relaxation response) unseres Nervensystems ein. Nun können sich die Gewebe unseres Körpers endlich vom Stress erholen. Unser Immunsystem wird wieder aktiviert, wir können wieder durchatmen und kommen wieder in Kontakt zu unserem Körper und seinen Empfindungen und Gefühlen.

Wirkungen von Asanas auf das vegetative Nervensystem

Die meisten von uns haben schon die Erfahrung gemacht, dass manche Haltungen und Tätigkeiten anregend, andere dagegen beruhigend auf uns wirken. Das hat zum einen natürlich etwas damit zu tun, wie und in welchem Maße sie sich auf den Blutfluss, den Blutdruck und ursächlich vor allem auf unsere Atmung auswirken. Das würde aber noch nicht erklären, warum unterschiedliche Yoga-Asanas in uns unterschiedliche Stimmungen hervorrufen können und sogar in der Lage sind, unsere Gestimmtheit nachhaltig zu verändern.

Die Tatsache, dass eine Asana-Praxis es uns erlaubt, unsere Stimmungen zu regulieren und zu modulieren, hängt vielmehr damit zusammen, dass wir mit ihr entweder mehr den aktivierenden oder den beruhigenden Ast unseres vegetativen Nervensystems ansprechen.

Besonders im Hatha-Yoga ist das schon lange bekannt und wird ganz bewusst eingesetzt. Offenkundig hatten die Yoga-Meister durch genaue Beobachtung ihrer selbst und

ihrer Schüler feststellen können, dass alle Asanas, die unsere Ausatmung fördern, beruhigend auf uns wirken. Dazu gehören alle Vorbeugen, viele geschlossene Haltungen, in denen wir unser Gesicht nach unten gewendet halten, und deshalb auch einige der Umkehrhaltungen.
Heute wissen wir, dass ein Üben, das unsere Ausatmung fördert, den Parasympathikus anspricht. In der Folge wird zum Beispiel unser Herzschlag verlangsamt und auf lange Sicht ruhiger und stabiler, und unser Blutdruck stabilisiert sich. Unsere Verdauung verbessert sich. Unsere Muskulatur kann zurückfinden zur sogenannten Wohlspannung, dem *Eutonus,* wodurch Nacken-, Schulter- und Rückenschmerzen nachhaltig aufgelöst werden können.
Wenn wir uns müde und ausgelaugt fühlen, dann helfen uns Asanas, die die Ausatmung betonen, uns wieder zu regenerieren. Wenn das Umfeld es zulässt, können wir ausatmend seufzen und stöhnen, wodurch wir besonders gut Spannungen in den Geweben lösen können.
Die Bewegungen und Haltungen des Yoga vermögen aber noch viel mehr: Wenn wir achtsam üben und lernen, unsere Kräfte gut einzusetzen, dann sind sie in der Lage, die Integration der Körpersysteme zu fördern und unsere Stimmung zu heben.

Bewegung bewirkt Wunder

Neuere Forschungen zeigen deutlich, dass achtsam ausgeführte Körperbewegung die Konnektivität fördert, also die Beziehungsfähigkeit der einzelnen Körpersysteme untereinander. Über diese Koppelung werden bereits sehr früh in unserem Leben entscheidende Ressourcen angelegt. Als wir noch kleine Kinder waren, hat es uns nämlich sehr viel Spaß gemacht, zu lernen, unseren Körper zu bewegen. Aus diesem Grund ist es möglich, später, wenn wir erwachsen sind, diese frühe Ressource wieder anzuzapfen.

Wenn wir wieder mit uns selbst und unserem Körper in Kontakt gebracht werden, erleben wir aufs Neue dieses Gefühl von Lust und Begeisterung über uns selbst. Bewegung lädt uns ein, »Selbstwahrnehmungsfähigkeit, Selbstwirksamkeit, Handlungsplanung, Impulskontrolle, Introspektion zu lernen« (Hüther, in: *Brainwash*). Achtsame Bewegung bewirkt, dass Körper und Bewusstsein wieder in den Dialog treten. Dieser Dialog war natürlich nie wirklich völlig unterbrochen, aber er hatte sich auf den Austausch der nötigsten Informationen reduziert, die zum Überleben notwendig waren. Jetzt dagegen kann wieder Kommunikation auf vielen unterschiedlichen Ebenen entstehen. Die verschiedenen Körpersysteme reden endlich wieder offen und spürbar miteinander, so offen und so spürbar, dass wir es nun endlich mitkriegen und ihre Kommunikation achtsam begleiten können.

Körperhaltung und Gestimmtheit

Durch diese Achtsamkeit wird es uns möglich zu verstehen, welche Haltungen uns in welche Stimmungen versetzen. Oder wir bemerken, in welcher Situation es hilfreich ist, still und reglos zu werden, und in welcher wir uns lieber bewegen sollten. So haben Psychologen und Hirnforscher zum Beispiel herausgefunden, dass jemand, der immer zusammengesunken dasitzt, große Mühe hat, anspruchsvollere, herausfordernde oder gar knifflige Aufgaben zu lösen. Die eingesunkene Körperhaltung führt dazu, dass diese Menschen Zusammenhänge nicht gut zu erkennen vermögen, schnell die Lust verlieren und dann mutlos werden und aufgeben. Haben Menschen dagegen gelernt, sich entspannt aufrecht zu halten, dann gehen sie eine solche Aufgabe ganz anders an. Sie bleiben länger dran und sind nicht schon durch kleine Hindernisse aus dem Konzept zu bringen oder gar zu entmutigen. Und gerade hier setzen die Yoga-Asanas immer wieder an, wenn sie uns helfen, die Aufrichtemuskulatur unseres Rumpfs zu entspannen und zu kräftigen, die Basis unseres Körpers zu erden und uns die Weite des endlosen Raumes, der sich oberhalb unseres Kopfes ausdehnt, erfahrbar zu machen. In diesem Sinne sollte unsere Asana-Praxis so beschaffen sein, dass sie uns darin unterstützt, uns von innen heraus stabil und mühelos aufzurichten, damit dieses Haltungsmuster uns dann auch im Alltag zur Verfügung steht und wir den Herausforderungen und Anforderungen des Lebens mit Stabilität und Ruhe zu begegnen vermögen.

Bewegung unterstützt gezielt unsere Gehirnleistungen

Bewegung hat nicht nur diverse positive Auswirkungen auf die verschiedenen Körpersysteme, sondern wirkt sich auch auf unsere geistige Leistungsfähigkeit aus. Forschungen belegen, dass Kinder, Jugendliche, Erwachsene und Senioren schneller begreifen, sich Neues besser merken und Zusammenhänge besser erkennen können, wenn sie sich intensiv bewegen. Dem trägt der Yoga seit einiger Zeit zunehmend Rechnung, indem immer mehr dynamische Übungsformen wiederentdeckt werden (wie der *Asthanga-Yoga* in der Tradition von Pattabhi Jois oder der *Kundalini-Yoga* nach Yogi Bhajan) oder neu entwickelt werden (wie der *TriYogaFlow®* nach Kali Ray). Es handelt sich dabei durchgehend um Yoga-Wege, die sowohl die Dynamik wie auch die Achtsamkeit fördern, indem sie entweder Wert darauf legen, dass die Übenden in ihrem Flow immer wieder in den Haltungen einige Atemzüge (Ashtanga) oder aber sehr lange (3–15 Minuten!) in einem schnellen Bewegungsablauf verweilen (Kundalini).

Ein regelmäßiges Bewegungsprogramm wie ein Yoga-Flow oder auch schon einige Abläufe des Sonnengrußes *(surya namaskar)* bewirken zudem, »dass intensives Körpertraining auch ältere Nervenzellen veranlasste, dichtere Netzwerke zu formen, die das Gehirn schneller und effizienter arbeiten ließen«. »Jedes Mal, wenn sich ein Bizeps oder ein Quadrizeps [oder irgendein anderer Muskel im Körper, d. Verf.] anspannt oder erschlafft, sendet er chemische Stoffe aus, unter ihnen ein Protein Namens IGF-1. Es gelangt in die Blutbahn und wird vom Gehirn aufgenommen. Dort übernimmt es die Rolle eines Vorarbeiters in der körpereigenen Botenstoff-Fabrik. Es erteilt Befehle, die Produktion mehrerer chemischer Stoffe hochzufahren, darunter die einer für das Überleben und Gedeihen von Nervenzellen notwendigen Substanz, des BDNF (brain-derived neurotrophic factor). John Ratney nennt BDNF, das vom Max-Planck-Institut für Psychiatrie im bayrischen Martinsried erforscht wurde, ›Dünger für das Gehirn‹. Es liefert den Nährstoff für beinahe jegliche Aktivität, die für Denkprozesse notwendig ist. Wer regelmäßig in Bewegung ist, baut höhere Spiegel dieses nervennährenden Elixiers auf. Nervenzellen beginnen sich zu verzweigen und über neue Verbindungen miteinander zu kommunizieren. Ein solcher Prozess ist gleichsam die Basis einer jeden neuen Lernerfahrung.« (Mary Carmichael: »Dünger für's Gehirn«, in: *Stern – Gesund Leben,* 1/2009:98 f.)

Rhythmische Bewegung schenkt uns Klarheit

Der Yoga kennt nicht nur statische Asanas und ruhige Bewegungsabfolgen, sondern auch ausgesprochen rhythmische Abläufe. Der Rhythmus entsteht dadurch, dass die Bewegungen mit dem Ein- und Ausatmen synchronisiert werden, und zwar sowohl mit dem normalen Atemfluss wie zum Beispiel im Sonnengruß als auch mit einer Beschleunigung und Intensivierung der Atmung wie etwa bei der Feueratmung in Verbindung mit Körperbewegungen im Kundalini-Yoga.

Hüther weist darauf hin, dass solche rhythmischen Bewegungen – wenn sie über einen längeren Zeitraum geübt werden – dazu beitragen, das Gehirn zu entspannen. Diese Auswirkungen sind schon lange vom Lauftraining bekannt. Sie beruhen darauf, dass die starken Erregungsmuster, die sich im Verlauf eines stressigen Berufsalltags im Kortex zeigen, beruhigt und ausgeglichen werden können. Die hohen Anforderungen, die in unserer Berufswelt und Leistungsgesellschaft herrschen, bewirken, dass immer mehr Menschen unter Ängsten leiden, dass sie versagen könnten, dass ihr Arbeitsplatz nicht gesichert ist und dass sie nicht perfekt genug sind. Die sich ausbreitenden Erregungsmuster, die diese dauerhaften Ängste im Kortex zeigen, machen es unmöglich, dass sich sinnvolle handlungsleitende Erregungsmuster bilden, wie etwa das der Kohärenz, das uns befähigt, aufmerksam und konzentriert zu sein, Zusammenhänge zu erkennen, uns etwas zu merken und zu lernen (siehe Kapitel 2). »Bei Angst ist nichts zu lernen«, sagt Hüther (Vorlesung: *Brainwash,* DVD, 3. Vorlesung: Ressourcenstärkung) und bestätigt dadurch nur das, was uns unsere Lebenserfahrung schon lange gelehrt hat. Während Stress vor allem das noradrenerge System im Gehirn aktiviert, bewirkt die rhythmische Bewegung, dass stattdessen das dopaminerge und das serotonerge System genutzt werden, was dazu führt, dass unsere körpereigenen Belohnungssysteme aktiviert werden (veranlasst durch Dopamin) und sich ein entspannender Wohlfühleffekt ausbreitet (veranlasst durch Serotonin; siehe Kapitel 2). Die positiven Erfahrungen, die uns ein solches Üben auf körperlicher Ebene durch die intensive Atmung und Durchblutung, die Wärme und Lebendigkeit und auf der geistigen Ebene durch das Ruhigwerden des Geistes ermöglicht, verbinden sich mit vielfältigen Emotionen. Die wichtigsten zur Bewältigung von Stress und Angst sind jene, welche uns fühlen lassen, dass wir diese negativen Emotionen durch eigenes Handeln beherrschen lernen können. Dadurch wächst unser Selbstvertrauen in die eigenen Fähigkeiten und Ressourcen. Wir sind diesen einengenden und einschränkenden Gefühlen dann nicht mehr hilflos ausgeliefert. Diese positiven Erfahrungen, die sich mit positiven Emotionen verbinden, brennen sich tief ins Gehirn ein und erschaffen eine neue Grundüberzeugung, die zum Beispiel heißen könnte: »Meine Yoga-Praxis tut mir gut. Sie hilft mir zu entspannen und verbindet mich mit meiner Kraft.« Dadurch entstehen wieder Vertrauen und die Gewissheit, dass wir uns selbst helfen können.

Wirklich nachhaltig wirksam werden kann die Einsicht »Yoga tut gut!« jedoch nur, wenn unsere Lehrer und Lehrerinnen uns bewusst anleiten, positive Empfindungen *bewusst* zu erfahren. Da unser Gehirn ja gegenüber allem Angenehmen und Guten wie mit einem Teflonfilm reagiert (vgl. Kapitel 2), brauchen wir unbedingt einen Zeitraum und auch eine Anleitung, die uns hilft, diese Erfahrungen wirklich in uns wirken zu lassen und sie vermittels dieser Vorstellung aktiv in uns aufzunehmen und im Gehirn und Körper zu verankern. Nur dann wird sie uns in Zukunft auch zuverlässig als Ressource zur Verfügung stehen können.

Jedes Mal, wenn wir uns im Yoga-Unterricht oder während unserer eigenen Praxis darin üben, das Positive und Gute in uns zu verankern, werden Gehirn und Nervensystem nachhaltiger davon geprägt. Weil unser Gehirn durch Erfahrung lernt und geprägt wird, kann so ein dauerhaft neues Muster im Gehirn gebahnt werden, das sich mit jeder weiteren Erfahrung der positiven Wirkungen der Yoga-Praxis weiter verstärken und festigen wird. Und eines Tages brauchen wir dann nur noch unsere Yoga-Matte zu sehen und der entspannende, ressourcenstärkende Prozess setzt ein.

Bewegung aus freien Stücken

Die meisten Teilnehmerinnen und Teilnehmer, die einen Yoga-Kurs besuchen, kommen aus freien Stücken. Vielleicht hat ihnen ein Freund oder eine Freundin von den vielen guten Wirkungen vorgeschwärmt oder ein Artikel in einem Magazin hat Neugier geweckt, aber wichtig bleiben *der eigene Antrieb und die eigene Motivation,* um dauerhaft den inneren Schweinehund zu Hause auf der Couch zu lassen und sich selbst mit der Yoga-Matte noch einmal auf den Weg zu machen.

Diese Freiwilligkeit beschert den Übenden aber nicht nur mehr Muskelkraft und die Aktivierung der Neuromodulatoren, die für unser Wohlbefinden maßgeblich sind, sondern etwas, das noch viel nachhaltiger ist. Forscher (vgl. Begley 2007) haben herausgefunden, dass dieser Aspekt – der Freiwilligkeit – extrem wichtig ist, denn er bewirkt, dass neue Nervenzellen gebildet werden. Eine solche Neurogenese ließ sich vor allem bei den Versuchsteilnehmern nachweisen, die aus eigenem Antrieb aktiv wurden. Handelten sie unter Zwang und fassten die Bewegung auch entsprechend als Zwang auf, dann waren die Wirkungen kontraproduktiv.

Die Neurogenese erfasst aber – nach aktuellem Forschungsstand – nicht das gesamte Gehirn, sondern wohl ausschließlich den Gyrus dentatus am Eingang des Hippocampus. Diese Hirnregion ist zuständig für das detaillierte Erinnerungsvermögen und das Erschließen des Kontextes von Situationen zum Erinnern und damit zum Lernen. Wenn sie ständig intensiv genutzt wird, scheint die Neurogenese gerade an dieser Stelle zu bewirken, dass wir dem natürlichen Verschleiß etwas entgegensetzen. Genau *dieser* Verschleiß ist es jedoch, den wir als grundlegend für den Alterungsprozess ansehen. »Ich werde alt«, sagen wir – nicht zu Unrecht, wenn uns Namen nicht mehr einfallen

wollen und die Mühe zunimmt, Gesichter und Namen einander zuzuordnen.
Besonders günstig für die Neubildung von Nervenzellen scheinen alle Bewegungen zu sein, die eine lang anhaltende gute Sauerstoffversorgung der Muskeln bewirken, wie eben Bewegungsabläufe und Kundalini-Yoga-Übungen. Wir vermuten, dass eine solche Übungspraxis eine Zunahme des Blutvolumens auch im Gehirn bedingt, wodurch die Gewebe veranlasst werden, neue Kapillargefäße zu bilden.
Wichtig ist, dass die Bewegung regelmäßig und eben lang anhaltend (mindestens 15 Minuten) ausgeübt wird. Je früher ein Mensch mit solch einem Training beginnt, desto länger bleibt er nicht nur körperlich, sondern auch geistig fit, wie diverse Studien eindrucksvoll belegen konnten. Besonders geeignet erwiesen sich dabei alle Bewegungen, die auch noch zusätzlich deutliche Anforderungen an die Koordinationsfähigkeit der Übenden stellten. »Die körperlichen Übungen versorgen das Gehirn besser mit Glukose. Und die geistigen Übungen ermöglichen es den Gehirnzellen, diese Energiequelle besser zu nutzen«, meint Wolf Dieter Oswald, Professor für Psychogerontologie an der Universität Nürnberg-Erlangen (Carmichael 209:102).
So hat es den Anschein, dass weniger Ablagerungen (Plaques) gebildet werden, die die Alzheimer-Erkrankung auslösen können. Man vermutet sogar, dass (in bestimmtem Umfang) bestehende Plaques beseitigt werden können, wenn eine Yoga-Praxis so ausgewählt wird, dass sie hoch energetisch ist und das Gehirn mit Koordinationsübungen auf Trab hält, so wie es bei vielen Kundalini-Übungen der Fall ist, bei denen Arme und Beine überkreuz geschwungen werden, oder wenn während des Übens schnelle Ebenenwechsel (z.B. zwischen unten und oben, vorne und hinten) vollzogen werden.

Was eine gute Asana-Praxis auszeichnet

Zusammenfassend können wir sagen, dass eine Asana-Praxis folgende Qualitäten aufweisen sollte, damit sie sich nachhaltig günstig auf unseren Körper, unser Nervensystem, unser Gehirn und damit unseren Mind auswirken kann:

- Wir sollten freiwillig und mit Freude üben (bei Patañjali *tapas* genannt; YS II,1).
- Wir sollten so üben, dass wir Zeit haben, Achtsamkeit zu entfalten und uns selbst zu begegnen (bei Patañjali *svadhyaya* genannt; YS II,1).
- Wir sollten zu einer uns angemessenen Übungspraxis finden, die unsere momentan gegebenen Grenzen akzeptiert (bei Patañjali in der Übersetzung von Desikachar *ishvara pranidhana* genannt; YS II,1), jedoch so, dass wir immer wieder einmal neugierig und lustvoll unsere »Komfortzone« verlassen.
- Wir sollten uns so in den Yoga-Haltungen einfinden, dass sie uns sowohl die Erfahrung von Stabilität als auch von Leichtigkeit (bei Patañjali *sthira sukha* genannt; YS II,46) ermöglichen. Dazu gilt es, dass wir immer wieder aufs Neue herausfinden, was gerade jetzt die passende Anstrengung ist und wie wir überflüssige Anspannung loslassen können (bei Patañjali *prayatna-shaithilya* genannt; YS II,47).
- Unsere Praxis sollte idealerweise sowohl statische als auch dynamische Elemente enthalten. Die dynamischen Phasen sollten bewusst rhythmisch gestaltet sein und mindestens 15 Minuten dauern.
- Die Übungspraxis sollte so gestaltet sein, dass sie Phasen von Bewegungen und/oder Übungen enthält, die uns einladen, unsere Ausatmung zu vertiefen.
- Wir sollten das, was uns guttut und was unser Wohlbefinden fördert, mindestens sechs Wochen lang üben,

und zwar so, dass wir einerseits eine bestimmte Übungsfolge aufrechterhalten, uns aber andererseits auch frei fühlen, achtsam und gleichmütig auf unsere aktuellen Bedürfnisse einzugehen (vergleichbar mit Abhyasa und Vairagya; YS I,12 ff.).

- Wir sollten Zeit haben und Anleitung bekommen, um uns im unserem Wohlbefinden zu verankern und alle guten Erfahrungen bewusst und aktiv in uns aufzunehmen. (Ähnlich wie Patañjali es in YS III,23 beschreibt: »Meditieren wir über Freundlichkeit, so können wir lernen, wie wir diese Haltung stärken können.«)

Vorschläge für eine Asana-Übungspraxis zur Stärkung eines anpassungsfähigen Gehirns

- Nehmen Sie sich unbedingt Zeit!
- Wenn Sie nur ganz wenig Zeit haben, üben Sie zweimal am Tag 15 Minuten nur wenige Übungen. Weniger ist mehr!
- Üben Sie achtsam und einfühlsam. Seien Sie aufmerksam, sorgsam und wohlwollend mit sich.
- Achten Sie auf das für Sie momentan angemessene Maß an Anstrengung. Richten Sie sich irgendwo so am Rande Ihrer Komfortzone ein, dass Sie noch gut und frei durchatmen können. Lassen Sie unnötige Anspannungen immer wieder aufs Neue los.
- Richten Sie Ihre Aufmerksamkeit bewusst auf das, was Ihnen in einer Bewegung / einer Haltung wohltut. Wo erfahren sie gerade eine angenehme Dehnung? Wo spüren Sie Ihre Kraft? Nehmen Sie Ihre Beweglichkeit oder die Geschmeidigkeit und Schönheit Ihrer Bewegung bewusst wahr. Erfahren Sie Ihre Atemräume und atmen Sie wohlig und lustvoll in diese hinein.
- Kosten Sie dieses Wohlgefühl voll aus. Reichern Sie Ihre Wahrnehmung so intensiv wie nur möglich mit all dem an, was Sie in einer Bewegung, in einer Asana als wohltuend, nährend, aufbauend und unterstützend erfahren.
- Öffnen Sie sich ganz dieser Erfahrung. Stellen Sie sich vor, wie sie Sie vollkommen durchdringt und zum Beispiel in Form von Licht oder Lebensenergie (Prana) alle Zellen Ihres Körpers durchflutet.
- Machen Sie sich bewusst, in welchen herausfordernden oder sogar schwierigen Situationen Ihres Lebens Ihnen die Erfahrung bestimmter Bewegungen oder Asanas nützlich sein kann. Finden Sie heraus, welche Bewegungen und/oder Asanas Ihnen die Erfahrung vermitteln, zum Beispiel:

- sich den Rücken zu stärken
- Spannung in Schultern und Nacken loslassen zu können
- wieder aufatmen und durchatmen zu können
- sich wieder lustvoll ausdehnen zu können
- sich aus eigener Kraft aufrichten zu können
- wieder abschalten zu können
- den Geist beruhigen zu können
- wieder in der eigenen Mitte anzukommen
- in sich zu ruhen

• Stellen Sie sich möglichst detailliert vor, wie Sie sich die konkreten körperlichen und mentalen Erfahrungen einer bestimmten wohltuenden Übungspraxis in einer Sie ansprechenden Weise zur Verfügung stellen könnten. Finden Sie am besten dafür ein inneres Bild, ein Wort, einen Satz oder ein Symbol.
• Probieren Sie auch einmal aus, in der Vorstellung eine für Sie schwierige Situation oder Person mit auf Ihre Übungsmatte zu nehmen. Denken Sie sich Ihre Matte als einen Ort, der Begegnung und Verständigung möglich macht.
• Schauen Sie aus der Kraft und Gelassenheit Ihrer Übungspraxis mit Neugier, Offenheit, Akzeptanz und Wohlwollen auf alles das, was in Ihrem Mind auftaucht.
• Gestalten Sie durch Ihre Übungspraxis aktiv und lustvoll einen Resonanzraum, der erfüllt ist von Wohlwollen, Freundlichkeit und Frieden.

Pranayama – die Wissenschaft vom Atem

Heute stehen in der Yoga-Praxis allgemein die Asanas im Vordergrund, deren vielfältige Wirkungen auf Körper, Nervensystem und die Regulierungsvorgänge im Gehirn unumstritten sind. In den alten »klassischen« Yoga-Systemen wie dem Ashtanga-Yoga Patañjalis (*ashtanga:* achtgliedrig) und sogar dem Hatha-Yoga aber gelten sie eher als Vorübungen. Als viel wichtiger jedoch wird in allen traditionellen Yoga-Systemen Pranayama, die Arbeit mit dem Atem, angesehen. Er wurde schon vor einigen tausend Jahren als *das* Bindeglied zwischen Körper und Geist erkannt. »[...] die Unmöglichkeit, den Atem ruhig zu führen, [geht] einher mit einem Geist, der in Probleme verwickelt ist« (YS I,31; Desikachar 1997:42), beobachtete schon Patañjali so treffend und weiß auch mit einem speziellen Pranayama gleich ein Mittel anzubieten, um den Geist wieder zu besänftigen und zu stabilisieren.

Pranayama bedeutet, dass der Atem »lang und zugleich sanft geführt wird« (YS II,50). »Dadurch wird der Schleier um das sehende Selbst durchsichtig, und das innere Licht kommt zum Vorschein. (Erläuterung: Der stille Atem verringert die Trübung des Fühlens und Denkens.)« (YS II,52; Sriram 2006:144,146) »Solange der Atem bewegt ist, ist der Geist bewegt. Sobald der Atem unbewegt ist, ist der Geist unbewegt und der Yogi erreicht vollkommene Regungslosigkeit. Darum soll man den Atem anhalten.« (*Hatha-Yoga-Pradipika II*,2; Glet/Trökes 2014:16) Die beiden letzten Zitate lassen keinen Zweifel daran, dass das Modulieren der automatischen Atemfunktionen als eine der wesentlichen Methoden angesehen werden muss, wenn die Yoga-Praxis bewirken soll, dass unser Mind stabil, ruhig und klar wird.

Die Yoga-Meister haben über die Zeiten hinweg bei ihren Schülern beobachten können, dass der Atem auf jede noch

so kleine Regung des Geistes reagiert. Patañjali nennt deswegen unseren *natürlichen* (!) Atem *»shvasa prashvasa«*, das bedeutet rauh und unregelmäßig, und er meint damit die Art und Weise, wie wir im Alltag atmen.
Einen strömenden, tiefen und regelmäßigen Atem müssen wir uns also erschaffen; und zwar in dem Sinne, dass wir in unserem Körper und in unserem Mind die Bedingungen schaffen, die es ermöglichen, dass unser Atem aus sich heraus diese Qualitäten hervorbringt. »Gutes Atmen« lässt sich nämlich nicht machen! Jeder unserer willentlichen Versuche, extra tief und fließend zu atmen, endet in der Regel damit, dass sich unser Atemapparat anspannt und der Atem flach und stockend wird. Statt willentlicher Eingriffe in das Atemgeschehen brauchen wir also vielmehr Situationen, in denen wir ganz von alleine aufzuatmen beginnen, Bedingungen, unter denen uns weit ums Herz (und damit um den Brustkorb) wird, unter denen unsere Bauchorgane entspannt und weich bleiben können und die gesamte Muskulatur sich in einem weitgehend eutonischen (wörtlich: wohlgestimmten) Zustand befindet.

Atmen beginnt im Gehirn

Gleich am Übergang vom Rückenmark zum verlängerten Mark – im Hirnstamm – liegt unser Atemzentrum. Es ist Bestandteil der entwicklungsgeschichtlich ältesten Hirnanteile und befindet sich ganz in der Tiefe des Hirns, an einem Ort, der nach allgemeiner Vorstellung von unserer willentlichen Einflussnahme nicht erreicht werden kann. Das ist auch insofern außerordentlich günstig, weil es bewirkt, dass wir sowohl im Tiefschlaf wie auch bei Bewusstlosigkeit immer noch gut weiteratmen oder wir auch beim Pranayama nicht einfach die Luft so lange anhalten können, wie unsere Willenskraft es gerne hätte. Das Atemzentrum besteht vor allem aus zwei Nervenzellansammlungen, von denen eine (die höhergelegene) für die Einatmung und die andere (daruntergelegene) für die Ausatmung zuständig ist. Unsere Atemtätigkeit wird zum einen über die Muskelaktivität und über das Erregungsniveau des Gehirns gesteuert. Diese Art der Steuerung teilt sich unserer Wahrnehmung mit, sobald wir beginnen, unsere Aufmerksamkeit darauf zu richten. Was wir jedoch nicht bemerken, ist die Regulation des Säuren-Basen-Gleichgewichts über die Atmung, die dadurch zustande kommt, dass die Atemtätigkeit vorrangig durch den CO_2-Partialdruck im Blut gelenkt wird. Kohlendioxid (CO_2) ist ein Gas, das in unserem Blut als in Flüssigkeit gelöste Säure vorkommt. Sie entsteht täglich in großen Mengen als Abfallprodukt aus dem Energiestoffwechsel des Körpers. Der Körper versucht vor allem über die Atmung, aber auch über die Nierentätigkeit, diese Säure im Sinne unseres Säuren-Basen-Gleichgewichts – der Homöostase – immer in einem sehr genau festgelegten Bereich zu halten, denn selbst kleine Verschiebungen wirken sich spürbar auf unser Gesamtbefinden und unseren Grad von Bewusstheit aus.

Wie wir bereits bei den Ausführungen über Asanas sehen konnten, nimmt unser Gehirn starken Anteil, wenn wir unsere Atmung vertiefen. Dabei nimmt es nicht etwa mehr Sauerstoff auf; ein Irrglaube, der sich lange und zäh gehalten hat! Das ist gar nicht nötig, weil die Sauerstoffsättigung im Blut sowie schon immer um die 98 Prozent beträgt. Oft haben wir aber über den Tag nicht genug Kohlendioxid abgeatmet und fühlen uns deshalb müde und unkonzentriert. Deshalb kann allein schon eine kleine Weile des Übens mit einer Betonung auf einer tiefen und entspannten Ausatmung bewirken, dass das Gehirn wacher und klarer wird und besser funktioniert. Manchmal erfahren wir dieses Zuwenig an Ausatmung sogar dadurch, dass wir uns benommen, dumpf und matt fühlen. Meist haben wir dann vorher lange Zeit – zum Beispiel aufgrund einer zusammengesunkenen Körperhaltung – flach und unregelmäßig geatmet oder mussten in Räumen mit stark verbrauchter Luft ausharren. Auch in diesem Fall ist es zu einer Übersäuerung des Blutes gekommen, die dadurch entstanden ist, dass wir nicht genug Kohlendioxid abgeatmet haben. Wenn irgend möglich »rettet« sich unser Körper, indem er in unserer Wahrnehmung das zwingende Bedürfnis entstehen lässt, den Körper zu dehnen, aufzuatmen, zu gähnen und ein Fenster zu öffnen. Dadurch reguliert sich das Säuren-Basen-Gleichgewicht rasch wieder zum Basischen hin, weil wir Kohlendioxid als Gas schnell und effektiv abatmen können.

Die Ausatmung steht immer an erster Stelle

Im Yoga wird der Notwendigkeit, unseren Körper von Kohlendioxid zu befreien, dadurch Rechnung getragen, dass grundsätzlich die Ausatmung gegenüber der Einatmung bevorzugt wird. Folgerichtig gilt im Pranayama als erstes Lernziel, die Ausatmung zu regulieren, das heißt, sie zu vertiefen und zu intensivieren. Dabei wird davon ausgegangen, dass sich dann, wenn wir die Ausatmung vertiefen, in der Folge unsere Einatmung ebenfalls intensivieren wird – was in der Regel auch der Fall ist. Die Erfahrung zeigt uns, dass unser Gehirn offensichtlich auf diese Reinigung und Entlastung reagiert, denn wir fühlen uns nach einer Weile intensiver Aus- und Einatmung frischer, wacher und sind wieder aufnahme- und konzentrationsfähig.
Darüber hinaus hat sich im Yoga schon lange die Erkenntnis durchgesetzt, dass unser Geist durch eine Betonung der Ausatmung schnell und deutlich beruhigt werden kann. »Atemübungen, die eine Betonung und Verlängerung der Ausatmung einschließen, können dazu dienen, unseren Geist ruhiger werden zu lassen.« (YS I,34) (Desi-

kachar 1997:44) Das lässt sich gut nachvollziehen, wenn wir etwa an die intensiv entlastende Wirkung eines tiefen Seufzers (der ja einer tiefen Ausatmung gleicht) denken.
In der westlichen Medizin wurde beobachtet, dass mit jeder Ausatmung die Herzfrequenz ganz natürlich ein wenig abnimmt und der Blutdruck etwas sinkt, während bei jeder Einatmung die Herzfrequenz und der Blutdruck ein wenig steigen. Dieses Phänomen, das »respiratorische Sinusarrhythmie« genannt wird, erklärt, warum eine Betonung der Ausatmung so hilfreich ist, den inneren Druck zu senken, der sich erfahrungsgemäß im Alltag immer wieder aufbaut und der uns oft so zusetzt.
Der Ayurveda, der sich wahrscheinlich noch viel länger als der Yoga mit der Physiologie des Atems beschäftigt, klassifiziert die Betonung der Ausatmung im Alltag wie auch in Asana als *langhana* und die Betonung der Einatmung als *brimhana. Langhana* ist eine energetische Qualität, die als kühlend und beruhigend beschrieben wird. Sie steht mit einer ruhigen, eher passiven Bauchatmung in Verbindung und regt das parasympathische Nervensystem an. *Brimhana* dagegen ist die energetische Qualität, die als wärmend (oft sogar als erhitzend) und aktivierend beschrieben wird. Sie steht mit einer aktiven, tiefen Einatmung in den gesamten Brustkorb und den Bauch in Verbindung und regt das sympathische Nervensystem an. (Robin 2009:623)
Heute wissen wir, warum die unterschiedlichen Atemformen sich so unterschiedlich auf unser Nervensystem und damit auch auf unsere Stimmungen auswirken. Moderne Forschungen zeigten, dass bei einer ruhigen, entspannten Bauchatmung der Gehalt des Kohlendioxids im Blut leicht ansteigt, wodurch der Körper etwas saurer wird. *Als Antwort auf diese moderate Übersäuerung* (!) senken sich sowohl der Herzrhythmus, der Blutdruck als auch der

Stoffwechsel, der Blutzucker und der Muskeltonus etwas ab. Diese Entspannung wirkt sich auch auf die Muskeln der Blutgefäße in den Muskeln, im Herzen und im Hirn aus, wodurch die Gefäße weiter gestellt werden. Das bewirkt, dass das Hämoglobin leichter passieren kann, wodurch dann schlussendlich alle Gewebe besser mit Sauerstoff versorgt werden (Robin 2009:624).

Wenn wir nicht nur betont ausatmen, sondern zusätzlich noch bewusst langsam atmen, kommt es zu einem wesentlich stärkeren Anstieg des Kohlendioxids im Blut. »Heute gehört es zu den Standardzahlen, dass eine Halbierung der Lungenventilation zu einer Verdopplung des Kohlendioxidniveaus im Blut führt. Und die darauf folgende Erweiterung der Hirngefäße bedeutet, dass das Gehirn [...] mehr Sauerstoff erhält«, bemerkt William Broad in seinem vielbeachteten Buch »The Science of Yoga« und zieht den Schluss: »Langsames Atmen hat starke mentale Auswirkungen und führt zu einer Erhöhung der ruhigen Aufmerksamkeit und reinen Bewusstheit.« (Broad 2013:139) Auch Robin beschreibt die psychologischen Wirkungen einer entspannten, ausatembetonten Atmung als eine »Zunahme der emotionalen Stabilität, der Ruhe und des Selbstvertrauens, während gleichzeitig die Angst abnimmt.« (a. a. O.)

Bei einer Betonung der Brustatmung nehmen wir mehr Luft auf und regen dadurch den sympathischen Ast des Vegetativums an. Dadurch kehren sich alle Wirkungen um: Statt ruhig und aufmerksam sind wir dann eher achtsam »auf dem Sprung«, der Muskeltonus erhöht sich, die Gefäße werden etwas enger gestellt, und vor allem das Gehirn bekommt weniger Sauerstoff. Diese Auswirkung ist vor allem dann besonders drastisch, wenn wir zudem noch schnell atmen, wie zum Beispiel bei Kapalabhati oder Bhastrika, zwei Pranayamas mit intensiver, schneller Ausatmung bzw. Ein- und Ausatmung.

Kapalabhati

In dieser Übung, die übersetzt »Schädelleuchten« heißt und sowohl zu den Reinigungsübungen (Kriyas) als auch zu den Pranayamas gerechnet wird, wird für mindestens eine Minute ausschließlich verstärkt ausgeatmet, was dazu führt, dass Gefühle von Benommenheit und Schwindel auftreten, während gleichzeitig die Gliedmaßen mehr oder weniger stark kribbeln können. Das geschieht dadurch, dass wir rhythmisch und schnell »Luft mit einer außergewöhnlich geringen Konzentration an Kohlendioxid (drei Hundertstel von einem Prozent der Atmosphäre) atmen und dabei das innere Niveau an Kohlendioxid senken. Die Natur ist bemüht, die Konzentration auszugleichen. Deshalb zieht die Diffusion schnell mehr Kohlendioxid aus dem Blutkreislauf und in die Lungen. Das Ergebnis ist, dass das Niveau im Körper sinkt.« (Broad 2012:136) Infolge des CO_2-Mangels verschiebt sich auch der pH-Wert im Liquor (das ist die alle Zellen umspülende und alldurchdringende Körperflüssigkeit – unser »innerer Ozean«). Oft erfahren die Übenden nach einigen Minuten Kapalabhati ein Stillwerden ihrer Atmung in Form von kurzen, aber durchaus auch bemerkenswert langen Atempausen.

Die Yoga-Meister betrachten diese automatische Hemmung des Atemantriebs als Folge von längerem Üben von Kapalabhati weniger als ein pathologisches Geschehen, sondern deuten sie vielmehr als eine tiefe Atemruhe, die mit einem Stillwerden der Aktivitäten des Mind (Citta-Vritti) einhergeht. Sie interpretieren diesen – vorübergehenden – Zustand als eine leichte und friedvolle Benommenheit, »die beseligende Ohnmacht des Geistes« (so im wichtigsten Quellentext des Hatha-Yoga, der *Hatha-Yoga-Pradipika)*, die die Erfahrung des reinen Da-Seins in den Vordergrund treten lässt.

Bhastrika

Bhastrika bedeutet übersetzt »Blasebalg«, und in der Tat atmen wir dabei so intensiv ein und aus, dass ein Geräusch und eine Bewegung wie bei einem Blasebalg entstehen. Bhastrika ist im Reigen der neun Pranayamas, die in der *Hatha-Yoga-Pradipika* beschrieben werden, so etwas wie der »heiße Höhepunkt«. Er ist der einzige Pranayama, von dem der Text behauptet, dass er die in jedem Menschen schlafende urtümliche Macht der Bewusstseinsenergie – Kundalini genannt – zu wecken vermag. Es heißt, dass, wenn diese Energie in uns erwacht, sie von ihrem »Schlafplatz« im Becken über die verschiedenen Bewusstseinsebenen – die Chakras – Stufe um Stufe aufsteigt. Um die Kundalini zu wecken, soll gemäß den Konzepten des Hatha-Yoga eine erhitzende Kraft im Bauch- und Beckenraum entfacht werden.

Interessanterweise zeigen moderne Forschungen, dass Bhastrika in gewisser Weise vergleichbare Wirkungen in unserem Gehirn entfaltet. Das schnelle Atmen in Bhastrika verändert deutlich unsere Gehirnaktivität, und zwar so, dass die Aktivitäten in der Großhirnrinde deutlich abnehmen (vermutlich verursacht durch einen Mangel an Sauerstoff). Dagegen zeigen das limbische System und der Hypothalamus keine Beeinträchtigung ihrer Funktion. Da das limbische System auch der Ort ist, an dem wir Lust erfahren, wird verständlich, dass das Üben von längeren Phasen Bhastrika-Atmung durchaus mit lustvollen, ja sogar euphorischen Empfindungen einhergehen kann und sogar ganz grundsätzlich die sexuelle Erregbarkeit der Übenden zu steigern vermag (vgl. Broad 2012:260ff.).

Das ist sicher auch der Grund, warum Bhastrika in der *Hatha-Yoga-Pradipika* von *Sitkarin*, *Shitali* und *Bhramarin,* also außerordentlich kühlenden und besänftigenden Pranayamas, eingerahmt ist, denn sie helfen, die durch das

schnelle Atmen in der Tiefe des Gehirns aufgewühlten Triebkräfte auszubalancieren. Auf jeden Fall nimmt Bhastrika mit seinen intensiven und manchmal schlecht steuerbaren Wirkungen unter den Pranayamas eine Sonderstellung ein. Wenn der Hatha-Yoga-Lehrtext *Pradipika* am Beginn des Pranayama-Kapitels warnt: »Genau wie ein Löwe, ein Elefant oder ein Tiger nur allmählich gezähmt werden, so soll auch der Atem nur allmählich kontrolliert werden, langsam, sonst tötet er den Übenden *(sadhaka).* Wenn Pranayama richtig ausgeführt wird, vertreibt es alle Krankheiten. Eine unkorrekte Praxis jedoch begünstigt alle Krankheiten« (HYP, 15 f.), dann weist er damit sicher auch darauf hin, was uns geschehen kann, wenn wir Bhastrika unachtsam üben.
Unter Aufsicht erfahrener Psychologen hat man mit Kapalabhati und einer modifizierten Form von Bhastrika jedoch sehr gute Erfahrungen in der modernen Traumatherapie gemacht. Weintraub (2012:145 f.) und Davidson (im Film »Free the Mind«) erklärten Bhastrika zu einer zentralen Übung in der Therapie posttraumatischer Belastungsstörungen. Sie konnten zeigen, wie dieses Pranayama helfen konnte, durch Kriegserfahrungen oder Vergewaltigung schwer belasteten Menschen wieder einen direkten Kontakt zu ihren Gefühlen zu ermöglichen. Gleichzeitig erlaubte ihnen die kraftvolle Atemform, Empfindungen überschießender Aggressivität oder einengender Angst »abzuatmen« bzw. »wegzuatmen« und so über den Atem eine wirkungsvolle – und auf die Dauer nachhaltige – Emotionsregulation vorzunehmen. Weintraub berichtet auch von positiven Wirkungen bei depressiver Verstimmtheit und Antriebslosigkeit (a. a. O.).

Den Atem ruhen lassen – die Kunst der Atempausen

Ähnlich werden auch die Atempausen eingesetzt, die typisch für Pranayama sind. Dabei werden Pausen in der Atemfülle und in der Atemleere unterschieden, die sich körperlich und psychisch ganz unterschiedlich auswirken. So steigt bei der Pause in der Atemfülle der Blutdruck messbar an, denn wir nehmen dabei ein Atemmuster auf, das dem gleicht, wenn wir vor Schreck den (Ein-)Atem anhalten. In einer solchen Pause wird – besonders wenn sie wiederholt geübt wird – der anregende Ast des vegetativen Nervensystems, der Sympathikus, aktiviert, was wir daran merken können, dass wir insgesamt wacher, achtsamer und reaktionsschneller werden. In den Pausen in der Atemleere sinkt der Blutdruck dagegen tendenziell ab, und es wird eher der beruhigende Ast des vegetativen Nervensystems, der Vagus, angeregt. Da sich beide Wirkungen zueinander entgegengesetzt verhalten, können wir mit dem Fokus auf Atemfülle oder Atemleere entweder die eine oder die andere Wirkung hervorrufen oder – wenn beide Pausen im Wechsel gehalten werden – eine ausgleichende Wirkung auf das vegetative Nervensystem und die ihm nachgeordneten Systeme, wie etwa den Blutdruck, erzielen.

Die Wirkungen dieser Atempausen sind zu Beginn außerordentlich stark, ja sie werden häufig genug dramatisch erlebt, wobei die Menschen dazu neigen, eine der Pausen deutlich zu bevorzugen. So gibt es einige, die in der Atemfülle fast jeden inneren Druck auszuhalten vermögen, in der Atemleere aber ganz schnell panisch werden und unbedingt nach Luft schnappen müssen. Andere hingegen tauchen in der Pause ganz am Ende ihres Ausatmens wie ein Stein, der auf den Grund eines Teiches sinkt, in eine tiefe Ruhe ein, während das Halten der Atemfülle ihnen den Eindruck vermittelt, gleich zu platzen, und höchstes

Unwohlsein auslöst. Diese starken Unterschiede entstehen auf der Grundlage der verschiedenen Körperkonstitutionen der Menschen, die sich auch darin ausdrücken, welche Prägungen das vegetative Nervensystem erfahren hat. Werden die Pausen jedoch achtsam, allmählich und langsam aufbauend eingeübt, stellen sich solch starke Wirkungen entweder gar nicht erst ein oder sie mildern sich ab, bedingt dadurch, dass der Organismus sich an diese neuen Herausforderungen anpasst. Als Konsequenz auf diesen Anpassungsvorgang können wir dann beim Üben die Anzahl der Wiederholungen, die Dauer der Pause oder die Intensität der Ein- oder Ausatmung erhöhen. Die damit immer feiner werdenden Anpassungen bewirken, dass die Toleranzschwelle des Organismus gegenüber den intensiven Atemverhaltungen deutlich gesenkt werden kann.
Normalerweise soll eine solch intensive und aktive Einflussnahme nur in der Begleitung eines erfahrenen Yoga-Lehrers / einer erfahrenen Yoga-Lehrerin erlernt werden, denn über die Modulierung des Atemgeschehens können wir sehr tiefgehend auf unser Nervensystem einwirken.
Wenn die Yoga-Texte davon sprechen, die Luft (über einen längeren Zeitraum hinweg) anzuhalten, kann man das also durchaus wörtlich nehmen. Offensichtlich sind Gehirn und Nervensystem so zu trainieren, dass selbst Eingriffe in die existenziellsten Lebensprozesse möglich sind – und die sind alle auf irgendeine Weise mit unserem Atem verbunden. Dabei können wir davon ausgehen, dass es vor allem das unermüdliche »Training« des parasympathischen Astes des vegetativen Nervensystems ist, das solche Anpassungsvorgänge überhaupt erst möglich macht. Wenn also bei »normalen« Menschen bei geringsten Eingriffen in das Atemgeschehen unweigerlich der Sympathikus »anspringt« und dadurch das gesamte Nervensystem in Alarmbereitschaft versetzt, wird nun eingeübt, diesem

Reiz entgegenzusteuern. Eine Schlüsselrolle fällt dabei sicher der Erfahrung zu, dass wir, wenn wir den Atem beruhigen, indem wir bewusst die Ausatmung betonen und ihm immer wieder erlauben, vor allem Pausen in der Atemleere zu machen, selbst ganz gezielt unseren Parasympathikus ansteuern können. Seine Aktivierung wird dann zuverlässig dafür sorgen, dass alle ihm untergeordnete Systeme in einen Zustand entspannter Ruhe zurückfinden können.

Auch andere Atemformen des Pranayama greifen intensiv in das übliche Atemgeschehen ein. So kommt es bei *Bhramari, Murccha* und (je nach Tradition) auch bei *Sitkarin* zu einer stark vertieften Ausatmung, die uns durch die natürlich entstehenden Pausen in der Atemleere eine tiefe Entspannung zu schenken vermögen.

In *Surya Bhedana, Plavini* und vor allem in *Bhastrika* werden dagegen Atempausen in der Atemfülle gehalten, von denen in den Quellentexten gesagt wird, dass sie so kraftvoll sind, dass die Lebenskraft Prana bis in die Haarspitzen auszustrahlen beginnt (was bedeutet, dass im Inneren ein großer Druck aufgebaut wird und der Übende aufgefordert ist, die damit verbundenen körperlichen Empfinden und Gefühle auszuhalten). Leider liegen für diese – auch relativ selten geübten – Pranayamas kaum aussagekräftige Forschungsergebnisse vor.

Ujjayi

Ujjayi ist ein Pranayama, der dem Atem durch die Verengung der Stimmritze einen beträchtlichen Widerstand entgegensetzt, der die Muskelkraft des Zwerchfells langfristig enorm stärkt und das Atemvolumen deutlich zu erhöhen vermag.

Da während Ujjayi die gesamte Ein- und Ausatemmuskulatur intensiv zum Einsatz kommt, wird eine ganzkörper-

liche Wirkung erzielt, in der der Körper als belebt, aktiviert und gestärkt erfahren wird.
Beobachtungen lassen vermuten, dass die kraftvolle Atemführung und das intensive Atemgeräusch von Ujjayi mit Erfolg eingesetzt werden können, um Stimmungstiefs und leichte Depressionen auszugleichen. Es scheint möglich, dass dabei ähnliche Wirkmechanismen aktiv werden wie etwa beim Joggen, denn Ujjayi wird normalerweise – wie auch die Atemführung beim Laufen – lang andauernd und sehr rhythmisch ausgeführt. Ein anderer Punkt, der in diesem Zusammenhang von Interesse sein könnte, ist der, dass Ujjayi die tiefe Bauchatmung stärkt. Erfahrungsgemäß führt uns die tiefe Bauchatmung in die Ruhe und hilft uns, uns wieder mit unserem Bauch und damit mit unserer Basis zu verbinden (als würden wir uns wieder den »Boden unter die Füße« zurückatmen).
Weintraub berichtet in ihrem in den USA viel beachteten Buch »Yoga for Depression«, dass regelmäßiges und über einen längeren Zeitraum beibehaltenes Üben von Ujjayi sich als außerordentlich wirksam erwies, um Ängste und die damit einhergehenden Stresssymptome zu lindern (Weintraub 2004:132). Außerdem zeigten ihre umfangreichen Versuche, dass die Fokussierung der Aufmerksamkeit auf das »ozeangleiche Rauschen des Atems« in Ujjayi bewirkte, dass der Mind ihrer Teilnehmerinnen sogar dann stabil und ruhig blieb, wenn sie unter den Folgen posttraumatischer Belastungsstörungen litten bzw. gerade starkem äußeren Stress ausgesetzt waren (Weintraub 2012:55 ff.). Ihre langjährigen Erfahrungen mit Menschen mit psychologischen Symptomen lassen außerdem die Annahme zu, dass Ujjayi zu den Pranayamas zählt, die in der Lage sind, Menschen zu helfen, besser mit Stress umzugehen, ja, sie langfristig sogar belastbarer (resilienter) gegen Stress zu machen (ebd.:43).

Die Wahl des Nasengangs als wesentlicher Faktor der mentalen Kontrolle: Richtungsatem (*Surya* bzw. *Chandra Bhedana* und *Nadi Shodana)*

Der Yoga kennt eine Vielzahl von Atemformen, bei denen abwechselnd über das eine und das andere Nasenloch aus- und eingeatmet wird. Diese Atemtechniken entstanden aufgrund der Beobachtung, dass jeder Nasengang energetisch gepolt ist bzw. erfahrungsgemäß beim ausschließlichen Gebrauch (z. B. einatmen nur über den linken Nasengang, ausatmen rechts) einen bestimmten Teil des vegetativen Nervensystems stimuliert.

Alle Yoga-Traditionen berichten in Übereinstimmung mit den Beobachtungen der modernen Neurowissenschaften, dass wir durch das wiederholte Ein- bzw. Ausatmen über einen Nasengang ganz gezielt auf das vegetative Nervensystem und auf die Hemisphären des Gehirns einwirken können. Dabei zeigte sich, dass die Seite, über die wir einatmen, diejenige ist, die aktiviert wird.

In diesen Pranayamas wird jeweils ein Nasengang mit den Fingern der rechten Hand am unteren Teil der Nase verschlossen (siehe Foto).

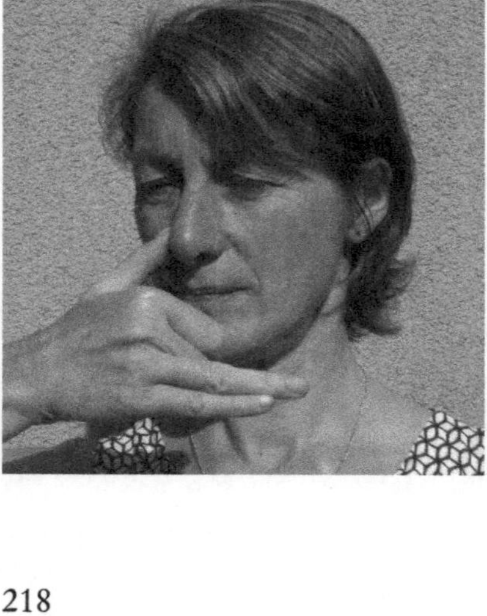

Einatmung über den linken Nasengang – Chandra Bhedana

Abb. 14: Atmung über einen Nasengang

Einatmung über den rechten Nasengang – Surya Bhedana (Sonnenatmung)

Bei Surya Bhedana wird über einen längeren Zeitraum hinweg, mindestens aber 5 Minuten lang, immer über den rechten Nasengang eingeatmet und über den linken Nasengang ausgeatmet.

Folgende Wirkungen konnten durchgängig beobachtet werden:

- aktiviert den Sympathikus
- aktiviert die linke Gehirnhemisphäre
- hebt den Blutdruck
- aktiviert generell
- erwärmt die Muskeln
- fördert ein schnelles Reaktionsvermögen
- fördert logisches, analytisches und klares Denken
- lindert depressive Verstimmungen
- wirkt stimmungsaufhellend

(Quellen: Robin 2009:632; Weintraub 2004:129)

Einatmung über den linken Nasengang – Chandra Bhedana (Mondatmung)

Bei Chandra Bhedana wird über einen längeren Zeitraum hinweg, mindestens aber 5 Minuten lang, immer über den linken Nasengang eingeatmet und über den rechten Nasengang ausgeatmet.

Folgende Wirkungen konnten durchgängig beobachtet werden:

- aktiviert den Parasympathikus
- aktiviert die rechte Gehirnhemisphäre
- senkt den Blutdruck
- beruhigt generell
- wirkt generell kühlend
- fördert das Ruhigwerden und Zusichkommen

- fördert holistisches, künstlerisches und empathisches Denken
- lindert Nervosität und geistige Unruhe, ist schlaffördernd
- wirkt stimmungssenkend, dämpft also Aufgeregtheit und »Überdrehtsein«

(Quellen: Robin 2009:632; Weintraub 2004:129)

Wechsel der Atemführung zwischen den Nasengängen

Es gibt eine Reihe von alten Yoga-Traditionen, zum Beispiel die der Kaivalyadhama-Schule, in denen schon lange gelehrt wird, dass sich unsere Nasengänge ungefähr im Drei-Stunden-Takt etwas mehr öffnen bzw. verengen, wodurch die Atmung über den jeweils freieren Nervengang favorisiert wird. Sie beobachteten, dass dadurch in uns etwas angelegt wird, was wir heute als Biorhythmus kennen. Dieser innere Rhythmus leitet unsere Wach- und Schlafphasen ein und aus und bewirkt – wenn er nicht gestört oder irritiert wird – in unserem Tagesablauf einen perfekten energetischen Ausgleich zwischen Aktivität und Ruhe. Im Yoga wie im Ayurveda wird angenommen, dass dieser automatische Wechsel des dominanten Nasengangs ein Zeichen guter Gesundheit ist. Moderne Forschungen zeigen, dass dieser Wechsel von Mensch zu Mensch etwas unterschiedlich oft und lange ausfällt und dass die Häufigkeit des Wechselns mit dem Alter abzunehmen scheint (Robin:630 f.). Weintraub weist darauf hin, dass Menschen, deren einer Nasengang durch bestimmte Erkrankungen wie chronische Sinusitis oder pathologische Veränderungen wie Verkrümmungen der Nasenscheidewand oder Polypen dauerhaft verengt ist, offenkundig dadurch besonders ausgeprägte Charaktermerkmale und Neigungen zu Erkrankungen zeigen, die eng im Zusammenhang mit einer dominanten Aktivität der linken Hemisphäre / des

Sympathikus bzw. der rechten Hemisphäre / des Parasympathikus stehen (Weintraub 2012:60). Auch weist sie darauf hin, dass wir vielleicht davon ausgehen können, dass auch psychische Erkrankungen etwas mit einer solchen Dysbalance der Atmung zu tun haben könnten (Weintraub 2004:129). In ihrer Praxis erprobt sie deswegen seit Jahren erfolgreich die wechselseitige Nasenatmung, Nadi Shodana.

Die wechselseitige Nasenatmung – Nadi Shodana

Nadi Shodana heißt wörtlich »Reinigung der Nadis«. Nadis sind die feinstofflichen Kanäle, die in der Sichtweise der Yogis unseren ganzen Körper in großer Anzahl durchziehen und in denen Prana, die Lebensenergie, zirkuliert. Sie sind vergleichbar mit den Meridianen in den chinesischen Systemen.

Unter den 72 000 Nadis werden drei als besonders wichtig angesehen; sie umschlingen bzw. durchlaufen die Wirbelsäule:

- *Ida Nadi* – verläuft links neben der Wirbelsäule und steht mit dem linken Nasengang und der rechten Hemisphäre in Verbindung. Sie wird dem Mond zugeordnet. Ihre Aktivierung hat auf den gesamten Organismus einen kühlenden, beruhigenden und nach innen ausrichtenden Einfluss.
- *Pingala Nadi* – verläuft rechts neben der Wirbelsäule und steht mit dem rechten Nasengang und der linken Hemisphäre in Verbindung. Sie wird der Sonne zugeordnet. Ihre Aktivierung hat auf den gesamten Organismus einen wärmenden, anregenden und nach außen ausrichtenden Einfluss.
- *Sushumna Nadi* – verläuft im Inneren der Wirbelsäule. Sie steht mit beiden Nasengängen und Hemisphären in Verbindung. Ihre Aktivierung geht einher mit dem

außergewöhnlichen Bewusstseinszustand von *Samadhi* (höchster Meditationszustand, tiefste Erfahrung von Einheit). Sie steht für den vollkommenen Ausgleich aller energetischen, körperlichen und mentalen Dysbalancen, bedingt durch den Ausgleich der Aktivität der Hemisphären (Kohärenz) und des Vegetativums.

Bei der »Wechselatmung« (wie Nadi Shodana im Deutschen zumeist genannt wird) atmen wir links ein → rechts aus → rechts ein → links aus (das ist dann ein Zyklus). Diese Atemlenkung wirkt stark ausgleichend, indem sie den Übenden in die Ruhe führt, ohne dass sein innerer Tonus dabei wesentlich absinkt. Es entsteht vielmehr – nach einer längeren Übungs- und Anpassungsphase – ein perfekter Ausgleich im vegetativen Nervensystem. So wird in den Langzeitstudien des Kaivalyadhama-Instituts in Lonavla, Indien, Nadi Shodhana als Therapeutikum angegeben gegen Bluthochdruck, Angststörungen und Nervosität – alles Störungen des vegetativen Gleichgewichts (Ebert 1986:133; Robin 2009:623). Auch Weintraub berichtet eindrücklich sowohl aus eigener Erfahrung als auch der, die sie in der Begleitung ihrer Patienten machen konnte, wie positiv und vor allem auch wie nachhaltig Angstgefühle durch eine kontinuierliche Übungspraxis mit Nadi Shodana zu beeinflussen sind.

Spezifizierung der Atemführung am Nasengang

Nicht nur die Wahl des Nasengangs hat nach Ansicht der Yoga-Meister einen deutlichen Effekt auf die energetische Qualität der Atmung, sondern auch der Bereich innerhalb der Nasengänge, der bei der Einatmung angesteuert wird. Unter der Voraussetzung, dass der Übende genügend Feingefühl und Differenzierungsfähigkeit für seine körperlichen Zustände hat, lässt sich folgende Beobachtung machen:

- Bei einer Einatmung ganz am inneren Rand des Nasenlochs und Nasengangs hin (also Richtung Kopfinneres) wird die Bauch- und Beckenatmung angeregt. Diese Atemführung wirkt anregend, wach machend und wird als kraftvoll empfunden.
- Bei einer Einatmung in der Mitte des Nasenlochs wird die Brustatmung angeregt. Diese Atemführung wird im Wechsel von Einatmung und Ausatmung als ausdehnend und zentrierend erfahren. Sie ist feiner als die ganz innen geführte Atemlenkung.
- Bei einer Einatmung am äußersten Rand des Nasenlochs und unterhalb des Nasenrückens wird die obere Brustatmung angeregt. Sie wird als zentrierend und in die Verinnerlichung führend erfahren und ist die feinste und subtilste dieser drei Atemlenkungen.

Besonders die letzte Form der Atemführung ist sehr gut geeignet, den Geist in eine Verfassung zu führen, in der er so ruhig und friedvoll ist, dass er ohne jedes Zutun in die Meditation »hinübergleiten« kann; das ist weder bei der Führung über die Mitte noch den hinteren Bereich möglich. Eher im Gegenteil: Die Führung über den mittleren Bereich wirkt auf die Emotionalität und hilft, Gefühle zuzulassen, und die über den hinteren Bereich weckt die Sinne und führt den Geist nach außen.
Leider sind auch diese Atemlenkungen noch nicht erforscht, aber durch das Üben gut in ihren Wirkungen zu erfahren.

Der Atem der Freude – Breath of Joy

Diese Atemform wurde von Amy Weintraub entwickelt, als sie nach Linderung für ihre schwere Depression suchte. Sie beschreibt diese Art der Atemführung als extrem entlastend und stimmungsaufhellend (Weintraub 2012:80ff.).

Beim *Breath of Joy* werden die Arme mit einem dreistufigen Einatmen erst nach vorne, dann zur Seite und schließlich nach oben geführt. Dann atmet man durch den Mund aus, beugt den Oberkörper vor und lässt die Arme nach hinten und oben schwingen. Das wird mehrfach wiederholt. Um die Wirkung zu intensivieren, empfiehlt Weintraub, beim Üben zu lächeln und sich darauf auszurichten, sich über den Ausatem von allem zu befreien, was einen belastet, und mit jedem Einatem Freude aufzunehmen.

Was eine gute Pranayama-Praxis auszeichnet

Zusammenfassend können wir sagen, dass eine Pranayama-Praxis folgende Qualitäten aufweisen sollte, damit sie sich nachhaltig günstig auf unseren Körper, unser Nervensystem, unser Gehirn und damit unseren Mind auswirken kann:

- Wir sollten freiwillig und mit Freude üben (bei Patañjali *tapas* genannt; YS II,1). Bedenken Sie: Jedes Forcieren in Bezug auf den Atem ist kontraproduktiv und oft sogar schädlich, da es bewirkt, dass sich die Muskeln der Atemwege anspannen!
- Wir sollten so üben, dass wir Zeit haben, Atem-Achtsamkeit zu entfalten und uns selbst zu begegnen (bei Patañjali *svadhyaya* genannt; YS II,1).
- Wir sollten uns Zeit nehmen, einzelne Pranayamas so auszuprobieren und einzuüben, dass sie uns zu einem Feld der Selbsterfahrung werden können.
- Da der Alltag immer wieder bewirkt, dass unsere Atemwege angespannt und der Atem blockiert ist, ist es besonders wichtig, zuerst immer wieder und wieder die Übungen zu machen, die uns helfen, unseren Atem zu entspannen.
- Die Übungspraxis sollte so gestaltet sein, dass Sie zu Beginn einige Minuten Zeit finden, um Nadi Shodana

und leichtes, entspanntes Ujjayi zu üben, um zum inneren Gleichgewicht zurückzufinden.

- Werden Sie sich vor der Übungspraxis bewusst, in welcher mentalen und energetischen Verfassung Sie beginnen und mit welchen Pranayamas Sie Dysbalancen ausgleichen könnten.
- Wir sollten das, was uns guttut und was unser Wohlbefinden fördert, mindestens sechs Wochen üben, und zwar so, dass wir einerseits eine bestimmte Übungsfolge aufrechterhalten, andererseits uns aber auch frei fühlen, achtsam und gleichmütig auf unsere aktuellen Bedürfnisse einzugehen (vergleichbar mit Abhyasa und Vairagya; YS I,12 ff.).
- Wir sollten Zeit haben und Anleitung bekommen, um uns in unserem Wohlbefinden zu verankern und alle guten Erfahrungen bewusst und aktiv in uns aufzunehmen.

Vorschläge für eine Pranayama-Übungspraxis zur Stärkung eines anpassungsfähigen Gehirns

- Nehmen Sie sich Zeit!
- Wenn Sie nur ganz wenig Zeit haben, üben Sie zweimal am Tag 5 Minuten nur ein Pranayama. Weniger ist mehr!
- Üben Sie achtsam und einfühlsam. Seien Sie aufmerksam, sorgsam und wohlwollend mit sich.
- Achten Sie beim Atmen unbedingt auf das für Sie momentan angemessene Maß an Anstrengung. Richten Sie sich irgendwo so am Rande Ihrer Komfortzone ein, dass Sie noch gut und frei durchatmen können. Lassen Sie unnötige Anspannungen beim Atmen immer wieder aufs Neue los.
- Nehmen Sie sich Raum, um immer wieder – auch hörbar – aufatmen und seufzen zu können.
- Am Beginn der Pranayama-Praxis werden Sie wahrscheinlich des Öfteren intensiv gähnen müssen. Genießen Sie es! Öffnen Sie Ihren Mund ganz weit – wie ein Löwe. Entspannen Sie dabei bewusst den Mundraum und den Geist.
- Lächeln Sie Ihrem Atem zu! Das Lächeln entspannt Ihre Baucheingeweide und Ihren wichtigsten Atemmuskel, das Zwerchfell. Merken Sie sich: Lächelnd atmet es sich leichter!
- Richten Sie Ihre Aufmerksamkeit bewusst auf das, was Ihnen beim Atmen / bei einem Pranayama wohltut. Wo erfahren Sie Ihre Atemräume gerade? Atmen Sie wohlig und lustvoll in Sie hinein. In welchem Maße hilft der Pranayama Ihnen, Spannung loszuwerden? In welchem Maße erfrischt er Sie? In welchem Maße hilft er Ihnen, abzuschalten und ganz zu sich zu kommen? Wie hilft Ihnen die Atemform / der Pranayama, Ihre Energien auszugleichen?

- Kosten Sie dieses Wohlgefühl voll aus. Reichern Sie Ihre Wahrnehmung so intensiv wie nur möglich mit all dem an, was Sie beim Atmen oder in einem Pranayama als wohltuend, nährend, aufbauend und unterstützend erfahren. Spüren Sie, wie Sie sich mittels der Atmung ganz intensiv mit der Lebensenergie Prana auffüllen und erfüllen können.
- Öffnen Sie sich ganz dieser Erfahrung. Stellen Sie sich vor, wie Prana Sie vollkommen durchdringt und zum Beispiel in Form von Licht oder Lebensenergie alle Zellen Ihres Körpers durchflutet.
- Machen Sie sich bewusst, in welchen herausfordernden oder sogar schwierigen Situationen Ihres Lebens Ihnen die Erfahrung einer ruhigen tiefen Ausatmung, einer ausgleichenden Atmung wie Ujjayi oder Nadi Shodana nützlich sein kann. Finden Sie heraus, welche Atmungen und / oder Pranayamas Ihnen die Erfahrung vermitteln, z. B.:
  - gelassener zu sein
  - zentrierter zu sein
  - wieder aufatmen und durchatmen zu können
  - sich über den Atem von innen heraus wieder lustvoll ausdehnen zu können
  - sich aus eigener Kraft aufrichten zu können
  - wieder abschalten zu können
  - den Geist beruhigen zu können
  - wieder in der eigenen Mitte anzukommen
  - in sich zu ruhen.
- Stellen Sie sich möglichst detailliert vor, wie Sie sich die konkreten körperlichen und mentalen Erfahrungen einer bestimmten wohltuenden Übungspraxis in einer Sie ansprechenden Weise zur Verfügung stellen könnten. Finden Sie am besten dafür ein inneres Bild, ein Wort, einen Satz oder ein Symbol.

- Probieren Sie auch einmal aus, in der Vorstellung eine für Sie schwierige Situation oder Person mit auf Ihre Übungsmatte zu nehmen. Atmen Sie in der Vorstellung mit dem Menschen oder der Situation und finden Sie zu einem gemeinsamen, wohltuenden Atemrhythmus.
- Schauen Sie aus der Kraft und Gelassenheit Ihrer Übungspraxis mit Neugier, Offenheit, Akzeptanz und Wohlwollen auf alles das, was in Ihrem Mind auftaucht.
- Gestalten Sie durch Ihre Atem-Übungspraxis aktiv und lustvoll einen Resonanzraum, der erfüllt ist von Wohlwollen, Freundlichkeit und Frieden.

Entspannung – oder: was alle im Yoga suchen

Fast jeder Mensch, der heute in den westlichen Ländern und in Indien zum Yoga kommt, sucht vor allem eines: Entspannung. Da wir in den modernen Industriegesellschaften Bewertungskriterien entwickelt haben, die den Wert eines Menschen am Grad seiner Leistung und der Fülle seines Terminkalenders messen, sind wir mehr oder minder alle in einen kollektiven Beschäftigungswahn verfallen. Das führt dazu, dass viele Menschen darüber klagen, dass sie nicht mehr wissen, wie sie abschalten können, bzw. dass sie kaum ein anderes Konzept von Entspannung kennen, als nach einem langen arbeitsreichen Tag ermattet auf die Couch zu sinken. Dabei merken sie bald, dass ihnen das Couchpotato-Dasein nicht hilft, die am Tage angestaute Anspannung wieder loszuwerden, denn es schenkt ihnen weder die gewünschte Entlastung der Muskulatur, also ein Loslassenkönnen in ihrer oft so verspannten Rücken-, Schulter- und Nackenmuskulatur, noch nützt es wirklich als Methode zur Verminderung von geistiger und seelischer Anspannung und dadurch zum Abbau von Stress.

Während die meisten Menschen Anspannung und Entspannung vor allem als eine Dualität erfahren (als ein Entweder-oder), betrachtet der Yoga diese beiden Zustände eher als Polaritäten, vergleichbar dem chinesischen Konzept von Yin und Yang ☯. Die Yogis haben zwar kein so schönes Symbol, aber ein ähnlich differenziertes Konzept der Tonus[35]-Modulation entwickelt. Es basiert auf der Theorie der drei *Gunas.*

Gunas (wörtlich: Fäden) sind die drei energetischen Qua-

35 *Tonus* meint die Ruhespannung eines Muskels. Der Begriff wird heutzutage auch zur Beschreibung des allgemeinen Spannungszustands von Körper und Geist verwendet.

litäten, aus denen alles, was je erschaffen worden ist, zusammengesetzt ist:
rajas – das bewegte, dynamische, schnelle Prinzip
tamas – das stabile, ruhende, langsame (träge) Prinzip
und
sattva – das ausgeglichene, ausbalancierte, lichtvolle Prinzip

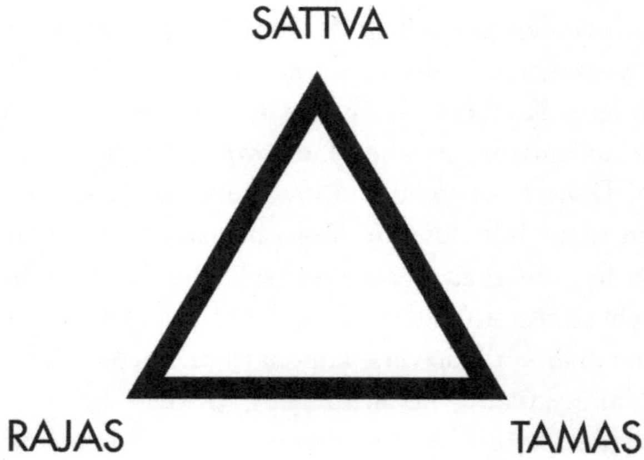

Abb. 15: Gunas

Nach Ansicht der Yoga-Lehre findet unser Leben ständig im Spannungsfeld zwischen dem Dynamischen *(rajas)* und dem Trägen *(tamas)* statt, und zwar oft genug so, dass wir ständig zwischen diesen beiden Polen hin und her schwanken. Dabei ist unser modernes Leben vor allem durch die Dominanz des Gunas *rajas* geprägt, wodurch im vegetativen Nervensystem der Sympathikus daueraktiviert ist – so lange, bis es nicht mehr geht und der Parasympathikus so heftig »zuschlägt«, dass wir vollkommen erschöpft zur Ruhe kommen *müssen.* Dieser Zustand, der durch eine ganze Reihe von Befindlichkeitsstörungen gekennzeichnet ist, wird in der westlichen Medizin oft als »vegetative

Dystonie« bezeichnet, was ja nichts anderes meint, als dass die Tonusregulierung gestört ist. Genau um diese Regulierung geht es im Yoga. Yoga-Entspannung ist Tonusregulierung.

Sattva – der ausgeglichene Zustand

Viele Methoden des Yoga sind explizit so entworfen worden, dass sie den Übenden helfen, sich dem sattvischen Zustand anzunähern.
Das Diagramm des Dreiecks in der Abbildung oben zeigt uns das Guna *sattva* oben auf der Spitze und macht damit schon klar, dass dieser Zustand schwer zu erhalten ist. Die Texte sagen sogar, dass für einen Yogi im Zustand des *sattva* die Welt verschwindet, denn gemäß dem Konzept der Gunas entfaltet sie sich ja unablässig zwischen den Polen *rajas* und *tamas.* Es geht also vielmehr darum, sich immer wieder auf diesen »Bereich der Mitte« auszurichten, ihn anzustreben und nicht aus dem Auge zu verlieren.
Der sattvische Bereich ist gekennzeichnet durch die Abwesenheit von Spannungen, die an uns zerren bzw. die uns hin und her schubsen. *Sattva* ist ein *nicht-reaktiver* Zustand. Es ist unser »grüner Bereich« und dadurch gekennzeichnet, dass wir uns wohl fühlen und einen klaren Kopf haben. *Sattva* ist nicht gekennzeichnet durch die vollkommene Abwesenheit von Spannung, sondern ist vielmehr ein Ausdruck von »Wohlspannung« (Eutonus). In ihm ist das Spiel der Gunas zur Ruhe gekommen – was sowohl im *Yoga-Sutra* als auch in der *Bhagavadgita* eine Definition für den Yoga-Zustand ist.

Wohlbefinden erfahren

Siegel weist darauf hin, dass wir alle große Experten sind, wenn es darum geht, unser Unbehagen auszudrücken, aber eher ratlos werden, wenn wir benennen sollen, wodurch sich unser Wohlbefinden ausdrückt; eine Beobachtung, die sich vollkommen mit der eigenen Unterrichtserfahrung der Autorinnen deckt. Siegel, der diesen Umstand vor allem unter den klinischen Psychologen und Psychiatern beklagt, unternahm in seinen Büchern deshalb immer wieder den Versuch, zu definieren, was unser Wohlbefinden charakterisiert. Und das ist gut so, denn wenn wir wissen, welchen mentalen und körperlichen Zustand wir ansteuern wollen, dann können wir unser Handeln viel besser darauf ausrichten.

In seinem Buch *Mindsight* stellt er ein äußerst gut nachvollziehbares und umsetzbares Modell vor, das er in dem Akronym (Kurzwort) »SAFE« (engl.: sicher) zusammenfasst. Die vier Buchstaben bezeichnen einen Mind, der stabil, anpassungsfähig, flexibel und energiegeladen ist (Siegel 2012:119).

Vielleicht merken Sie ja auch – wie wir – bereits beim Lesen, dass diese Worte Wohlbefinden ausstrahlen!

Aber damit noch nicht genug: Siegel hat auch noch eine Reihe von weiteren Konzepten entwickelt, um zu verdeutlichen, wodurch sich unser Wohlbefinden zeigt und was es auf der Ebene unseres Gehirns und Nervensystems meint. Wenn wir uns wohl fühlen, sind wir in einer idealen Mischung aus Spannkraft und Gelöstheit, eben im Eutonus. Dieser mentale und körperliche Zustand ermöglicht es uns,

- offen auf alles zuzugehen bzw. alles offen an uns heranzulassen,
- uns selbst nah zu bleiben und unser Denken und Handeln auf ungezwungene Weise zu reflektieren und
- das, was da gerade ist, einfach als das zu belassen, was es ist. Damit sind auch die eigenen Gedanken und Gefühle gemeint, denen wir achtsam und aufgeschlossen begegnen können.

In diesem Zustand sind wir in der Lage, mit anderen Menschen und Wesen empathische Beziehungen zu pflegen, Zusammenhänge zu erkennen und uns spürend und denkend in größere Zusammenhänge und Netzwerke einzufügen und alles das (mit einem Lächeln) als Teil unseres Lebens anzuerkennen. Wir sind mental und emotional stabil, ausgeglichen und resilient. Das ist der Zustand, den wir landläufig als entspannt beschreiben und zu dem so viele von uns wollen. Wenn wir in diesem Zustand der Entspannung sind, erfahren wir ihn häufig genug als außerordentlich flüchtig. Oft reicht eine kleine Unstimmigkeit, ein Blick, eine Äußerung, um uns aus diesem angenehmen Zustand wieder herauszukatapultieren. Den Auslöser bekommen wir in aller Regel gar nicht so genau mit. Was wir aber sehr wohl bemerken, ist, dass uns etwas irritiert hat und dass unsere Stimmung umschlägt. Das hat damit zu tun, dass unser Gehirn *»wie ein Magnet für negative Erfahrungen und wie Teflon für positive Erfahrungen«* ist. (Hanson 2012:32, kursiv im Orig.) Die Kraft dieses Negativ-Magneten lässt sofort automatisch (reaktiv) eine Reihe von Erinnerungen, Gefühlen, Vermutungen usw. aus dem limbischen System aufsteigen, die bewirken können, dass wir nach einem ganzen Tag, der angefüllt war mit lauter guten und angenehmen Erfahrungen, bedingt durch beispielsweise eine unangenehme Bemerkung für den Rest des Tages über nichts anderes nachsinnen. Das wiederum aktiviert erneut unseren Sympathikus, und unser Gefühl von Entspannung löst sich in nichts auf. Normalerweise geschieht so etwas ständig im Leben: Ständig ist da irgendetwas, was uns »die Petersilie verhagelt« und »die Laune vermasselt«. Wenn wir nichts dagegen tun, bleiben wir ein Opfer unserer Stimmungsschwankungen und leiden unter einer ständigen latenten Anspannung, die nur darauf wartet, erneut getriggert zu werden und wieder voll anzuspringen.

Wie aber wird es möglich, dass wir uns nachhaltig aus diesem Mechanismen lösen können, um das in uns zu etablieren, was wir im Yoga Gelassenheit oder Gleichmut (Vairagya) nennen?

Gleichmut in sich begründen

Gelassenheit bzw. Gleichmut (Vairagya) ist ein angenehmes Gefühl. Es entsteht dann, wenn wir »frei sind von Gier« (so die wörtliche Übersetzung dieses Sanskrit-Begriffs). Der Yoga kennt eine Vielzahl von seit Jahrhunderten erprobten Strategien, die uns darin unterstützen, ein zunehmend entspanntes und gelassenes *Naturell* zu entwickeln. Gelassenheit wird dann zu unserer Natur, wenn wir die neuronalen Netzwerke im präfrontalen Kortex so gestärkt haben, dass der anpassungsfähige Modus in unserem Gehirn den reaktiven Modus zunehmend auch in anstrengenden und stressigen Situationen dominiert. Die Übungen des Yoga ermöglichen diesen Umwandlungsprozess und helfen, den neuen – entspannten – Geisteszustand in uns zu etablieren.
Jede der nachstehend aufgeführten Techniken ist so konzipiert, dass sie uns hilft, den Parasympathikus zu aktivieren und damit das vegetative Gleichgewicht wiederherzustellen. Je nachdem, in welchem Maße wir uns als anfällig für Stimmungsschwanken erfahren, werden wir mehr oder weniger intensiv und langandauernd üben müssen, bis wir die Netzwerke für den vegetativen Ausgleich gestärkt und stabilisiert haben.

Yoga-Techniken für die vegetative Balance

Zwerchfell- oder Bauchatmung

Das bewusste Umschalten auf eine ruhige, tiefe Bauchatmung ist eine der sichersten Methoden, um schnell den Parasympathikus anzusteuern. Es gelingt am besten, wenn wir uns einen Moment vom Geschehen zurückziehen können und uns beide Hände auf den Bauch legen. Meist reicht es, einige Minuten bewusst unter die Hände bzw. tief in den Bauch zu atmen, um die beruhigende und zentrierende Wirkung erfahren zu können.

Vertiefung der Ausatmung

Bewusstes Aufatmen, Seufzen und Gähnen helfen uns schnell und zuverlässig, körperliche und mentale Spannung abzubauen, weil diese Atemformen tief in unserem »vegetativen Repertoire« verankert sind.

Tönen von Mantras

Jedes Tönen bewirkt eine Verlängerung der Ausatmung und wirkt deswegen in dem oben beschriebenen Sinn. Gleichzeitig harmonisiert der Klang eines »OM«, »AHAM« oder »SOHAM« (um nur einige Beispiele zu nennen) die Schwingungen der Gehirnwellen. Deshalb bewirken Mantra-Singen, Tönen und Summen, dass sich der Mind nachhaltig zu entspannen vermag. Außerdem ist es fast unmöglich, während des Singens oder Tönens die störenden Gedanken beizubehalten!

Aktive Muskelentspannung

Der Yoga kennt zwei Möglichkeiten: Entweder erst bewusst, klar und aktiv in eine Anspannung gehen und sie eine Weile halten … dann loslassen. Oder herausfinden, mit welcher Atemphase wir unsere Verspannungen am besten loslassen können. Dabei werden die meisten Menschen (aber eben nicht alle!) merken, dass sie mit dem Einatmen eher die Spannung noch etwas hochfahren und diese dann mit dem Ausatmen loslassen können.

Bodyscan

Das Wandern mit der Aufmerksamkeit durch den Körper beschäftigt nicht nur den Geist nachhaltig, sondern gibt uns auch das Gefühl für unseren Körper zurück. Der Bodyscan kann gut mit der aktiven Muskelentspannung kombiniert werden.

Die Totenhaltung *(savasana)*

Der Klassiker des Hatha-Yoga! Dabei liegen wir auf dem Rücken, haben die Augen geschlossen und sind eingeladen, für etliche Minuten in aller Ruhe in uns hineinzusinken und uns ganz in uns niederzulassen. Der Körper ruht, der Geist bleibt wach: das ist die perfekte vegetative Balance.

Zuflucht finden

Immer dann, wenn es eng wird, im eigenen Innern oder in einer bestimmten Vorstellung / einem bestimmten Bild eine Zuflucht finden. Das *Yoga-Sutra* bietet uns als Zuflucht an, uns mit »[dem] Licht im Herzen, das von Leid unberührt ist« (YS I,36), zu verbinden.

Heilsame innere Bilder *(Bhavanas)*

Jeder Mensch trägt in sich einen Schatz innerer Bilder, die ihm helfen, sein Gemüt zu beruhigen und ihn zu erfreuen. Wenn wir erkannt haben, welche Bilder uns guttun und in schwierigen Situationen unterstützen, sollten wir diese Bilder innerlich pflegen, indem wir sie uns immer wieder bewusst und liebevoll »ausmalen«. Vielleicht gibt es auch ein Foto, über das wir uns gleich mit einem inneren Bild verbinden können. Dann sollten wir es ständig griffbereit haben (z. B. im Portemonnaie) oder es bewusst »im Schatzkästchen unseres Herzens« (Hanson) ablegen, wo es uns immer zur Verfügung steht. Die Inder haben in der Regel ganze innere Schatzkammern mit den Gottesbildern ange-

füllt, die ihnen Unterstützung und Zuflucht bieten, und tragen diese Bilder zudem noch als Amulett, Kärtchen, Aufkleber usw. ständig mit sich herum.
Neben diesen sehr konkreten und körperlich erfahrbaren Methoden kennt der Yoga noch eine Vielzahl von mentalen Strategien, von denen hier nur einige beispielhaft vorgestellt werden sollen.

Im Jetzt ankommen

Ganz bewusst den gegenwärtigen Moment erfahren. Sich bewusst machen, was alles momentan im »grünen Bereich« ist. Was alles im Körper gutläuft: normalerweise die Atmung und der Herzschlag. In aller Regel ist der Körper unversehrt – selbst wenn er angespannt ist und wir uns nicht wohl fühlen.
Wenn wir in den aktuellen Moment hineinspüren, ist er fast immer »in Ordnung«. Diese Erfahrung lässt uns aufatmen und wieder freier durchatmen.

Entwickeln von Achtsamkeit

Der erste Schritt im Yoga besteht darin, Achtsamkeit dafür zu entwickeln, was *mein* Denken, Fühlen und Handeln *in mir* bewirkt. Damit »schlagen wir eine Schneise im Durcheinander« (Goleman) unserer Gefühle und Stimmungen bzw. bewirken, dass unser Stirnhirn hemmende Impulse in Richtung des aufgeregten limbischen Systems losschickt, sodass dieses sich beruhigen kann.
Der zweite Schritt der Achtsamkeit betrifft die Wahrnehmung unseres Verwobenseins mit allem Denken, Fühlen und Handeln mit unserer Umwelt.
Viele Anregungen zur Entfaltung von Achtsamkeit finden wir im *Yoga-Sutra* in den Regeln zum Umgang mit der Welt und mit uns selbst – den *Yamas* und *Niyamas* (YS II,30–45).

Beobachter werden

Wie bereits ausführlich erläutert, bewirkt die Einrichtung einer inneren Instanz, die unsere Gedanken, Gefühle, Absichten und Handlungen beobachtet, dass wir Abstand vom Trubel der Gefühle und Ereignisse gewinnen können. Und das Schöne ist: unser Beobachter ist immer entspannt! Er ist ja nur der Beobachter, der Zeuge und nicht in all das involviert, worüber wir uns gerade aufregen! Sobald wir uns mit dieser Instanz in uns verbinden, schalten wir um vom limbischen System zum Stirnhirn und sind dadurch wieder in der Lage, unsere Gefühle und unser Handeln zu regulieren.

Benennen

Alles, was wir benennen, sind wir nicht mehr! Wenn ich sage »Da ist Wut«, dann bin *ich* nicht mehr die Wut. *Hier bin ich* als die Instanz, die die Wut benennt, und *da ist die Wut* in meinem Bauch. Das Benennen schafft Distanz zu unangenehmen Empfindungen und Gefühlen und entspannt.

Ausrichten auf die vier heilsamen Qualitäten

Die vier heilsamen Qualitäten im Yoga (und im Buddhismus) sind:

Maitri – Güte, liebevolle Zuwendung, Wohlwollen, Liebe
Karuna – Mitgefühl, Empathie
Mudita – Freude, Freundlichkeit
Upeksha – Geduld, Nachsicht, Fehlerfreundlichkeit

Die bewusste mentale Ausrichtung auf eine oder alle diese Qualitäten wirkt im Sinne einer Selbstermächtigung. Wenn uns jemand »blöd kommt«, können wir uns zum Beispiel fragen, was diesen Menschen wohl gerade plagen muss, dass er sich nicht anders zu helfen weiß, als uns blöd zu kommen. Wir können ihm bewusst mit Nachsicht und

Fehlerfreundlichkeit begegnen und gütig gegenüber seiner schlechten Laune sein. Diese Strategie ist außerordentlich kraftvoll und trägt sehr nachhaltig dazu bei, dass wir lernen, das Gute in uns zu verankern.

Ausrichten auf positive Gefühle

Neben der mentalen Ausrichtung auf die vier heilsamen Qualitäten kennt der Yoga noch die heilsame und förderliche Wirkung, die dadurch entsteht, dass wir unseren Geist auf etwas Positives ausrichten. Dazu gehören zum einen die Erfahrungen von Zufriedenheit, Dankbarkeit, unserer inneren Stärken, unserer Fähigkeiten und Talente wie auch die Besinnung darauf, dass wir jemandem wichtig sind und am Herzen liegen, dass uns jemand liebt und dass (in der Regel) andere Menschen uns als einen wertvollen Teil ihrer Gemeinschaft (z. B. Familie, Arbeits- oder Sportteam, Lerngruppe) betrachten.

Dhyana als Mittel der Neustrukturierung unseres Bewusstseins und damit des Großhirns – Wie wir durch Meditation auf unser Gehirn einwirken können

Kaum ein Bereich der Yoga-Lehre ist in den letzten Jahren so tiefgehend, gründlich und aussagekräftig erforscht worden wie die Meditation.

Das ist gut so, denn schließlich ist *Dhyana* – die Meditation – das Herz aller Yoga-Praxis. Im Laufe der Jahrtausende ist im Yoga eine außerordentliche Vielfalt von Meditationsformen entstanden. Einige von ihnen wurden im tibetischen Buddhismus originalgetreu konserviert. Die meisten ursprünglichen Techniken jedoch wurden gemäß der Konzepte jüngerer Yoga-Traditionen (z. B. des Kashmirischen Shivaismus, Tantra und des Hatha-Yoga) sowie des Buddhismus weiterentwickelt.

Im tibetischen Buddhismus gibt es bis heute die Tradition, Mönche bereits in ihrer frühen Kindheit in eine regelmäßige Meditationspraxis einzuweihen, die sie dann über Jahre in großer Regelmäßigkeit und unter Aufsicht zu vervollkommnen lernen. Man findet dadurch im Umfeld des tibetischen Buddhismus Menschen, die mehr als 50 000 Stunden ihres Lebens in der Meditation verbracht haben. Untersuchungen aus den letzten Jahren legten offen, dass die Gehirne dieser Meditationsmeister signifikante strukturelle Veränderungen aufwiesen. Auch in diesem Fall formte sich also die Struktur hinsichtlich der Art der Benutzung bzw. der Erfahrungen, die die Menschen mit der Art der Nutzung machten. Die Veränderungen unterschieden sich auch noch deutlich zum Beispiel in den einzelnen Hirnarealen, und zwar abhängig davon, was als bevorzugter Meditationsfokus gewählt worden war. Diese Forschungen belegen wieder einmal eindrucksvoll, wie ausgeprägt die erfahrungsbedingte Plastizität unseres Gehirns ist.

Dabei müssen wir den Begriff der Plastizität eigentlich in zwei Richtungen gelten lassen, nämlich so, dass er eine Wende zum Besseren nehmen kann, aber auch eine Wende zum Schlechteren. Es gibt nämlich Faktoren, die dazu führen, dass unser Gehirn signifikant an Lebendigkeit verliert und regelrecht erstarrt. Dazu kommt es, wenn wir zu lange negativen Stress erfahren, und zwar vor allem dann, wenn dieser Stress sich wie ein Grundmuster durch unser Leben zieht und in uns der Eindruck entsteht, ihn nicht mehr kontrollieren zu können. Wir wissen heute, dass sich unsere Gehirne auch unter diesen Bedingungen signifikant verändern, aber zum Negativen hin, da lang anhaltender Stress erwiesenermaßen dazu führt, dass Nervenzellen im limbischen System absterben.

Der Yoga bietet uns Wege an, die uns helfen, den schädlichen und krank machenden Erfahrungen und Empfindungen etwas entgegenzusetzen. In der Vielfalt der Meditationen, die im Yoga über viele Jahrhunderte hinweg entwickelt worden sind, finden wir die mentale Ausrichtung und eine Fülle von Symbolen und Bildern, die uns einladen, wieder neue positive Erfahrungen zu machen. Dadurch wird es möglich, die alten, Stress erzeugenden Prägungen, die unser Denken und Handeln bestimmten, im Laufe der Zeit nachhaltig zu überschreiben und damit zu deaktivieren.

Der Yoga interessierte sich schon immer für die Methoden und Techniken, die es uns erlauben, unsere leidhaften Verstrickungen zu erkennen und uns einen inneren Raum von Freiheit zu erschaffen, in dem wir unser Denken, unser Fühlen und unser Sein zu entfalten vermögen. Dieser Raum *(kha)* wird im Yoga *sukha* genannt. Er ist gekennzeichnet durch die Erfahrung von Leichtigkeit *(su)*, Freiraum, Weite und Entscheidungsvielfalt.

Damit sich dieser Raum – dieser Zustand – in uns eröffnet,

braucht es vor allem eines: Stille! Doch gerade diese Stille ist etwas, was sich dann, wenn wir lernen zu meditieren, partout nicht einstellen will. Denn unser Gehirn arbeitet ja die ganze Zeit weiter, auch dann, wenn von außen kaum neue Sinneseindrücke nach Aufmerksamkeit rufen. Hanson erklärt, dass es zu unserem evolutionären Erbe gehört, dass ein Teil unseres Bewusstseins ständig die Umgebung abscannt und dass schon kleinste Irritationen von außen oder aus unserer Innenwelt sofort bewirken, dass unsere Wahrnehmung abgelenkt wird, um sicherzustellen, dass es sich um nichts Gefährliches handelt (»reaktiver Modus«, siehe Kapitel 2).

Um nicht von unserem eigenen Mind wieder und wieder aus einem sich aufbauenden meditativen Zustand herausgerissen zu werden, bedarf es deshalb einiger Vorbereitung.

Einige wesentliche Faktoren zur Vorbereitung der Meditation

- Vertrauen in unsere Umgebung und die Menschen, die uns ggf. in der Meditation begleiten. Also ein sicherer äußerer und innerer Raum, und das Gefühl, dort aufgehoben und sicher zu sein. Das ist auch deswegen wichtig, weil es im Verlauf der Meditation vorkommen kann, dass wir jedes Gefühl für die Begrenzungen unseres Körpers verlieren und die Empfindung haben können, uns in die Weite des Raumes aufzulösen.
- Zeit: Wir können nicht »mal eben schnell meditieren«.
- Die Fähigkeit, uns willentlich körperlich und mental entspannen zu können. Je besser wir einüben, Spannung und Unruhe in Körper und Mind loszulassen, desto eher werden wir auch absichtslos in einen meditativen Zustand hinübergleiten.

- Gleichzeitig brauchen wir aber auch die Fähigkeit, unseren Geist ausgerichtet zu halten. Das lässt sich gut einüben über den »kognitiven Zyklus« (siehe Kapitel 3 Abschnitt *Achtsamkeit einüben*).
- Damit wir jedoch merken, dass unser Geist abschweift, ist es unabdingbar, dass wir unsere Aufmerksamkeit und Achtsamkeit schulen. Diese Schulung ist ein nie endender Prozess, da sich Achtsamkeit immer noch weiter verfeinern lässt.
- Die klare Absicht und Entschlossenheit zu meditieren. Diese innere Einstellung erhöht unsere Frustrationstoleranz, besonders dann, wenn unser Geist sehr unruhig und/oder besorgt ist. Sie hält uns bei der Stange, schenkt uns Disziplin und hilft uns, zugunsten der Meditation auf all die anderen Dinge, die wir auch machen könnten, zu verzichten.
- Im Idealfall sind wir dabei trotz aller Entschlossenheit frei von Erwartung bezüglich der Ergebnisse unseres Tuns. Insofern ist es äußerst günstig, wenn wir uns schon einmal mit dem Konzept von *Upeksha* beschäftigt haben, also mit der Vorstellung, uns selbst geduldig, nachsichtig und fehlerfreundlich anzunehmen und unser Bemühen zu ehren.
- Dankbarkeit und Freude: Meditation gelingt dann am ehesten, wenn wir sie zu unserer »Qualitätszeit« erklären, nämlich zu einer Zeit, in der wir uns ausschließlich uns selbst widmen. Eine Zeit, die wir uns schenken, um zu uns zu kommen; und die wir mit Dankbarkeit als etwas Besonderes erfahren.

Meditation setzt Erinnerungen und Gefühle frei

Wenn wir uns hinsetzen, die Augen schließen und uns vornehmen, nun einen bestimmten Zeit-Raum der Meditation zu widmen, scheint es – in aller Regel – im Kopf so

richtig loszugehen. Ein Gedanke jagt den nächsten, der Körper meldet sich mit einem Jucken hier und einem Zwicken dort, und zwar nicht nur bei uns westlichen Menschen, sondern – Berichten zufolge – am Beginn ihrer Praxis sogar auch bei tibetischen Meditationsmeistern. Die äußere Ruhe lässt uns zum einen bemerken, was alles in unserem Inneren geschieht; zum anderen ändert sich in der zunehmenden mentalen Entspannung, die dann entsteht, wenn es uns gelingt, Gedanken und Empfindungen wie Wolken am Himmel vorüberziehen zu lassen, die Aktivität der Neuropeptide[36], die Candace B. Pert unsere »Gefühlsmoleküle« nennt (Pert 2007:373).
Pert, Professorin für Physiologie und eine der bedeutendsten Forscherinnen auf dem Gebiet der Psychoimmunologie, beschreibt die Auswirkungen der Meditation auf die Physiologie des Körpers anhand ihrer eigenen Erfahrungen. Sie berichtet: »Vor allem interessierte mich, welche Folgen die stresslindernden Effekte der Meditation für das Immunsystem haben und was das im Kontext der Gehirn-Körper-Verbindung zu bedeuten hat. […] Nach allem, was ich über das körperweite psychosomatische Netzwerk wusste, hatte ich […] den Eindruck, dass der mit Krankheit verbundene Stress als Informations-Überlastung zu verstehen sei, als ein Zustand, in dem das Körper-Geist-Netzwerk von unverarbeitetem sensorischen Input in Form unterdrückter Traumen oder unbewältigter Gefühle so in Anspruch genommen wird, dass es zusammenbricht. Dann ist kein freier Informationsfluss mehr möglich und manchmal richten sich die Kräfte dieses Netzwerkes sogar

36 »Neuropeptide und ihre Rezeptoren verbinden […] das Gehirn, die Drüsen und das Immunsystem in einem Netzwerk von Kommunikation zwischen Gehirn und Körper und stellen wahrscheinlich das biochemische Substrat von Gefühlen dar.« (Pert et al. 1995, zitiert nach: Uexküll, *Psychosomatische Medizin,* 2008:102)

gegen den eigenen Organismus.« (Pert 2007:372) Und sie fährt fort: »Die neuen Erkenntnisse über Neuropeptide und ihre Rezeptoren lassen genauere Rückschlüsse auf die Vorgänge und Stressbedingungen zu. Wenn Stress die Gefühlsmoleküle daran hindert, sich frei dorthin zu bewegen, wo sie erforderlich sind, reduzieren sich die weitgehend autonomen Prozesse, die vom Peptidfluss reguliert werden – Atmung, Durchblutung, Immunfunktion, Verdauung, Ausscheidung und so fort – zu einigen einfachen Rückkopplungsschleifen, so dass die normale Immunantwort gestört ist. Durch Meditation können lange vergrabene Gedanken wieder an die Oberfläche gelangen, wodurch der freie Fluss der Peptide wieder ermöglicht wird. Körper und Gefühl können gesunden.«[37] (Pert 2007:372–373)

Verschiedene Forschungsrichtungen in der Medizin, Neurologie, Psychiatrie sind den stressmindernden Wirkungen von Meditation nachgegangen und haben eine Vielzahl von Ergebnissen vorgelegt und sind weiter dabei, die Zusammenhänge detaillierter zu erforschen, um das Gehirn darin unterstützen zu können, in Zeiten großer Anspannungen und Anforderungen Zugang zu seinen Ressourcen zu bewahren. Alles, was bisher herausgefunden wurde, deckt sich mit den oft seit vielen Jahrhunderten bewährten Vorschlägen der Yoga-Meister, wie wir im Weiteren immer wieder sehen werden.

---

37 Candace B. Pert, *Moleküle der Gefühle. Körper, Geist und Emotionen,* Deutsche Übersetzung von Hainer Kober, Copyright © 1999 by Rowohlt Verlag GmbH, Reinbek bei Hamburg.

Der Geist im Ungleichgewicht

»Mit einem ungebärdigen und unruhigen Geist ist es wie mit einem kleinen Vogel, den du mit einem unfokussierten und schwankenden Fernglas beobachten willst: Du siehst gar nichts.«

Matthieu Ricard

Auch wenn Körperarbeit mit Hilfe der Asanas und Bewegungsabläufe und der Atemtechniken des Hatha-Yoga momentane Stresssymptome teilweise sehr effektiv lindern hilft, hilft sie doch nicht so sehr nachhaltig. Der Grund ist, dass viele Menschen es schaffen, im Laufe der Zeit sogar bei einer anstrengenden Körperpraxis oder Atemübungen, die mit Zählen oder Ähnlichem verbunden sind, immer noch an etwas anderes zu denken. Ihr Gehirn arbeitet ihre To-do-Listen ab, es grübelt über irritierende Situationen der Vergangenheit oder verliert sich einfach in Tagträumen. Meditation ist vor allem deshalb wirkungsvoll und nachhaltig, weil sie sich auf unseren Geist richtet – und damit auf das »Geist-Körper-Netzwerk« (Pert 2007:372), das alle unsere Prozesse reguliert. Man könnte auch sagen, dass Asanas und Atemübungen eher auf der Ebene der Symptome wirksam werden können, während Meditation mehr auf die Ebene der mentalen Ursachen dieser Symptome abzielt. Wenn unser Geist lernt, zunehmend und irgendwann sogar konstant die Aufmerksamkeit ausgerichtet zu halten, dann verändert sich der Informationsfluss, der eben diese Beziehungen zwischen Geist und Körper zu einem Netzwerk zusammenfügt und darin die äußerst komplexen Regulierungsvorgänge in der Weise koordiniert, dass es alles, was ordnet, aktiviert – und alles, was uns ablenken will, hemmt.

Der Geist im Ungleichgewicht führt dazu, dass unsere Körperprozesse ins Ungleichgewicht kommen. Da mittels der Meditation der Geist geschult werden kann, ruhig, stabil und klar zu werden, kann sie tatsächlich als ein entscheidendes Werkzeug angesehen werden, die innere Ordnung nicht nur wiederherzustellen, sondern vielmehr zu etablieren.

Forschungen zeigten (nach Esch 2012:135), dass es während der Meditation bei geübten Menschen zunächst zu einer Abnahme der Gehirnaktivität und damit zu einer Verlangsamung des EEG kommt. Es scheint eine Reaktion darauf zu sein, wenn wir eingeübt haben, uns bewusst und wohlig zu entspannen, und sich in uns die Empfindung wacher Ruhe breitmacht. Gleichzeitig nehmen die Aktivitäten der Aufmerksamkeits-, Interozeptions- und Motivationssysteme zu. Es kommt also in unserem Gehirn gleichzeitig zu einer Abnahme des Erregungs- und Aktivitätsniveaus und zu einer Zunahme des Einflusses der präfrontalen Regionen, was oft mit einem Glückseligkeitserleben (im Yoga *ananda* genannt) einhergehen kann.

Untersuchungen in Kooperation mit dem buddhistischen Mönch Matthieu Ricard haben gezeigt, dass bei einer Liebenden-Güte- bzw. Mitgefühl-Meditation ein besonderes Phänomen erschien: Es traten vermehrt schnelle Gamma-Wellen auf. Dies stand zunächst im Gegensatz zu Beobachtungen einer generellen Verlangsamung der Hirnaktivität bei Meditationen, was mit der Auslösung von Entspannung gedeutet wurde. Diese Gamma-Wellen gerieten sogar in so starke Resonanz miteinander, dass sie sich wie eine oszillierende Welle der Synchronisation über weite Bereiche des Gehirns, vor allem der Großhirnrinde, ausbreiteten. Das heißt, zeitgleich wurden viele Neuronen aktiviert. Esch interpretiert diese Beobachtungen in die Richtung, dass diese Aktivität genau das zeigt, was Neuronen am liebsten tun: nach Resonanz und Verbindung suchen (also: fire together and wire together). Dies ist ein wichtiger Faktor für neuronale Plastizität. Die *Liebende-Güte-Meditation,* in der bewusst und ausgerichtet über eine liebevolle und mitfühlende Beziehung zur belebten und unbelebten Umwelt meditiert wird, scheint genau diese Resonanz, Stimmigkeit und Integration im neuronalen Zustand zu bewirken (ebd.).

Es ist die neuronale Kohärenz, die bewirkt, dass wir »zusammenschauen« und dadurch eine Aufhebung der üblichen Trennung von Subjekt und Objekt und damit eine Empfindung von Zusammengehörigkeit und Einheit erleben. »Gammawellen binden gewissermaßen, wie es aussieht, die verschiedenen Aktivitäten und Aspekte der Existenz sowie des unmittelbaren Erlebens zu *einer* Wahrnehmung zusammen. Dieser Zustand wird von Neurowissenschaftlern [...] gelegentlich auch als Global Binding, als globales Verbundenheitserleben oder als ›All-Einheitserfahrung‹ [bezeichnet].« (ebd.)

Esch weist jedoch wiederholt darauf hin, dass wir die Voraussetzungen und die Fähigkeit, Einheit zu erfahren, alle in uns tragen und dass es dennoch langjähriger Übung bedarf, um solche Zustände aktiv zu erzeugen.

Aus diesem Grund wird die Meditation in allen Yoga-Traditionen als der wesentlichste Bestandteil der Übungspraxis angesehen. Sogar im Hatha-Yoga, dem immer wieder nachgesagt wird, dass er sich ausschließlich für Körperübungen (»Verrenkungen«) interessiere, finden wir in den Quellentexten diesbezüglich klare Worte.[38] So heißt es beispielsweise in der *Hatha-Yoga-Pradipika* zum Stellenwert der Meditation:

»Wer nur den Hatha-Yoga übt, ohne den Raja-Yoga zu kennen, der plagt sich, so glaube ich, ohne Frucht.« (HYP,79)

---

38 Im Hatha-Yoga werden der Zustand der Meditation und der des Einsseins *Raja-Yoga* (wörtlich: der königliche Yoga) genannt.

»Alle Techniken des Hatha und des Laya (der Auflösung) haben das Ziel, den Raja-Yoga zu erreichen. Der Mensch, der den Raja-Yoga erreicht hat, steht über dem Tod.« (HYP III,103; beide Zitate: Glet/Trökes 2014)

Die Formen der Yoga-Meditation sind äußerst vielfältig, so dass jeder Mensch eine ihm gemäße Meditationspraxis entwickeln kann. Da der Umfang dieses Buches es nicht erlaubt, näher auf diese Vielfalt einzugehen, werden wir uns im Folgenden auf einige Anweisungen konzentrieren, die wir in Patañjalis *Yoga-Sutra* finden, sowie auf einige hilfreiche Überlegungen aus der Richtung der achtsamkeitsbasierten Meditationen.

Wie unser Geist ruhig, stabil und klar werden kann

Patañjali geht davon aus, dass der Geist der Menschen normalerweise unruhig und zerstreut ist, da er abwechselnd die Neigung zeigt, entweder den Sinnen zu folgen und sich in der Außenwelt zu verlieren oder sich im Innern mit seinen Problemen zu verstricken.

Die Probleme, die ihn beschäftigen, haben vielfältige Ursachen, die sich über Jahre hinweg im Körper-Geist-Netzwerk etablieren konnten und die, wenn sie nicht erkannt und reflektiert werden, dort unbewusst wirksam sind und eben auch auf dieser unbewussten Ebene die Aufmerksamkeit lenken und das, was wir wahrnehmen, auf eine spezielle Weise »färben«. Hier noch einmal eine kurze Übersicht über die wesentlichen Faktoren, die den Geist beunruhigen und ihn instabil (wankend) und unklar machen. Es sind:

- die Prägungen *(Samskaras)* und unbewussten Neigungen *(Vasanas)*, die wir über die Eltern (Gene und Erziehung) und unsere Gesellschaft mitbekommen haben;
- die Art und Weise unserer Wahrnehmung, dargestellt in den fünf *Vrittis* richtige Wahrnehmung, Irrtum, Vorstellung, Schlaf und Erinnerung;

- die Hindernisse *(Antarayas)* wie Krankheit, geistige Trägheit, (Selbst-)Zweifel, Erschöpfung, Ungeduld, Neigung zur Fehldeutung, Mangel an Beharrlichkeit (um einer Sache auf den Grund zu gehen);
- die *Kleshas,* nämlich das falsche Verstehen *(Avidya),* das Ichkonzept *(Asmita),* Gier *(Raga),* Abneigung *(Dvesha)* und Angst *(Abhinivesha).*

Patañjali zeigt uns im ersten Kapitel des *Yoga-Sutra* den Weg auf, der wieder in die Ruhe, Stabilität und Klarheit führt. Dabei hat er den Einstieg in die Meditation ganz weit »heruntergelegt«, damit der Zugang leicht ist und wir schnell Zutrauen in die Fähigkeiten bekommen können, die in uns – nach Meinung des Yoga – als in sich ruhende Wesensqualität angelegt sind und die wir nun wieder zu entdecken beginnen.

»Wir können irgendeinen Gegenstand oder irgendeine Frage, die unser Interesse weckt, wählen und unseren Geist darauf ausrichten, um ruhiger und klarer zu werden.« (YS I,39)[39]

Dann werden die ersten Schritte beschrieben: »Zunächst ist die Klarheit unseres Verstehens noch überlagert von dem, was wir über den Gegenstand und seine Bedeutung gehört haben, was wir über ihn wissen, und von den Vorstellungen, die wir über den Gegenstand haben.« (YS I,42)

»Bleibt unser Geist weiterhin auf das eine Objekt ausgerichtet, so treten Vorstellungen und Erinnerungen nach und nach in den Hintergrund. Unser Geist wird kristallklar und wird eins mit dem Meditationsobjekt. In diesem Augenblick verliert sich das Empfinden für die eigene Person. Allein das Objekt erscheint in aller Klarheit vor uns.« (YS I,43)

39 Die folgenden Sutras werden nach der Übersetzung von T. K. V. Desikachar (1997) zitiert.

Hier wird beschrieben, wie der Geist durch die Übung des reinen Gewahrseins in einem Zustand ist, in dem er sich von dem, was ihn normalerweise konditioniert, zu lösen vermag. Besonders wichtig scheint uns dabei der Hinweis, dass »bei der bewegungslosen Sitzmeditation die Körperwahrnehmung in den Hintergrund tritt bis hin zur völligen Ausblendung bzw. Auflösung, wodurch der Körper als ein wichtiger Ankerpunkt des normalen Alltagsbewusstseins entfällt.« (Ott 2013:205 f.) Das, was dann übrig bleibt, wenn die Wahrnehmung der eigenen Person verschwindet, ist die Erfahrung des reinen Wahrnehmens und des Da-Seins an sich. Sie wird im Yoga die Erfahrung der Transzendenz genannt.

Sie ist losgelöst von mir als Individuum und damit von all dem, was mein Ich konstituiert. Das Wahrgenommene bleibt dabei bei sich, und die/der Wahrnehmende bleibt bei sich. Die Identifizierungen mit den Gedanken, Gefühlen, Erinnerungen, Einschätzungen, Vorlieben und Abneigungen, die als Reaktion auf das Wahrgenommene im Geist auftauchen, sind gelöst. Wir sehen etwas, haben wahrscheinlich auch eine Meinung dazu – und lassen die Meinung los.

In diesem Zustand der Losgelöstheit entsteht eine tiefe Ruhe, da sich das, was da gerade erfahren wird, sowieso der Beschreibung durch Worte entzieht. Wenn es uns durch Übung gelingt, andauernder und leichter in diese Erfahrung einzutauchen, dann wird unser Mind lernen, sich immer tiefer und umfassender zu entspannen. Ott beschreibt, dass sich dadurch die Dynamik in der Aktivität der Neurotransmitter stark verändern kann und dass das Hinübergleiten vom Tagesbewusstsein in einen meditativen Zustand als ein »Phasenübergang« verstanden werden kann (ähnlich wie beim Einschlafen; ebd.).

Patañjali beschreibt gegen Ende des ersten Kapitels unseren Geist, der durch Sammlung und Ausrichtung stabil geworden ist. Das meint das Training, durch das die abschweifenden Vrittis immer wieder ausgerichtet und fokussiert werden, bis sie nicht mehr umherhüpfen (im gängigen Beispiel »wie die Affen in den Bäumen«), sondern wie ein ruhiger Strom ihrem Flussbett folgen. Das in uns, was wahrnimmt, sitzt dann (um im Bild zu bleiben) am Ufer dieses Flusses und schaut dem Strömen – dem Kommen, Gehen und Vergehen – der Gedanken zu.

»In diesem höchsten Zustand des Erkennens basiert das Wissen eines Menschen nicht länger auf Erinnerungen oder Schlussfolgerungen. Sein Wissen ist spontan und unmittelbar und von außerordentlicher Qualität und Intensität.« (YS I,49)

Ein Mensch in diesem Zustand ist in der Lage, die Fülle von Informationen, die er über alles empfängt, was seine Sinne berührt, in sich ruhen zu lassen. Aus diesem reinen Gewahrsein der absichtslosen Betrachtung heraus geschieht es, dass der Eindruck entsteht, von der Essenz des Wahrgenommenen angerührt zu werden: dem Lebendigen, der Ruhe usw. Es spricht zu uns – unmittelbar, direkt und in der ihm eigenen Intensität.

Auch wenn Patañjali einräumt, dass »mit Ausnahme der eigentlichen Quelle des Erkennens in sich selbst ein Mensch in diesem Zustand alles verstehen kann« (YS I,45), bezieht er die Selbsterkenntnis doch explizit mit ein in diesen Prozess. »In dem Maße, wie das Verständnis von einem Gegenstand in der Meditation immer vollkommener wird, enthüllt sich einem Menschen sein wahres inneres Wesen.« (YS I,47)

Das Verständnis, von dem hier die Rede ist, ist *Prajña,* die Weisheit. Sie entsteht, wie es bei Deshpande/Bäumer heißt, aus der »Erfahrung in dem Zustand der von der Erwägung freien Betrachtung [und] führt zur inneren Abgeklärtheit. Dort findet man Weisheit, die der ewigen Ordnung voll ist.« (YS I,47/48; Deshpande/Bäumer 1977:78).

Wenn wir meditieren, betrachten wir uns also, ohne etwas von uns zu wollen oder zu erwarten. Wir befinden uns vielmehr in einem Zustand innerer Abgeklärtheit. So erfahren wir uns als das *Wunder,* das wir sind – »der ewigen Ordnung voll«. *Prajña,* die Weisheit, verkörpert durch das weibliche Prinzip, hilft uns, uns in unserer ganzen Ordnung zu erkennen und ganz tief zu wissen, dass *wir in Ordnung sind!* Das ist unsere Wesensnatur – die uns innewohnende ewige Ordnung. Alles, was wir in uns bedingt durch die Wirkungen der Samskaras, Antarayas und Kleshas als ungeordnet, eingetrübt und verwirrt erfahren, ist lediglich die Hülle. Sie ist nicht nur peripher, sondern auch vergänglich. Wir selbst mit unserem Körper und dem ihm innewohnenden Mind als Repräsentant der ewigen Ordnung sind davon unberührt. Das ist die Erkenntnis.

Wenn wir getragen von dieser Erkenntnis durch unser Leben gehen, wird uns nichts mehr so schnell beunruhigen, verletzen oder uns Stress machen. Diese Seinsqualität wird im Yoga mit *Sattva (vgl. gunas im Unterpunkt Entspannung dieses Kapitels)* bezeichnet, der inneren Ausgewogenheit und Balance. Daraus entsteht die Freiheit, zu der der Yoga uns führen möchte: »Wenn die absolute Reinheit in den psycho-physischen Wesen *(sattva)* und im ›inneren Menschen‹ *(purusha)* gleich ist, entsteht völlige Freiheit *(kaivalyam).*« (YS ,55; Deshpande/Bäumer 1977:159) Auch Ott betont, dass solche Erfahrungen – er nennt sie »mystische Erfahrungen« – ein »enormes Potential der Selbsterkenntnis für das Individuum bieten. Die nachhaltig positive Wirkung auf das Verhalten und das Erleben (Gefühl »wie neu geboren zu sein«, Frische der Wahrnehmung) weist auf die Möglichkeit der De-Konditionierung hin, bei der tiefsitzende emotionale Traumata und starre Gedankenmuster zugunsten größerer geistiger Freiheit aufgelöst werden.« (Ott 2013:209)

Meditation als Zustand erhöhter Aufmerksamkeit

»Meditation ist ein Zustand lebhafter Bewusstheit.«

Matthieu Ricard

Die übliche Annahme, dass jemand, der meditiert, einfach nur dasitzt und gar nichts tut bzw. gar nichts denkt, können wir dank der Forschungsergebnisse zum Beispiel von Singer/Ricard sowie Ott inzwischen ad acta legen. In einem ihrer Gespräche über Hirnforschung und Meditation bemerkt der Hirnforscher Singer: »Es gibt inzwischen belastbare neurobiologische Hinweise darauf, dass sich das Gehirn während der Meditation in einem Zustand großer Wachheit und konzentrierter Aufmerksamkeit befindet« (Singer/Ricard, 2008:52). Eingehend auf das, was der Neurobiologe Richard Davidson bei seinem Freund, dem buddhistischen Mönch Matthieu Ricard, während der Meditation im Experiment per EEG beobachtete, präzisiert er, dass eine Veränderung des Gehirnwellenmusters im Sinne der Zunahme synchroner Gamma-Oszillationen in zentralen und frontalen Hirnregionen als besonders bemerkenswert gelten kann. Für Singer legt dies nahe, dass Ricard offensichtlich Aufmerksamkeitsmechanismen einsetzte, »um Aufmerksamkeit auf Prozesse in höheren Hirnrindenarealen zu fokussieren, Arealen, die bereits abstrakte Konzepte, Symbole verarbeiten können und vielleicht auch benötigt werden, um sich Gefühle und Emotionen bewusst zu machen«. Er vermutet, dass Ricard seine »intentionalen Kontroll-Mechanismen benutzt, um innere Repräsentationen zu aktivieren, [seine] Aufmerksamkeit auf sie zu lenken und dann mit ihnen zu arbeiten, als handele es sich um Informationen von außen; ganz so, als würden aufmerksamkeitsgelenkte kognitive Fähigkeiten des Gehirns zur Exploration der inneren Welt verwendet« (ebd.:61).

Diese Erforschung unserer Innenwelt führt dazu, dass wir uns nahekommen, dass wir unsere mentalen Funktionen kennenlernen und dass wir in der Folge eines Tages nicht nur uns selbst erkennen, sondern uns im Prozess dieser Selbsterkundung auch noch nachhaltig verändern werden. »Immer dann, wenn wir die Aufmerksamkeit auf bestimmte Inhalte richten, lernen wir. Sobald man aufmerksam ein Objekt betrachtet und bewusst wahrnimmt, lernt man über dieses Objekt. Die Folge sind Veränderungen in den synaptischen Verbindungen der Neuronen, und das nächste Mal, wenn das Objekt ins Blickfeld gerät, erscheint es vertrauter« (ebd.:62). Das, was unserem Erkennen vertrauter wird, sind wir selbst. Mit Hilfe der Meditation können wir also nicht nur erfahren, wie wir denken und fühlen, sondern auch unsere Gedanken und Emotionen dadurch beeinflussen, dass wir sie zum Beispiel beleben und damit verstärken oder sie hinterfragen und damit schwächen.

In allen Yoga-Traditionen sind sich die Lehrmeister einig darüber, dass es keinen Sinn macht, sich bestimmte Gedanken und Gefühle zu verbieten. Aber wir können sie in der Meditation auf den Prüfstand stellen, sie achtsam beobachten und sie mit unserer Aufmerksamkeit gewissermaßen durchleuchten, sodass wir ihre Ursachen wahrnehmen können und lernen, was sie nährt und welche Absichten diese Gedanken und Emotionen verfolgen. Wir können etwas tun gegen den nicht enden wollenden Gedankenwildwuchs, der sich aus Selbstbezogenheit, Hoffnungen und Ängsten speist und bedingt durch die negative Verzerrung unserer Wahrnehmung meistens negativ gefärbt ist.

Die Hirnforscher vermuten, dass in einem solchen »Gedankenkarussell«, in dem wir unaufhörlich unsere Konflikte »wiederkäuen«, ständig sich gegenseitig ausschließende Gruppen von Neuronen um die Vorherrschaft kämpfen. Dies macht den Geist instabil, da er unaufhörlich zwischen verschiedenen metastabilen Zuständen hin und her wechselt.

Es hat aber den Anschein, als wenn es für unser Wohlbefinden förderlich ist, wenn sich in unserem Gehirn stabile Zustände (also eine stabile Vorherrschaft bestimmter Neuronengruppen) aufbauen können, denn aus dieser Stabilität entwickelt sich eben diese Wahrnehmung der Kohärenz (des Zusammenhalts), der uns inneren Frieden und Sinnhaftigkeit zu vermitteln vermag. »Vielleicht ist Kohärenz die Signatur einer Lösung, vielleicht sind Lösungen Zustände hoher Synchronizität, in denen weit verteilte Ensembles von Neuronen in gut synchronisierte oszillatorische Aktivität einschwingen«, meint Singer und fährt fort: »Dies sollte wiederum eine ideale Bedingung für die Aktivierung der Bewertungssysteme sein, die global kohärente Zustände erkennen und das Finden von Lösungen mit positiven Emotionen belohnen.« (ebd.:105 f.)

Diese Erkenntnis soll dazu führen, dass wir alle die Gedanken und Emotionen, die förderlich und heilsam für uns und die Welt sind, in unserer Wahrnehmung und Aufmerksamkeit zu halten lernen. »Du musst einen ganz bestimmten Geisteszustand erzeugen und aufrechterhalten«, beschreibt Ricard Singer das Vorgehen »und deine Aufmerksamkeit zurückführen, wenn der Geist abschweift und sich ablenken lässt« (ebd.:63).

Es ist außerordentlich sinnvoll zu lernen, unsere mentalen Aktivitäten immer wieder auf das auszurichten, was uns positive Gefühle beschert. Wenn wir unseren präfrontalen Kortex ganz bewusst darin schulen, aus sich heraus die positiven Gefühle zu wählen, sich für sie zu entscheiden und sie dann auch aufrechtzuerhalten, halten wir zudem noch die Schaltkreise des Nucleus accumbens aktiv. »Die Region ist anscheinend von entscheidender Bedeutung für die Motivation und für das Gefühl, dass sich eine Tätigkeit lohnt. Die betreffenden Schaltkreise sind reich an Dopamin« und sorgen dafür, dass wir positiv gestimmt bleiben (Goleman 2014:219). »Positive Gefühle verschaffen uns Energie, so dass wir uns besser konzentrieren, flexibler denken und beharrlicher bleiben können.« Wir können also sagen, dass eine innere Ausrichtung auf das Positive genau das ist, was Meditation *gelingen* lässt.

Daraus kann sich eine wohlgestimmte und stabile mentale Verfassung entwickeln, die immer wieder von dieser aktiv gewählten positiven Ausrichtung gespeist wird. Meditieren wir in der Folge immer wieder und wieder über diesen Geisteszustand (z.B. über Güte und Mitgefühl), dann wird dieser Geisteszustand sich ausdehnen und wird eine Macht in unserem Geist werden, die uns auch in Stresssituationen erhalten bleibt. Das neue Muster, das uns in Verbindung mit gütigen, verstehenden und mitfühlenden Gedanken bringt, wird dann beginnen, alte Stressreaktionen zu überschreiben, die wahrscheinlich bewirkten, dass wir uns durch ein bestimmtes Verhalten angegriffen und verunsichert fühlten.

Unser Gehirn wird sich mit Hilfe dieser stabilen mentalen Ausrichtung umformen. Je mehr und je intensiver wir uns meditierend unseren inneren Zuständen widmen, je differenzierter wir sie zu bewerten wissen und in der Folge zu modulieren lernen, desto deutlicher werden die Spuren, die dieses neue Denken in unserer Hirnstruktur hinterlassen wird. Je konsequenter wir lernen, nicht förderliche Gedanken und Emotionen bei sich zu lassen und sie nicht mehr mit unserer Aufmerksamkeit zu nähren, desto instabiler wird das in uns werden, was sich eher am Negativen, an Problemen und Konflikten ausrichtet. »Befreiung von Leid wird so am Ende zu einer Fertigkeit«, bekräftigt Ricard aus eigener Erfahrung (ebd.:82). Oder, in den Worten des Psychologen Richard Boyatzis: »Du brauchst die Konzentration auf das Negative zum Überleben und die auf Positives zum Gedeihen.« Denn »die Konzentration auf unsere Stärken, so Boyatzis, drängt uns in Richtung einer erwünschten Zukunft und begünstigt die Aufgeschlossenheit gegenüber neuen Ideen, Menschen und Plänen« (zitiert in Goleman 2014:221). Das scheint sehr viel damit zu tun zu haben, dass wir mit einer solchen inneren Ausrichtung sogar die evolutionär begünstigte negative Verzerrung unseres Gehirns auszugleichen vermögen. Während unsere Empfindungen von Misstrauen, Sorge und Furcht eher am rechten Teil des Stirnhirns andocken, bewirkt die Meditation über Mitgefühl, Liebende Güte, Freundlichkeit, Dankbarkeit, Zufriedenheit oder über das, was uns sonst innerlich stärkt, dass wir zunehmend Schaltkreise in der linken Seite des Stirnhirns aktivieren. Diese Aktivierung, die Neurowissenschaftler wie Siegel und Hansen als »Links-Verschiebung«[40] bezeichnen, bewirkt, dass wir uns in uns und mit uns wohl fühlen und deshalb auch ruhiger und zuversichtlicher bleiben können, wenn am Horizont des Lebens wieder einmal dunkle Wolken aufziehen.

Meditation führt also langfristig nicht nur dazu, dass wir uns selbst differenzierter, feinfühliger und mitfühlender zu verstehen lernen, sondern dass wir auch beginnen, diese Vorgehensweise, die wir für uns selbst erarbeitet haben,

40 Der Gesamtheit der linken Gehirnhemisphäre werden häufig Logik, Struktur, Linearität und analytische Sprachverarbeitung zugeordnet, was der Entfaltung von einfühlsamer Achtsamkeit eher entgegengesetzt scheint. Tatsächlich aber scheint bei differenzierterer Betrachtung gerade der linke Präfrontalkortex durch die Achtsamkeitspraxis und das Gewahrsein unserer inneren Konstitution aktiviert zu werden; siehe ausführlich im nachfolgenden Kapitel 5.

auf unsere Mitmenschen anzuwenden. Die stabile Ausrichtung unseres Geistes in der Meditation auf heilsame und lichtvolle Zustände verändert dadurch also nicht nur uns selbst, sondern wird auch unsere Beziehungsfähigkeit verbessern. »Meditieren und Handeln: Sich selbst verändern, um die Welt zu verändern«, heißt es deswegen so treffend bei Singer/Ricard (2008:129).

Was eine gute Meditationspraxis auszeichnet

Zusammenfassend können wir sagen, dass eine Meditationspraxis folgende Qualitäten aufweisen sollte, damit sie sich nachhaltig günstig auf unseren Körper, unser Nervensystem, unser Gehirn und damit unseren Mind auswirken kann:

- Wir sollten freiwillig und mit Freude üben. Wenn wir uns zur Meditation zwingen, entsteht Widerstand im Mind, der sich als Anspannung äußern wird. Dies blockiert das Gelingen des meditativen Zustands.
- Wir sollten so üben, dass wir Zeit haben, Achtsamkeit zu entfalten und uns selbst zu begegnen. Diese Begegnung mit uns selbst ist vielleicht das wertvollste Geschenk, das uns die Meditation machen kann. Trotzdem sollten die Meditationsphasen gerade zu Beginn nicht zu lang sein. Als ideal gelten 2 mal 20 Minuten täglich.
- Da der Alltag immer wieder bewirkt, dass wir uns mental und körperlich anspannen, ist es besonders wichtig, zuerst Übungen zu machen, die uns helfen, unseren Atem zu entspannen (siehe oben).
- Die Übungspraxis sollte so gestaltet sein, dass Sie zu Beginn einige Minuten Zeit finden, um reine Atemachtsamkeit zu üben. Sie gilt als der beste Zugang in meditative Zustände.
- Wir sollten die Meditationsform bzw. die Ausrichtung auf das Meditationsobjekt, die oder das uns gut tut und

womit wir unser Wohlbefinden fördern können, mindestens sechs Wochen üben, damit wir stabile neuronale Netzwerke für dieses Wohlbefinden anlegen können.

- Wir sollten Zeit haben und Anleitung bekommen, um uns in unserem Wohlbefinden zu verankern und alle guten Erfahrungen bewusst und aktiv in uns aufzunehmen.

Vorschläge für eine Meditations-Übungspraxis zur Stärkung eines anpassungsfähigen Gehirns

- Nehmen Sie sich Zeit!
- Wenn Sie nur ganz wenig Zeit haben, üben Sie zweimal am Tag 5 Minuten wenigstens Atemachtsamkeit oder reines, stilles Gewahrsein. Weniger ist mehr!
- Sitzen Sie aufrecht – und bequem. Die Aufrichtung fördert die Wachheit und aktiviert die Schaltkreise im Gehirn, die für das Aufrechterhalten von Aufmerksamkeit zuständig sind.
- Kabat-Zinn empfiehlt, dass wir »sitzend einen Standpunkt in unserem Leben beziehen. Deshalb ist das Einnehmen und Aufrechterhalten einer Position, die Würde für Sie verkörpert – was auch immer das für Sie bedeuten mag – die Essenz der Sitzmeditation. Von der Verkörperung von Würde strahlt innerlich und äußerlich sofort eine Art Souveränität in unserem Leben aus. Es ist die Souveränität dessen, wer und was Sie sind – jenseits aller Worte, Begriffe und Beschreibungen.« (Kabat-Zinn 2008:258)
- Bleiben Sie achtsam und einfühlsam. Seien Sie aufmerksam, sorgsam und wohlwollend mit sich.
- Zu Beginn der Meditationspraxis ist es sehr günstig, einen Meditationskurs oder – noch besser – ein Meditations-Retreat aufzusuchen. Sie werden merken, wie stark die Ruhe und das Gesammeltsein einer Gruppe Sie darin unterstützen werden, selbst zu Sammlung und Ruhe zu finden und diese Zustände aufrechtzuerhalten.
- Suchen Sie immer wieder einen Meditationslehrer oder eine Mediationslehrerin auf, mit dem oder der Sie besprechen können, wie Sie sich in der Meditation fühlen, was aus Ihrem Geist aufsteigt und wie Sie damit umgehen sollen. Im klassischen Yoga-Kontext wäre Me-

ditation ohne die (Weg-)Begleitung eines Lehrers oder einer Lehrerin übrigens vollkommen undenkbar.

- Richten Sie Ihre Aufmerksamkeit bewusst auf das, was Ihnen in der Meditation wohltut. Wie erfahren Sie gerade Ihren Geist? In welchem Maße hilft die Meditation Ihnen, Spannung loszuwerden? In welchem Maße hilft sie Ihnen, abzuschalten und ganz zu sich zu kommen? In welchem Maße sammelt und beruhigt sich Ihr Mind? Hilft die Meditation Ihnen, in sich selbst eine sichere Zuflucht zu finden?
- Kosten Sie dieses Wohlgefühl voll aus. Reichern Sie Ihre Wahrnehmung so intensiv wie nur möglich mit all dem an, was Sie in der Meditation oder den sie begleitenden meditativen Zuständen als wohltuend, nährend, aufbauend und unterstützend erfahren.
- Öffnen Sie sich ganz dieser Erfahrung. Stellen Sie sich vor, wie Sie Sammlung, Ruhe und Frieden vollkommen durchdringen und wie diese Empfindungen alle Zellen Ihres Körpers durchströmen.
- Machen Sie sich bewusst, in welchen herausfordernden oder sogar schwierigen Situationen Ihres Lebens Ihnen die Erfahrung dieses Gesammeltseins und des inneren Friedens die Erfahrung vermitteln, zum Beispiel:
  - gelassener zu sein
  - wieder abschalten zu können
  - den Geist beruhigen zu können
  - wieder in der eigenen Mitte anzukommen
  - in sich zu ruhen
- Stellen Sie sich möglichst detailliert vor, wie Sie sich die konkreten körperlichen und mentalen Erfahrungen einer bestimmten wohltuenden Meditation in einer für Sie anspruchsvollen Situation zur Verfügung stellen könnten. Finden Sie am besten dafür ein inneres Bild (z. B. einen stillen Bergsee), ein Wort (z. B. Ruhe), einen

Satz (z. B. Möge ich glücklich und frei von Leid sein) oder ein Symbol (z. B. das Licht im Herzen, das von Leid unberührt bleibt.

- Schauen Sie aus der Kraft und Gelassenheit Ihrer Übungspraxis mit Neugier, Offenheit, Akzeptanz und Wohlwollen auf alles das, was in Ihrem Mind auftaucht.
- Gestalten Sie mit Ihren Meditationen aktiv und lustvoll einen Resonanzraum, der erfüllt ist von Wohlwollen, Freundlichkeit und Frieden.

5 Vom Ich zum Wir – Der Yogi und sein Umfeld

Zu Beginn dieses Buches zitierten wir Luise Reddemann und Sylvia Wetzel mit dem Bild, dass wir lernen können, mit uns so liebevoll umzugehen, dass wir uns bei uns selbst – und sei es nur für Momente – zu Hause fühlen. Wäre das nicht der Fall, hielten wir es dauerhaft nur schwer zu Hause aus (vgl. Reddemann/Wetzel 2011). Die vorangegangenen Kapitel boten uns eine Fülle von Methoden und Zugängen aus dem Yoga, um immer wieder, mitten in unserem Alltag, zu uns zurück, *nach Hause* kommen zu können. Diese Methoden zum achtsamen Gewahrsein und zur Innenschau stehen uns deshalb mit einem so großen Potenzial für Selbsterfahrung und Persönlichkeitsentwicklung zur Verfügung, weil wir denkende *und* fühlende *und* spürende *und* reflektierende Wesen sind. Gerade mit der Kompetenz, über uns selbst nachdenken zu können (Selbstreflexivität), uns selbst beobachten und sogar das Beobachten wieder beobachten zu können, entsteht in unserem Inneren ein immenser Erfahrungs- und Kreativitätsraum, der uns ja auch im Yoga so überaus wichtig ist.

Der Schritt über uns selbst hinaus

Dieser innere Raum erlaubt es uns, viele Dimensionen in unserem Leben und in der uns umgebenden Umwelt zu *denken*, einen *vieldimensionalen physikalischen Raum*, wie der Verhaltensmediziner und Meditationslehrer Jon Kabat-Zinn es sehr schön beschreibt. Wir haben gelernt, uns die Welt nicht mehr als begrenzt und festgeschrieben vorzustellen, sondern als eine Dimension »[…] ohne Anfang und Ende, leer und doch voll von einzelnen Brennpunkten der Materie, Galaxien […].« (Kabat-Zinn 2008:643) Mit der Fähigkeit zu einem solchen Gedankengang ist die Menschheit mit ihrer Vorstellungskraft im Laufe der Entwicklungsgeschichte ein riesiges Stück über sich hinausgewachsen.

Wir befinden uns jetzt gerade, in diesem Augenblick, auf einem Planeten, der Erde, die sich in diesem unendlichen Raum, losgelöst aus unserer definierten irdischen Zeit, genau an der Stelle einer Galaxie und in der Nähe eines relativ jungen Sterns (der Sonne) befindet, wo sich unter eben diesen klimatischen Bedingungen über einen unvorstellbar langen Zeitraum all die komplexen Lebensformen entwickelt haben, zu denen wir selbst heute gehören. Über das Zusammenwirken vielfältiger Kräfte, woran wir einen großen Anteil haben, *kann* diese Welt in diesem Augenblick nur genau so sein, wie sie *ist.* Diese ganzheitliche Weltsicht haben Quantenphysik und Yoga gemeinsam. In diese Welt sind wir physisch, energetisch und mental eingebunden. Wir bewegen uns durch sie hindurch, mit den uns von der Evolution zur Verfügung gestellten Möglichkeiten von Wahrnehmung, Lernen und Reflexion, um so in Wechselwirkung mit unserer Umwelt gehen zu können. Diese Perspektive bestimmt schlussendlich sowohl die Ziele als auch die Methoden, mit denen wir im Yoga arbeiten. Alles soll uns dienen, zu solch einer Weltsicht zu finden und sie dann auch zu verwirklichen, das heißt in unserem Alltag zu etablieren.

Dimensionen von Geist und Bewusstsein

Die Art und Weise, wie wir uns als Organismus sehen, definieren, fühlen etc. bestimmt, wie wir uns in die Welt stellen und uns mit ihr verbinden. In den vorangegangenen Kapiteln haben wir uns aus verschiedenen Perspektiven mit Wahrnehmung, Lernen, Bewusstsein und der Entwicklung der eigenen Persönlichkeit aus Sicht von Yoga und Hirnforschung beschäftigt. Wir haben aus unterschiedlichen neurowissenschaftlichen Richtungen viele Aspekte über die Physiologie des Gehirns, seine Struktur und seinen Aufbau zusammengetragen und mit dem Yoga in Beziehung gesetzt. Dabei hatten wir stets einen Blick auf Gehirn, Yoga-Philosophie und Yoga-Praxis als miteinander in Beziehung stehende Strukturen. Über diesen systemischen und *konstruktivistischen*[41] Blick haben wir immer wieder Bezüge zwischen Erkenntnissen aus den Neurowissenschaften und den Grundsätzen der Yoga-Philosophie gesucht und hergestellt. Schließlich haben wir uns aus den verschiedensten Perspektiven immer wieder fragend den Zusammenhängen zwischen der Neurophysiologie und den Übungsmethoden bzw. -instrumenten des Yoga genähert. Unser Augenmerk lag in der Hauptsache auf dem Menschen mit seinen Innenwelten. Wir haben uns gefragt, wie mentale Prozesse durch das Üben von Yoga und durch die Reflexion der Yoga-Philosophie angeregt, verändert oder von uns in ein anderes Muster der

---

41 *Der Konstruktivismus (im Gegensatz zum Determinismus) geht davon aus, dass die persönliche Wahrnehmung und die Wahrnehmung der persönlichen Lebenswelt konstruiert und nicht gegeben bzw. von vornherein festgelegt sind. Wir orientieren uns an dem Zweig des Interaktionistischen Konstruktivismus nach Kersten Reich, Universität Köln (siehe Reich* 1998*). Dieser Ansatz beachtet und analysiert insbesondere die Bedeutung der kulturellen und lebensweltlichen Interaktionen bei der Re-/De-/Konstruktion von individuellen und gesellschaftlich-kulturellen Wirklichkeiten.*

Empfindung und Erfahrbarkeit unserer Innenwelt gebracht werden können. Im Kern leitete uns immer wieder das Interesse an der Frage, wie wir auf der Basis dieser Erkenntnisse unser Leben selbstwirksam und stimmig (kohärent) gestalten können.
Viele Fragen bleiben offen, Fragen, die die Neurowissenschaften nach wie vor sehr stark beschäftigen, beispielsweise, was Geist ist, was Geist von Bewusstsein abgrenzt, wie sich Bewusstsein entwickelt, und welche Zusammenhänge wir tatsächlich aus den Erkenntnissen neurophysiologischer Untersuchungen zu den Themen Geist, Bewusstsein und autonomes Entscheiden ziehen können und dürfen. Schlussendlich werden damit immer die Fragen berührt, wie wir uns in Beziehung zur Welt setzen und wie wir diese Beziehung bewusst und aktiv zu gestalten vermögen. Genau diese Fähigkeiten machen die Qualität unserer emotionalen, sozialen und spirituellen Kompetenz aus.

POSITIONEN AUS DER HIRNFORSCHUNG ZUM THEMA GEIST UND BEWUSSTSEIN:

In seinem Buch *Kann das Gehirn das Gehirn verstehen?* (2013) führt der Autor und Wissenschaftsjournalist Matthias Eckoldt Gespräche mit deutschen Gehirnforschern zu einer ganzen Palette von Themen aus den Neurowissenschaften. Alle diese Gespräche drehen sich um Chancen und Grenzen unserer Erkenntnis bezüglich Geist, Bewusstsein, Gedächtnis und darüber, was hinter den Potenzialen und Verheißungen zur Fähigkeit des Gehirns, sich dem Leben flexibel anzupassen (Plastizität) und sich mit ihm in stimmiger Weise zu vernetzen (Kohärenz und Selbstwirksamkeit), stecken mag.

Alle Gespräche haben die Qualität einer Spurensuche. Sie gehen mit dem Thema Gehirn fragend um, tasten das Feld ab und kommen dadurch immer wieder zu kreativen und äußerst anregenden Aussagen. Im Folgenden haben wir Ihnen einige Aussagen der Forscher zum Thema Geist und Bewusstsein aus diesem Buch zusammengestellt. Erfreuen Sie sich an den schlüssigen und auf langer Forschungstätigkeit gegründeten Zugängen mit ihrer Vielfalt von Ansichten, Übereinstimmungen und Abgrenzungen der Befragten untereinander.

Hans J. Markowitsch (Professor für physiologische Psychologie an der Universität Bielefeld)[42]: »Die spannende Grundsatzfrage in der Hirnforschung ist natürlich immer noch, wie entsteht Bewusstsein im Gehirn? [...] Die Hirnforschung weiß einerseits sehr viel darüber, welche Prozesse unter welchen Bedingungen ablaufen. Wenn man aber zur Erklärung des Ganzen kommen

42 In allen Lebensläufen haben wir nur die derzeitigen Wirkungs- und Arbeitsorte der Gesprächspartner aufgenommen, entsprechend den Angaben im zitierten Buch. Die ausführlichen beruflichen Werdegänge sowie Informationen zu wissenschaftlichen Titeln und Auszeichnungen finden Sie bei Eckoldt (2013) und in den Webpräsenzen der befragten Personen.

will, merkt man rasch, dass das alles eigentlich nur die Minimalvoraussetzungen sind.« (Eckoldt 2014:33,35)

Gerald Hüther (Leiter der Zentralstelle für neurobiologische Präventionsforschung der Universität Göttingen): »Bewusstsein ist ein gesellschaftliches Konstrukt, eine soziale, kulturelle Leistung. Ein Mensch, der unter Bedingungen aufwächst, in denen er keine Möglichkeit hat, sich im anderen zu spiegeln, wird kein Bewusstsein seiner selbst entwickeln können. Und deshalb ist die Herausbildung von Bewusstsein auch kein hirntechnisches Phänomen, sondern eine soziale Errungenschaft.« (Eckoldt 2013:67f.)

Henning Scheich (ehem. Direktor des Leibniz-Instituts für Neurobiologie in Magdeburg): »Die Einstiegsschwelle möchte ich bei dieser Frage sehr niedrig halten, und so fange ich mit dem phänomenalen Bewusstsein an. Damit meine ich alle qualitativ verschiedenen subjektiven Wahrnehmungen in den verschiedenen Sinnesmodalitäten. Alle höheren Tiere haben es geschafft, aus ihren Sinnessystemen weiterverarbeitende Systeme zu entwickeln.« (Eckoldt 2013:88)

Christoph von der Malsburg (Frankfurt Institut for Advanced Studies, Bernsteinfokus Neurotechnologie Frankfurt): »Der bewusste Zustand ist nun der, bei dem sich die verschiedenen Subsysteme Ihres Gehirns – die Sprache, das Gedächtnis, die Zielvorstellungen, die Wahrnehmung – miteinander ins Benehmen gesetzt haben. Sie reden gewissermaßen von dem selben Thema und werfen sich die Bälle reibungslos zu.« (Eckoldt 2013:114f.)

Gerhard Roth (Geschäftsführer der Roth GmbH – Applied Neuroscience in Bremen): »Erst mal ist Bewusstsein, energetisch gesehen, sehr teuer, sodass vom Gehirn her der Einsatz des Bewusstseins vermieden wird, wo immer es geht. [...] Unter welchen physiologischen Bedingungen Bewusstsein abläuft, ist inzwischen relativ klar, aber was Bewusstsein wirklich ist, bleibt noch ein Rätsel.« (Eckoldt 2013:124,126)

Angela D. Frederici (Direktorin des Max-Planck-Instituts für Kognitions- und Neurowissenschaften in Leipzig): »Ich glaube einfach, es ist schwierig, Bewusstsein am Wachzustand festzumachen. Es stellt sich also die Frage: Ist Bewusstsein Selbstreflexion? Wenn es Selbstreflexion ist, braucht es den Wachzustand? Dann müssten wir sagen, alles, was diesen Wachzustand nicht hat, hat nichts mit Bewusstheit zu tun, das würde dann aber auch für alle Schlafzustände gelten. Und diese Diskussion vermisse ich ein bisschen in der Philosophie.« (Eckoldt 2013:169)
Randolf Menzel (Professor an der FU Berlin und Leiter des Instituts für Neurobiologie): »Also, das Problem des Bewusstseins besteht zuerst einmal darin, dass wir es als eine Einheit erfahren, obwohl es keine Einheit ist. Wir empfinden auch einen Gegenstand als einheitliches Perzept, neuronal aber ist das keine Einheit, sondern diese Einheit muss erst durch einen Prozess erzeugt werden. Deswegen ist es zu kurz gedacht, Bewusstsein bestimmten Gehirnregionen zuzuordnen. Das hängt meiner Ansicht nach vor allem damit zusammen, dass wir keine geeigneten Methoden haben. Vor dem Hintergrund, dass Bewusstsein nichts wesenhaft anderes ist als andere Hirnmechanismen, ist es problematisch, zu glauben, dass wir es da mit einer Einheit zu tun haben.« (Eckoldt 2013:191)
Wolf Singer (emeritierter Direktor am Max-Planck-Institut für Hirnforschung in Frankfurt am Main): »[…] meines Wissens hat bis jetzt niemand ein Areal im Gehirn gefunden, dem man zuschreiben könnte: Das sei der Sitz des Bewusstseins, oder das sei der Sitz für Entscheidungen im Allgemeinen. Es handelt sich immer um Netzwerke, an denen sehr viele Strukturen teilhaben, die in ihrer Gesamtheit aktiviert werden müssen, damit sie einen bestimmten Inhalt repräsentieren. Das gilt auch und gerade für das Bewusstsein. Es gibt kein Zentrum, dessen Zerstörung zum Zusammenbruch des Bewusstseins führen würde.« (Eckoldt 2013:196)

Frank Rösler (Senior Professor für Allgemeine und Biologische Psychologie an der Universität Potsdam): »Bewusstsein ist ja nur introspektiv zugängig. Wir können nur durch Analogieschluss vermuten, dass der andere auch Bewusstsein hat, aber ich kann das natürlich letztlich nicht ›sehen‹ i. S. einer objektivierbaren Beobachtung. [...] Ich denke, es ist ein Abbildungsproblem. Wir haben symbolische Repräsentationen, und wir haben offensichtlich [...] verschiedene Ebenen der symbolischen Repräsentationen. Wir können also mit Repräsentationen wieder auf andere Repräsentationen verweisen. Und das scheint eine wichtige Grundlage für das zu sein, was wir Bewusstsein nennen. Aber ich kann Ihnen keine Antwort geben, was Bewusstsein ist. Das würde ich zu gerne wissen.« (Eckoldt 2013:243)

Auch das Verhältnis von »Geist« und Materie bleibt ein spannendes Feld der Auseinandersetzung. Dass es ein enges Verhältnis und Wechselspiel zwischen Geist und Körper gibt, steht für uns Autorinnen außer Frage. Es ist absolut grundlegend für jede Form der Yoga-Praxis. Im Yoga wissen wir seit jeher, wie stark der Yoga auf den Körper wirkt und wie stark der Körper den Geist ausdrückt. Dieses In-Beziehung-Sein wird im Yoga mit *nama-rupa* bezeichnet: Geist *(nama)* und Materie/Form/Körper *(rupa).* Dahinter steht die Auffassung, dass Körper und Geist eins sind. *Resonanz,* also eine wechselseitig eingestimmte Beziehung mit unserer Umwelt, ist dementsprechend nur möglich, wenn wir uns in Verbindung, in Synergie mit unserer Umwelt begreifen. Wären Geist und Materie etwas grundsätzlich Verschiedenes, dann wäre, unserer Meinung nach, Resonanz nicht möglich.
Sensibel und bedenkenswert bleibt ebenfalls die Frage, welche Potenziale und Grenzen tatsächlich in der Übertragbarkeit von Erkenntnissen aus den modernen Naturwissenschaften hinein in den Yoga existieren.
Wir, die Autorinnen, können uns diesen offenen Fragen immer wieder nur indirekt nähern. Bis hierhin haben wir das in der Weise getan, dass wir alltagspraktische Situationen gewählt haben, die wir dann in unseren jeweiligen Zusammenhang unserer Kapitel und Abschnitte gestellt und interpretiert haben. Viele dieser Beispiele kamen aus dem Bereich unseres täglichen Verhaltens, und wir haben sie – natürlich – vor dem Hintergrund unserer eigenen Persönlichkeitsstruktur und Denkmodelle ausgewählt.
Bis hierhin haben wir uns als übende und (selbst-)reflektierende Personen in den Mittelpunkt unserer Ausführungen gestellt. Unser Anliegen im letzten Kapitel dieses Buches ist es, uns, die wir Yoga üben und/oder uns für Yoga interessieren, in Beziehung zu unserer sozialen und

kulturellen Mitwelt zu betrachten, mit der wir aktiv in Wechselbeziehung stehen. Darin begreifen wir uns als geschichtliche Wesen, als Personen also, in deren Mind, Gehirn und Körper sich die Erfahrungen unseres Lebens *eingeschrieben* haben. Wir meinen, dass unser Verhalten und unsere Haltung gegenüber der Welt zu jedem Zeitpunkt das jeweilige Resultat dessen sind, wie wir die Geschichte, die wir bisher im »Rendezvous mit unserem Leben« hatten, erlebt und vor allem interpretiert haben.

Um Geschichte als solche zu begreifen, brauchen wir mehrere Bedingungen:

- Wir müssen sie wahrnehmen und fühlen können – mit unseren Sinnen.
- Wir müssen sie erkennen können – mit unseren inneren Erkennungs- und Erfahrungsmustern.
- Wir müssen ihr Bedeutung verleihen können – zum Beispiel durch unsere Sprache.

Eigentlich machen wir dies den ganzen Tag – und meinen vielfach, dass ich als Persönlichkeit es bin, die bewusst sieht, er-kennt, alle ihre Interpretationen vollkommen klar auf der Hand liegend hat und dass die Schlüsse, die sie zieht, doch auf jeden Fall die einzig naheliegenden sind. Aber Sie, als Leserin und als Leser, schätzen uns als Autorinnen, nachdem Sie uns durch die vorangegangenen Kapitel gefolgt sind, sicherlich längst so ein, dass wir, was die Bewusstheit über das vermeintlich »Naheliegende« betrifft, doch eher skeptisch sind.

Das zweite Kapitel des *Yoga-Sutra* beschäftigt sich explizit mit der Beziehung des Menschen in und zu seinem Alltag. Wir haben uns bereits ausführlich damit im Kapitel 3 unter dem Abschnitt *Das Zeugenbewusstsein etablieren* auseinandergesetzt. Die Abschnitte stellen den Menschen in seinem Alltag in das Spannungsfeld von »(selbst) wahrgenommen werden« und »sich im Wahrgenommenen selbst erkennen« (vgl. YS II,21–23) und damit in die Dynamik von äußerster Wachheit, Reflexion (eigener *kleshas)* und gleichzeitig Hingabe an das Objekt, den Gegenstand oder das Gegenüber. Wir finden hier wieder beide Aktivitätsmodi von Autonomie (ich bin – wahrnehmbar) und Beziehung (in der Berührung mit der Welt gewinne ich Klarheit über mein eigenes Wesen), die der Neurobiologe Gerald Hüther in fast gleicher Weise mit nach *Autonomie streben* und *In-Beziehung-Sein* wollen beschreibt (siehe unten Abschnitt *»Guckloch«- oder »Teil-der-Welt«-Haltung*). Wir können nur staunen, wie uns der alte Text des Yoga-Sutra schon vor zweitausend Jahren deutlich machte, dass wir uns nur im Kontakt mit unserer Umwelt und unseren Mitmenschen erfahren und somit erkennen können. Es bedeutet aber auch, dass wir uns klar darüber sein sollten, dass Begegnung *überhaupt* nur vor dem Hintergrund unserer persönlichen Denk- und Verhaltensmuster zustande kommt.

Das wird noch einmal deutlich werden im nachfolgenden Abschnitt zur Räumlichkeit und Zeitlichkeit des Sehens. Es liefert ein weiteres Beispiel dafür, dass uns viele Wahrnehmungsprozesse, von denen wir glauben, wir hätten sie quasi bewusst im Griff, tatsächlich vielfach unbewusst bleiben.

Unser Gehirn schreibt unsere Geschichte

Unser Gehirn schreibt unsere Geschichte, und gleichzeitig schreiben sich unsere Erlebnisse und Erfahrungen als Geschichte in unser Gehirn und unseren Körper ein. Ein Wahrnehmungserlebnis, das wir als zusammenhängend empfinden, zum Beispiel ein Bild, eine Melodie, eine Körperempfindung, entsteht erst durch das gleichzeitige synchronisierte Feuern von Neuronen in verschiedenen sensorischen Arealen des Gehirns. Dabei wird uns eine Erfahrung oder das Empfinden eines inneren Zustands erst dann bewusst, wenn das Feuern der Neuronen eine gewisse Intensität überschreitet und sie für rund 100 Millisekunden auf diesem Niveau bleibt. Bewusstheit ist somit ein *energetisches Schwellenphänomen:* Es funktioniert nach dem Prinzip »alles oder nichts«.

Das Beispiel der Physiologie des Sehens zeigt, dass sich die Verarbeitungswege der Informationen von den Augen auf zahlreiche und oftmals parallel angeordnete Hirnareale verteilen. Zunächst wird das Licht am Auge durch Photorezeptoren in neuronale Impulse umgewandelt. Diese werden als elektrische Signale über Fasersysteme zum Thalamus, dem »Tor der Wahrnehmung« und anschließend zur primären Sehrinde weitergeleitet. Ab dort gilt das Prinzip der Parallelverarbeitung: Die parallel beteiligten Gehirnareale sind fast alle über Nervenbahnen miteinander verbunden. Zwischen ihnen laufen verschiedene Rückkopplungsschleifen, deren Informationsabgleich uns überhaupt erst ein Bilderleben ermöglicht.

Was wir sehen, ist das Resultat eines synergetischen Prozesses. In ihm gibt es keine allem übergeordnete Instanz, die entscheidet: »Das, was ich sehe, ist ein Hund, ein Baum« etc. Vielmehr gründet sich unsere Wahrnehmung eines Baumes oder Hundes darin, welche Repräsentationen wir über »Hund« und »Baum« bereits in unserem Gedächtnis gespeichert haben.

Wahrnehmung geschieht also auf der Grundlage einer hochkomplexen Netzwerkarchitektur der Nervenzellen des Gehirns. Sie beruht auf unzähligen Wechselwirkungen parallel organisierter Systeme. Dies wird von Fachleuten als *Bindungsphänomen* bezeichnet (vgl. Singer 2002): Jede Wahrnehmung eines Gegenstands ist mit dem Registrieren vieler Faktoren und Attribute verbunden. Längst bevor sie als bewusste Wahrnehmung in unserer Aufmerksamkeit erscheinen, werden diese Faktoren bereits auf einer vorbewussten Ebene miteinander *verbunden.*

Neuronale Prozesse und bewusst erlebte geistig-psychische Zustände hängen im menschlichen Gehirn somit aufs engste miteinander zusammen. Dabei gehen unbewusste Prozesse den bewussten voraus. Wir berechnen Bewegungen und Sinneswahrnehmungen nicht nach bestimmten Schemata wie ein Roboter. Wir erschaffen sie vielmehr entsprechend den jeweiligen momentanen Bedingungen als neue und einzigartige Erfahrungen. Das gilt für das koordinierte Fangen eines Balles, die Abschätzung von Position und Geschwindigkeit eines Federballs, den wir mit einem Schläger zurückschlagen wollen, ebenso wie für die überlebensnotwendige Abschätzung der Entfernung von Fahrzeugen auf einer Straße, die wir überqueren wollen.

In diesen Prozessen sind wir Menschen mit all unserem Tun und Handeln in eine zeitliche Dimension und in die Kontinuität des uns umgebenden Raumes eingebunden. Tatsächlich jedoch entsteht die für uns wahrnehmbare Stabilität der Welt physiologisch durch eine Vielzahl von Ausgleichs- und Koordinationsprozessen im Gehirn. Diese wirken bis ins Gleichgewichtssystem hinein. Die scheinbare Stabilität unserer Welt ist somit eine komplizierte *Konstruktion,* die, für uns völlig unbewusst, im Gehirn entworfen wird (vgl. Roth 2003).

Oft wird gesagt, die Augen seien die Tore zur Seele. Tatsächlich gelangen 80 Prozent der Informationen, die unser Gehirn erreichen, durch unsere Augen zu uns (Robin 2009). In dem Maße, wie die Augen Tore zu unserer Seele und Tore für unsere Wahrnehmung sind, spiegeln deren Bewegungen und ihr Muskeltonus unsere physische und emotionale Verfasstheit wider. Denn die Augen sind neuronal eng mit unserem vegetativen Nervensystem verbunden. Das vegetative Nervensystem sorgt je nach emotionalem Zustand bei den Augen für die Weit- und Engstellung der Pupillen und reguliert somit die Empfindlichkeit unserer Augen für unterschiedliche Lichtverhältnisse und entsprechende Reizmuster im Außen. Es bewirkt, je nach Stress, An- oder Entspannungszustand, einen entsprechend angespannten oder gelösten Tonus der Augenmuskulatur. Wir können vermuten, dass unsere psychische Konstitution mit ihren Repräsentationen und inneren Bildern von »Welt« und damit verbunden unsere innere Gefühlswelt in engem Verhältnis dazu steht, was unsere Augen als »Tore zur Welt« in unser Innerstes hineinnehmen. Sicher spricht Patañjali nicht rein zufällig vom »Seher« *(drashta)*, wenn er das in uns beschreiben will, was wahrnimmt. Wir können sehen, ohne zu sehen. Sehen ist immer Vorstellung – wohingegen die anderen Sinne, also Riechen, Hören, Schmecken und Tasten viel direkter mit dem limbischen System – also dem unmittelbaren emotionalen Erleben – verbunden sind. Sehen dagegen ist immer etwas Zusammengesetztes, wobei unser Gehirn aus einer immer vorhandenen Fülle von Eindrücken ein für es stimmiges Bild kreiert.

Wir könnten uns, anders gesagt, auch bei jedem Eindruck fragen: »Mit welchem Organ sehe ich jetzt eigentlich: Mit meinen Augen oder mit dem Sehzentrum in meinem Gehirn?« Thomas Wesselhöft formuliert in seinem Buch »Yoga für die Augen« die Frage so: »[…] wer ist der Produzent und Schöpfer diese ganzen bewussten und unbewussten Bildergalerie?« (Wesselhöft 2008:133)

Viele Übungen im Yoga wirken auf die Bewegungsmuster, den Spannungszustand der Augenmuskeln und die Stabilisierung der Sehschärfe. Das Schauen in eine Kerzenflamme bei der *Trataka*-Übung, die Ausrichtung der Augäpfel hinter den geschlossenen Augenlidern auf den Stirnraum bei der Meditation, die Fixierung des Blicks auf einen entfernten Punkt am Boden, zum Beispiel bei der Gleichgewichtshaltung »Baum« und viele weitere Übungen (siehe Wesselhöft 2008) bestimmen die Bewegungsmuster der Augen, sorgen für eine Verbesserung der Sehfähigkeit und wirken somit auch auf unsere Gedanken- und Gefühlsmuster zurück.

DIE RÄUMLICHE SEHWELT

Der Prozess des Sehens besteht aus einer Reihe von einzelnen Strukturelementen. Sie sind mehr als die Summe ihrer Teile: Die Sinnesimpulse der Augen aktivieren über den Thalamus und die Sehrinde zahlreiche Gehirnareale, vor allem die des assoziativen Kortex. Einzelmerkmale eines jeden Bildes werden daraufhin verarbeitet, zusammengesetzt und mit Gedächtnisinhalten vermischt. Nun wird uns das Gesehene als Objekt, Gesicht, farbige und bewegte Szene etc. bewusst. Von dieser Parallelverarbeitung nehmen wir nichts wahr, sondern »sehen« ein Gesamtensemble von Gegenstand, Raum, Gestalt, Form, Farbe und Bewegung. Auf diese Weise *konstruiert* das visuelle System eine räumliche Sehwelt, die völlig homogen aufgebaut zu sein *scheint* (vgl. Roth 2003). Und selbst in dem Augenblick, in dem unsere Augen beispielsweise von einem zum anderen Gegenstand springen, erleben wir die Welt nicht etwa verwischt.
Neurologen haben außerdem herausgefunden, dass die neuronale Aktivität in der Sehrinde durch das Kommando für die Augenbewegung unterdrückt wird. Wir sind sozusagen für den Bruchteil einer Sekunde »blind«, ohne es zu bemerken. Die winzigen zeitlichen Lücken zwischen den stabilen Blicken füllt unser Bewusstsein wahrscheinlich dadurch aus, dass das bisher Gesehene in die Lücken hinein verlängert wird. Zeit ist somit »eine Konstruktion des Gehirns« (Roth 2003:44).
Damit hängt noch eine weitere Voraussetzung für die Wahrnehmung einer scheinbaren Kontinuität des visuellen Bewusstseins zusammen: das Nachwirken einer Aktivität innerhalb der Neuronenverbände *(Hysterese)*. Sie überdauert den eigentlichen und auslösenden Reizimpuls und vermittelt uns die Erfahrung eines kontinuierlich laufenden Films oder eines fließenden Bewusstseins.

»Guckloch«- oder »Teil-der-Welt«-Haltung

Wir *sind* individueller Körper, Mind und Bewusstsein, wir *handeln* jedoch immer in Beziehung. Wir handeln immer in Kontakt und in Verbindung mit der uns umgebenden Außenwelt, sei es über das, was wir als Nahrung zu uns nehmen, sei es über die Luft, die wir atmen, sei es über die Art und Weise, in der wir die uns zur Verfügung stehenden natürlichen Ressourcen nutzen, um zu überleben, oder sei es das, was wir über die Sinne an Reizen in uns aufnehmen. All dies prägt die Art und Weise, mit der wir uns in Beziehung setzen zu anderen Menschen innerhalb unserer Gesellschaft und auf der Basis unseres kulturellen Erbes, damit wir uns sicher, aufgehoben und in Kontakt fühlen.
Die professionelle Beraterin Sonja Radatz beschreibt, unter anderem mit Bezug auf den Systemtheoretiker Heinz von Förster, zwei sehr grundlegende Arten, die Welt zu sehen (Radatz 2010). Eine im Abendland sehr verbreitete Haltung nennt sie *»Gucklochhaltung«:* Wir stehen vor uns selbst oder einer bestimmten Situation, einem Problem, einer Entscheidung etc. wie vor einer geschlossenen Tür und schauen auf das Dahinter, eben jenes, worum es geht, durch ein Guckloch. Das Dahinterliegende bekommt dadurch den Status, dass es vermeintlich nichts mit uns als Betrachter oder Betrachterin zu tun hat. Das bewirkt, dass wir es weiterhin von außen analysieren, bewerten und dann meinen, es vernünftig *lösen* zu können. Was aber ist vernünftig?
Auf jeden Fall scheint es so, als könnten wir in der Beschäftigung mit dem Problem außenstehend bleiben und uns aus der Entfernung erst einmal einen »Über-Blick« oder »Durch-Blick« verschaffen. Das *Yoga-Sutra* weist allerdings sehr deutlich auf die hohe Wahrscheinlichkeit hin, durch die Wirkungsweise insbesondere derjenigen mentalen Kräfte, die uns vielfach Leid verschaffen, das Objekt

oder den Sachverhalt eher oberflächlich und fehlerhaft wahrzunehmen (siehe Kapitel 1 Abschnitt *Kleshas: die tiefsitzenden, störenden Kräfte*). Wir können in vielen Fällen unserer Beobachtungspraxis davon ausgehen, dass unser Eindruck vor allem das Resultat des (unbewussten) Wirkens unseres Geistes ist und wir dementsprechend oft einem falschen Verständnis von dem Gesehenen erliegen (vgl. YS II,6; Desikachar 2003). Dieses falsche Verständnis ist geprägt durch unsere augenblicklichen alltäglichen Gefühle, Gedanken, Rollen und Haltungen. Sie erscheinen uns im eigenen Empfinden so selbstverständlich und so unabänderlich, dass wir uns mit ihnen identifizieren und glauben, sie machten unsere ganze Persönlichkeit und damit eben auch unsere Erkenntnisfähigkeit aus. »Das Wesentliche ist für das Auge unsichtbar.« (Saint-Exupéry 1981:72) Verlassen wir uns darauf, dass das im Außen Wahrgenommene genau dem entspricht, was wir in unserem Inneren als Eindruck dessen empfinden, was wir aus der Distanz beobachten und interpretieren, so bleibt uns das Wesentliche letztendlich verschlossen.
Die vielen individuellen Denkschleifen, Unentschiedenheiten, Abwägungs- und Aushandlungsprozesse, die meist unbewusst in uns ablaufen, sind also keine Garantie dafür, dass das mit dem »Durch-Blick« und der genau einzigen und richtigen Entscheidung im Alltag gut funktioniert. Es existiert jedoch eine zweite mögliche Art, die Welt zu sehen: die *»Teil-der-Welt«-Haltung.* Sie berücksichtigt, dass wir ein Teil des sozialen Systems sind, das wir stets mitgestalten – eben (mit-)konstruieren (siehe oben). Indem wir handeln, beeinflussen wir stets das gesamte soziale System, an dem wir teilhaben und teilnehmen (vgl. Radatz 2010:18). Mit allem, was wir tun, tragen wir unseren Teil zum großen Ganzen bei. Egal, ob das jemand bemerkt oder nicht, und unabhängig von jeder Wertschätzung wirkt jede unse-

rer Handlungen auf unsere Lebenswelt prägend ein. Dieses Konzept, das im Yoga *svadharma* genannt wird, sieht das Eingewobensein eines jeden Menschen mit all seinen Talenten und Fähigkeiten in das »große Netz« der Gesellschaften, ihrer Kulturen und damit schlussendlich der ganzen Welt.

Aus dieser vernetzten Perspektive heraus entstehen uns Entscheidungs- und Handlungsspielräume: Wir sind den sozialen Systemen, denen wir zugehören, nicht grundsätzlich und ausschließlich hilflos ausgeliefert. Als erwachsene Menschen haben wir bestimmte Freiheitsgrade in der Mitgestaltung unserer Umwelt. Wenn etwas nicht so läuft, wie wir das möchten oder brauchen, haben wir die Möglichkeit, die Gründe dafür zu suchen, diese kritisch zu reflektieren und gegebenenfalls unser Verhalten zu ändern. Denn: unmittelbar ändern können wir uns nur, wenn wir uns selbst die Erlaubnis dazu geben und nicht auf die Erlaubnis von anderen, der Umgebung oder des Systems warten.

Das macht uns in unserer Persönlichkeitsentwicklung handlungsfähig und selbstwirksam. Gerade in puncto Selbstwirksamkeit bietet der Yoga ein weites Übungsfeld, insbesondere mit der Einstimmung auf sich selbst in der Asana-Praxis und der Meditation sowie im übenden Etablieren eines offenen, neugierigen und nicht-bewertenden Beobachtens der eigenen körperlichen Konstitution und mentalen Gestimmtheit (siehe Kapitel 4). In der »Teil-der-Welt«-Haltung schaffen wir uns also im Gegensatz zur »Guckloch«-Haltung das Potenzial und den Raum, Einfluss zu nehmen auf jene Zusammenhänge, von denen wir ein Teil sind oder uns als ein Teil *empfinden.*

Darin spielt der Widerstreit zwischen zwei Grundmotivationen der Lebensgestaltung eine entscheidende Rolle: das Ringen zwischen Vertrauen und Angst. Der Neurobiologe

Gerald Hüther beschreibt dieses Verhältnis von Vertrauen und Angst als Grundlage in der Entwicklung unseres menschlichen Seins, das uns von Anbeginn an wechselweise und doch auch gleichzeitig sowohl nach *Autonomie* als auch nach *In-Beziehung-Sein* streben lässt. Dieses Spannungsfeld, so verstehen wir Hüther, ist möglicherweise der Hauptantreiber für die Entwicklung unserer persönlichen Haltungen von In-Kontakt-Gehen, von unseren Mustern und Sichtweisen auf die Welt sowie für alle unsere persönlichen, familiären und gesellschaftlichen Beziehungen. Dieser Gedanke knüpft gut an das Konzept, das im *Yoga-Sutra* als *samyoga* bezeichnet wird. Es beschreibt die oftmals als selbstverständlich angenommene Verbindung zwischen dem Seher *(drashta)* und dem Wahrgenommenen oder die Identifikation des Sehers mit Geist, Körper und Sinnen (vgl. YS II,17; Desikachar 2003:70). Da alles Wahrnehmbare sich jedoch ebenso wie die eigenen Auffassungen und Haltungen ständig wandelt, liegt hier eine ganz beachtliche Quelle von menschlichem Leid und Nicht-Verstehen.

Wir können allerdings versuchen, uns über diese Verbindung klarer zu werden und Wege zu suchen, um zwischen dem Wahrgenommenen und dem, was in uns wahrnimmt, zu unterscheiden. Ein entsprechend dynamisches Bewusstsein erlaubt uns auf der sinnlichen Ebene ein aktives Prüfen und Schauen. Auf der kognitiven Ebene ermöglicht es uns, insbesondere über den Erwerb der Sprache, die Wechselwirkung zwischen Wahrnehmung und Gedächtnis zu erkennen und ein klares Gefühl für Vergangenheit und Zukunft zu gewinnen. Gerade diese Qualitäten verleihen unserem Bewusstsein das Gefühl von Kontinuität (vgl. Sacks 2005). Bezogen auf den Yoga-Weg können wir dies beschreiben als ein Hin-und-her-Pendeln zwischen zwei Haltungen: zum einen mit einer Empfindung von »Ich bin eingebunden in die Beziehung und Prozesse der Welt«, zum anderen gibt uns der Yoga die Vision, dass ein Teil unseres Bewusstseins sich von dieser *individuellen* Ausprägung der Erfahrung des Verbundenseins befreien kann, um sich dadurch dem Zustand der Erfahrung der All-Einheit öffnen zu können.

Wenn wir Yoga praktizieren oder uns mit den philosophischen Aspekten des Yoga beschäftigen, setzen wir an einem ganz bestimmten Punkt unseres körperlichen, seelischen und mentalen Gewordenseins an, nämlich im Hier und Jetzt, mit genau unserer jetzigen körperlichen und mentalen Verfassung. Das Empfinden und die Erklärungsmuster für unser Gewordensein prägen unser Empfinden für die momentane Gegenwart und sind sozusagen die »Ausgangsmaterialien« auf unserem Yoga-Weg. Zu verstehen, auf welch vielfältige und im biographischen Verlauf streckenweise undurchsichtige Weise unsere Erfahrungen eingewoben sind in unser Körper- und Nervensystem, kann uns deutlich machen, welche noch in uns schlummernden Potenziale wir mit Hilfe einer uns als ganzen Menschen ansprechenden Yoga-Praxis noch entfalten können.

Yoga sorgsam, sensibel und mit einem achtsamen Blick nach innen zu üben, kann uns in eine Teil-der-Welt-Haltung führen, die uns innerlich frei, kreativ, lebendig und selbstbewusst werden und die Sinnhaftigkeit unserer Biographie erfahren lässt – und zwar in unserem eigenen Tempo, mit unserer ganz individuellen Konstitution sowie in unserem ganz eigenen Netz von Beziehungen und individuellen Lebensentwürfen. Das *Yoga-Sutra* spricht in diesem Zusammenhang von dem Ziel, Hindernisse in unserem Geist und körperliche Blockaden abzubauen, einen Prozess der Klärung und Reinigung in Gang zu setzen, die Fähigkeit zu entwickeln, uns selbst näherzukommen, und uns schließlich bei der Einsicht zu helfen, dass die Ergebnisse unseres Übens nicht in unserer Hand liegen. Dieser Aspekt des »Nicht-in-unserer-Hand-Liegens« und damit auch der Hingabe an eine Kraft, die außerhalb unseres Wesens liegt und gleichzeitig tief in uns verankert ist, bezeichnet Patañjali als *ishvarapranidhana* (YS I,23; vgl. Desikachar 2003:38). Die Hingabe und Hinwendung an eine außerhalb von uns liegende göttliche Kraft kann ein Zugang sein, näher mit uns selbst in Kontakt zu kommen, mit unserem inneren Kern des göttlichen Selbst *(purusha)*, und damit einen Zustand von Yoga (*nirodha,* abschalten, zur Ruhe kommen) zu erreichen. In diesem Prozess des zunehmenden eigenen Verstehens *(samadhi)* entlang unseres Übungswegs *(sadhana)* liegt die Chance, ein klares Gespür für die Qualität unserer Handlungen zu entwickeln.

Das gelebte Leben entsteht unter unseren Füßen

Im Laufe unseres Erwachsenwerdens erlernen und erleben wir viele Methoden, Strategien und Facetten menschlichen Handelns und der Gemeinschaftsbildung. Die allerersten Erfahrungen, die wir als Baby und Kleinkind machen, sind von äußerst unmittelbarer Art und schreiben sich ebenso unmittelbar in unseren Körper und unser Gedächtnis ein. Sie sind im Erwachsenenalter so gut wie gar nicht mehr bewusst zugänglich. Spätestens mit dem Erlernen und Verstehen von Sprache setzt ein Prozess von Sozialisation ein, der bedingt, dass wir zunehmend auf der Basis der Erfahrungen, die wir bis dahin gemacht haben, und den Lehren und Konsequenzen, die unser Mind daraus gezogen hat, das Erlebte bewerten und interpretieren. Wir entwickeln sozusagen ein inneres Auge, welches uns ermöglicht, neue Informationen auf der Basis unserer bisherigen Erfahrungen zu verarbeiten und in einen für uns stimmigen (kohärenten) Lebensverlauf – meist im Rückblick – sowie

in verstehbare, weil interpretierbare Umweltbedingungen einzuflechten.
Tatsächlich kann uns in jeder biographischen Phase gerade der Rückblick eine wundervolle Möglichkeit eröffnen, unser Leben als bis dahin kontinuierlich und mit unseren Beziehungen und Verhältnissen verwoben zu begreifen und zu erfahren. Indem wir uns erinnern (können) und die Fähigkeit unseres höchst plastischen Gehirns nutzen (können), markante Punkte unseres Lebens – seien es etwa nachdrückliche Entwicklungs- und Lernschritte, Erfahrungen aus schönen Begebenheiten oder aufrüttelnden Krisen – miteinander in Beziehung zu setzen, erfahren wir das, was die Professorin und Psychotherapeutin Verena Kast als »die Essenz unseres Lebens« bezeichnet (Kast 2010:9). Dies erfasst uns sowohl mental als auch emotional. Wenn wir uns erinnern und Erfahrungen und Erlebnissen im Rückblick nach-spüren, dann – so unsere These – verbinden wir den Prozess der neuronalen Integration in unserem Gehirn eng mit der Art und Weise, wie wir unsere Identität erfahren und als wie sinnvoll wir unser Leben erachten. Im Nach-Spüren empfinden wir ganzkörperlich, was für uns förderlich und unterstützend war und was nicht. Daraus kann sich dann ergeben, was wir verändern oder beibehalten und fördern möchten. Gerade dieses Schauen, Spüren und Verarbeiten ermöglicht es uns, einen Abschnitt loszulassen und uns für neue Perspektiven in die Zukunft zu öffnen, die uns in der Welt wieder etwas bewusster entscheiden und handeln lassen (vgl. Kast 2010).
In diesem Sinne kann es die Welt als »draußen« nur in Abhängigkeit von bzw. im Lichte unserer individuellen Erfahrung geben. Yoga bietet uns reichhaltige Möglichkeiten (siehe Kapitel 3 und 4), das Wechselspiel zwischen der Welt »da draußen« und der Welt »hier drinnen« immer

wieder übend zu erfahren. Dabei erleben wir die Wirkungen des Yoga zwar in unserem Körper, unserer Seele und in unserem Mind, aber wir erfahren sie nie losgelöst von unserer uns umgebenden Mitwelt, mit der wir in enger und existenzieller Verbindung stehen. Tatsächlich können wir uns mit diesem Bild auch verdeutlichen: Wie sensibel gehen wir im Yoga-Üben mit uns um? Wie interpretieren wir die Erfahrung unserer körperlichen und seelischen Grenzen? Mit welcher inneren Haltung schauen wir also auf unsere Yoga-Praxis und damit auch auf die Welt: mit Ehrgeiz oder mit Achtsamkeit? Neigen wir dazu, uns zu überfordern, suchen wir die Herausforderung, oder verweilen wir in unserer Komfortzone? Üben wir mit Perfektionismus oder Fehlerfreundlichkeit? Wir können entdecken, ob wir mit einer engen, distanzierten Guckloch-Perspektive beispielsweise auf unseren Körper als »Arbeitsinstrument« schauen oder mit dem Blick der Teil-der-Welt-Haltung und einer Empfindung für uns selbst als ganzheitliches, mit allem verbundenes Wesen. Letztere Haltung wird im Yoga *advaita* (wörtlich: Nichtdualität, Nichtzweiheit) genannt.

Das Ich ist »Autorin« unserer Gedanken

Die Philosophen bezeichnen das in uns, was nach Sinn und Stimmigkeit strebt, als *phänomenales*[43] *Selbst* oder *phänomenales Selbstmodell.* Entsprechend den Erfahrungen, die wir mit der Welt machen, die uns im Alltag umgibt, bilden wir unser *phänomenales Selbstbewusstsein.* Wir sind dieses Wesen, das wir als *Ich* bezeichnen, ohne dass wir bewusst darüber nachdenken (müssen). Und doch kann unser Ich sich nicht sicher sein, ob es denselben

---

43 *Phänomen (griech.: fainómenon): ein sich Zeigendes, Erscheinendes.*

Himmelsfarbton sieht wie seine Gesprächspartnerin, ob das Gegenüber die Einrichtung des Raums, die Formen und Konturen der Gegenstände ähnlich sieht und in seinem Gehirn ähnlich abbildet wie es selbst. Entsprechend der persönlichen psychosomatischen Konstitution sind all unsere auditiven, visuellen, haptischen und sensomotorischen Eindrücke höchst individuell und einzigartig. In der Philosophie wird diese subjektive Empfindung eines Ich als *Erste-Person-Perspektive* bezeichnet.[44]

Die wechselnden Inhalte, die sich unseres phänomenalen Selbst bemächtigen, stammen aus Sinneseindrücken zweier Räume der Wahrnehmung. Es sind zum einen Eindrücke, die unsere Sinne aus dem äußeren Raum neu aufnehmen. Dies können Bilder, Aussichten, Geschmäcker, Gerüche und Berührungen sein. Dazu liefern uns in einem zweiten Schritt die nach innen spürenden Sinne Informationen über unsere inneren Zustände wie Gedanken, Träume, Gefühle, innere Bilder und Vorstellungen. Alle diese Informationen »konkurrieren um den Zugang zum Bewusstsein, um unsere Aufmerksamkeit. Sie wechseln einander ab, widersprechen sich und bilden miteinander und ineinander verwoben den Strom des Bewusstseins, den das Gedächtnis in Bewegung setzt« (Siefer/Weber 2008:201).

Unser Ich ist der Mittelpunkt unseres Bewusstseinsraums, um den herum sich die Inhalte unserer Aufmerksamkeit gruppieren. So wird das Ich zur Autorin / zum Autor der eigenen Gedanken. Zudem verankert und verortet unser autobiographisches Gedächtnis unser Ich in der Zeit. Es erzählt unsere Geschichte und vermittelt unserem Ich den Eindruck, dass sowohl die materielle als auch unsere psy-

---

44 Ein anderer Begriff für die Erste-Person-Perspektive ist Quale (Plural: Qualia) – ein Ausdruck für die unteilbare, unmittelbare Qualität einer subjektiven Empfindung.

chische Welt im Gestern, Heute und Morgen weiterbestehen wird.

Unsere Empfindung dafür, ein autonomes Ich zu sein, beruht also stark auf unserer *individuellen Innenperspektive.* Sie steht uns immer dann verstandesmäßig zur Verfügung, wenn wir uns in unserer Vorstellung immer wieder neu erfinden, zum Beispiel über rückblickendes Reflektieren. Diese Fähigkeit baut auf den kognitiven Strukturen des Stirnhirns auf, die unsere Wahrnehmungen und Vorstellungen über Zusammenhänge der uns umgebenden Umwelt (unsere *Repräsentationen*)[45] reflektieren. Sie verarbeiten diese Informationen in ähnlicher Weise, wie die peripheren Gehirnareale die sensorischen Primärsignale aus der Umwelt und dem Körper verarbeiten. Hirnforscher bezeichnen diese inneren Reflexionsprozesse als *Meta-Repräsentationen* (vgl. Singer 2002). Mit ihrer Hilfe versucht das Gehirn, Neues mit Vertrautem in Beziehung zu setzen. Auf der Suche nach Bedeutung gleichen wir bestehende Muster so mit den neuen Informationen ab, dass etwas für uns Stimmiges entsteht.

An den Mustern und Erzählungen unseres Mind setzt der Yoga als Methode der Bewusstwerdung unserer mentalen und emotionalen Identifizierungen an. Wir, die Autorinnen, erachten es als äußerst förderlich, die Zusammenhänge der Entstehung unserer Alltagsmuster und unserer Repräsentationen von »Welt« in unserem Innern zu berücksichtigen, wenn wir Yoga üben. Grundsätzlich unterstützen

45 Wir erzeugen im Gehirn über zwei Wege Vorstellungen (Assoziationen) von Zusammenhängen: Wir setzen zum einen Elemente der äußeren Welt gedanklich miteinander in Verbindung – spielen sozusagen etwas durch, schieben die Möglichkeiten hin und her; gleichzeitig gleichen oder bilden wir diese Vorstellungen zum anderen mit bestehenden neuronalen Netzwerken ab, die bereits innere Bilder der äußeren Welt im Gehirn speichern. Dieses bereits gespeicherte Bild wird als Repräsentation bezeichnet (vgl. Bauer 2006a).

Asanas uns darin, eine stabile körperliche Konstitution zu erlangen, wenn wir uns auf den Weg zu größerer innerer Freiheit machen (vgl. Desikachar/Krusche 2007). Die Yoga-Philosophie, und hier besonders systematisch das *Yoga-Sutra* des Patañjali, bindet unser Tun in ein Gesamtkonzept wertvoller Gedanken, »ein Ensemble wunderbarer Perlen […], die zu einem Halsband zusammengefügt werden können« (Desikachar, in: Desikachar/Krusche 2007:25). Naturwissenschaftliche Theorien zu neurobiologischen und neurophysiologischen Phänomenen bieten uns ergänzend dazu Erkenntnisse und Konzepte an, um uns eine Vorstellung davon machen zu können, wie unser Gehirn Informationen verarbeitet und wie diese Verarbeitung mit gelebter Erfahrung zusammenhängt. Das gestattet uns, im Üben von Yoga aufmerksam und selbstwirksam *nahe* an unseren Grenzen zu arbeiten und uns den Raum zu geben, über diese Grenzen hinaus in stimmiger Weise unser Potenzial zu entfalten.

Erzählungen der Innen- und Außenwelt

Der Neurologe Oliver Sacks schreibt, dass wir uns etwas vormachen, »wenn wir glauben, dass wir jemals einfach nur passive, unvoreingenommene Beobachter sein könnten« (Sacks 2005:40). Ganz im Gegenteil: Wir gestalten jede Wahrnehmung, jede Szene mit, bewusst oder unbewusst. In diesem Sinne sind wir beides: Regisseure und Schauspieler unseres eigenen Films. Darin sind jede Szene und jeder Moment wir selbst, sie gehören ganz und gar uns. Jeder einzelne Gedanke gehört uns, trägt unser »Brandzeichen«, ist als Besitzer früherer Gedanken geboren und »stirbt als Eigentum seines späteren Besitzers, dem er alles, was er als sein Selbst erkannt hat, weiter vererbt« (ebd.).
1779 erschien in England das Buch *Observations* von

Pierre Desloges. Es war das erste Mal, dass jemals ein Werk eines Taubstummen verlegt wurde. Darin beschreibt Desloges, wie ihm die Welt erschien, *bevor* er die damals im Entstehen begriffene Gebärdensprache kannte; und wie sie ihm erschien, *als* er dann die Möglichkeit hatte, unter Verwendung der Gebärdensprache mit seinen Mitmenschen in Kontakt und geistigen Austausch zu treten. Desloges konnte, bevor er die Gebärdensprache erlernt hatte (die ihm von einem anderen Taubstummen beigebracht wurde, der Analphabet war), trotz offensichtlich hoher Begabung kaum Gedanken zu einem Ausdruck formen oder sich an logischen Erörterungen beteiligen. Es schien ihm also intellektuell so lange nahezu unmöglich gewesen zu sein, sich auszudrücken, bis er die Gebärdensprache beherrschte (vgl. Sacks 1997). Erst mit ihr stand ihm eine konkrete Methode zur Verfügung, sich mit seiner Umwelt verständigen und austauschen zu können. Es bedeutete für ihn, mit der Umgebung in Kontakt treten, sich an Geschehnissen *mit*beteiligen und in Auseinandersetzungen *mit*sprechen zu können. Die Fähigkeit, sich sprachlich zu artikulieren, ermöglicht es Menschen also nicht nur, anderen, sondern auch sich selbst etwas mitzuteilen. Sprache ist somit ein notwendiger Teil des Denkens und *Mit*-Denkens.

Diese Geschichte zeigt zum einen ganz deutlich, dass sich unsere Fähigkeit, Sprache, Denken, Kommunikationsformen und Kultur zu schaffen, nicht automatisch entwickelt und auch keine bloße biologische Funktion darstellt; sie ist vielmehr in gleichem Maße biologischen, sozialen und historischen Ursprungs. Damit wird auch deutlich, wie stark das Ich und das Selbst durch die Erziehung im engeren Sinn (durch die Eltern) und im weiteren Sinn (durch die Gesellschaft), durch die Lebensbedingungen und durch das, was Gerald Hüther das »Betriebsklima« nennt, geformt wird. Da die syntaktische Sprache erst relativ spät ausreift, geschieht diese Formung, ohne dass sich ein Kind dessen bewusst wird. Es kann darüber nicht reflektieren, kann sich keine Meinung dazu bilden und kann nicht wissen, ob das, was man ihm als Erziehung angedeihen lässt, es zu einem guten Menschen heranreifen lässt.

Eine Sprache zu sprechen und in Begriffen zu denken ist unerlässlich, damit wir innere Stärke (Resilienz) entwickeln können. Da der vorsprachliche Zustand keinen bewussten Zugriff auf das autobiographische Gedächtnis erlaubt, wird das Kind später auch nicht Rückgriff auf das nehmen können, was ihm in früher Kindheit widerfuhr (»frühkindliche Amnesie«), sondern hat nur die Möglichkeit, sich später mit dem Resultat auseinanderzusetzen. Der Psychiater und Neurologe Boris Cyrulnik beschreibt sehr eindrücklich und bewegend seine eigene Geschichte; 1942, im Alter von sechs Jahren, musste er – getrennt von seinen Eltern – nach einer Denunziation allein vor der Gestapo fliehen und entging damit dem sicheren Transport in ein Konzentrationslager. In der Niederschrift seiner Geschichte setzt sich Cyrulnik sehr intensiv mit dem Thema Resilienz auseinander. Zwei Aspekte daraus sind für uns im Zusammenhang dieses Kapitels von Bedeutung: zum einen die Sprache, zum anderen die Geschichtlichkeit des Gedächtnisses. Er schreibt: »Hätte ich meine Eltern vor meinem zweiten Lebensjahr verloren, wäre ich extrem verletzlich geworden. Dann hätte ich nämlich noch nicht über das *emotionale Regulativ meiner Sprachfähigkeit* [Hervorhebung d. Verf.] verfügt. Ich wäre meinen Gefühlen ausgeliefert gewesen, hätte meine Beziehungen nicht steuern und die Belastungen der Folgezeit nicht ertragen können.« (Cyrulnik 2013:102) Und: »Die narrative Wahrheit [die Geschichten, die wir über uns erzählen; d. Verf.] ist nicht die historische Wahrheit; sie ist die Bearbeitung, die das Leben erträglich macht. Wenn die Wirklichkeit wahnsinnig ist, verleihen wir ihr Schlüssigkeit, indem wir eine *Vereinbarung mit unserem Gedächtnis* [Hervorhebung d. Verf.] treffen.«[46] (ebd.:142)

Cyrulnik legt in seinem Buch eindrücklich dar, dass wir uns in *Resonanz zwischen Innen- und Außenwelt* nicht nur erfinden können, sondern vielfach auch erfinden *müssen*, um zu überleben, um sich wie in seinem Fall in einer nach dem Zweiten Weltkrieg zum Teil nicht-wissen-wollenden Gesellschaft zurechtzufinden und als Kind und Jugendlicher traumatische Erfahrungen ertragen zu können. Hat ein Mensch diese Möglichkeit der »narrativen Kohärenz« (Cyrulnik 2013:168), des Benennens nicht, kann er also seine Selbsterzählungen nicht mit den Erzählungen seiner Umwelt verknüpfen, dann erleidet er einen einzigartigen Mangel an historischem Sinn. Er entwickelt ein Lebensgefühl, dem die autobiographische und die geschichtliche Dimension fehlen (vgl. Sacks 1997) und in dem traumatische Ereignisse nur schwer zu bewältigen sind.

Sprache spielt im Yoga und vor allem in der Beziehung zwischen Lehrerin/Lehrer und Schülerin/Schüler eine große Rolle. Nicht nur ist unsere Lehrerin die Vertrauensperson, in deren Hände wir uns im Yoga-Unterricht begeben, auf die wir uns im Üben durch aufmerksames Beobachten körperlich und mental einstimmen und die oft auch unsere Motivation ist, immer wieder übend auf die Matte zu gehen. Das gesprochene Wort, der methodische und philosophische Hintergrund der jeweiligen Übungseinheit schafft zwischen beiden eine Beziehung und gibt dem Tun einer gesamten Yoga-Gruppe ebenfalls eine Kontinu-

46 Boris Cyrulnik, *Rette dich, das Leben ruft.* © 2013 Ullstein Buchverlage GmbH, Berlin.

ität und Stimmigkeit im Tun. Jede Lehrer-Schüler-Beziehung schreibt so ihre eigene Geschichte, bildet ihren ganz eigenen *intersubjektiven*[47] *Raum* (Jessica Benjamin) und choreographiert ihre eigene Qualität von In-Kontakt- und In-Austausch-Sein. Wir, die Autorinnen, stellen uns vor, dass unser Gehirn im Erzählen und in der Reflexion von philosophischen Aspekten oder von Erfahrungen im Yoga-Üben beginnt, das Erfahrene wie in einem ganz neuen Lernzyklus zu entwickeln und neben das bereits bestehende Repertoire von Verhaltens- und Denkmustern zu legen. In dem Zyklus

- Erfahrungen zu machen (im Yoga-Üben),
- sich der Empfindungen bewusst zu werden (im Nachspüren einer Übung),
- diese Empfindungen und die damit zusammenhängenden Gedanken in einem philosophischen Rahmen zu reflektieren,

geschieht genau das, was Pädagoginnen und Pädagogen einen *erfahrungsorientierten Lernzyklus* nennen (u.a. nach Kolb 1994, auf der Basis von Kurt Lewin). In diesem Prozess haben wir die Möglichkeit, die Erfahrungen im Yoga mit unserem augenblicklichen inneren Selbstkonzept in Beziehung zu setzen. Wir können abwägen, was

47 Die Philosophin Jessica Benjamin beschreibt mit ihrer Theorie der Intersubjektivität ein Verhältnis zwischen zwei Personen, die sich nicht als voneinander getrennte Objekte erfahren, sondern sich ihrer eigenen Subjektivität und der der anderen Person bewusst sind. Beide müssen bereit sein, den anderen anzuerkennen, um sich selbst in der Anwesenheit des anderen erfahren zu können. Benjamin geht davon aus, dass wir ein Bedürfnis nach Anerkennung haben, und gleichzeitig auch die Fähigkeit, andere unsererseits anzuerkennen. Wir besitzen also (nicht nur neurophysiologisch durch unser Spiegelneuronensystem!) sowohl das emotionale Potenzial als auch das Bedürfnis, uns jenseits von Idealisierung und Machtverhältnissen wechselseitig anzuerkennen, statt uns voneinander abzugrenzen (vgl. Benjamin 2002).

gerade gut war, was wir nach dem Yoga-Kurs an Eindrücken mit nach Hause nehmen, was wir im Alltagsleben davon stärken und kultivieren und was wir loslassen möchten. Des Weiteren können wir beobachten, welche auftauchenden Gedanken und Empfindungen uns momentan verwirren und uns zunächst ratlos lassen.
Die Möglichkeiten, nach außen und nach innen zu uns selbst sprechen zu können, unserem Tun eine Bedeutung geben zu können, etwas in einen sinnhaften und doch nicht für alle Zeiten festgeschriebenen Zusammenhang stellen zu können, mögen auch in dem enthalten sein, was uns gleich das erste *Yoga-Sutra* von Patañjali mit auf den Weg gibt: *»atha yoganusasanam«*, »Jetzt beginnt die autorisierte Unterweisung im Yoga« (Übersetzung in der Version von Desikachar, in: Desikachar/Krusche 2007:33). Bindungsfähigkeit und Hingabe zwischen Lehrenden und Schülern sind die Voraussetzungen für diesen Prozess, der ernsthaft und mit weitreichenden Konsequenzen für das spätere Leben verbunden zu sein scheint (vgl. ebd.).

Autonomie entwickeln – selbstwirksam werden

Die *Suche nach Bedeutung* ist angeboren, die *Umsetzung in sinnhafte Strategien*, mit denen wir im Alltag bestehen können, ist erlernt. In allen Entwicklungsstadien des Lernens kommt es zu einem fein abgestimmten Wechselspiel zwischen genetisch vorbestimmten, also angeborenen zellulären und molekularen Programmen auf der einen und Umwelteinflüssen, Erfahrungen, Kommunikations- und Lernvorgängen auf der anderen Seite. Die genetische Ausstattung bestimmt den groben Schaltplan im Gehirn und die grundlegende Art, wie Nervenzellen untereinander kommunizieren. Die erfahrungs- und lerngesteuerte Feinabstimmung dieser Schaltpläne dient dazu, unsere neuronalen und synaptischen Netzwerke zu präzisieren und zu optimieren (vgl. Braun 2003).

Die Entwicklungsneurobiologin Anna Katharina Braun umschreibt diese Ebene der Beziehung zwischen Individuum und Umwelt mit dem Bild, dass die Umwelt wie eine Pianistin auf der »Tastatur« der Gene spielt. Sie greift damit in die Komplexität der molekularen Entwicklungsprogramme der Nervenzellen ein und führt so den alten Disput darüber, was angeboren und was erworben ist, ad absurdum. Denn beides ist untrennbar miteinander verknüpft: »Während die Rahmenbedingungen der Leistungskapazitäten im Gehirn über die genetische Ausstattung vorgegeben sind, entscheiden Umweltfaktoren darüber, wieweit und in welche Richtung dieses Spektrum ausgeschöpft wird. Der ›Pianist‹ kann also auf der ihm vorgegebenen Klaviatur entweder eine Symphonie kreieren, oder er kann eine simple Melodie bzw. chaotische Töne schaffen.« (Braun 2004:3)

Vor diesem Hintergrund erklärt Braun den seit langem bekannten »Lerntrieb« bei Kindern neurobiologisch mit der Hypothese, dass unser Gehirn sich seine Anregungen und seine Abwechslung »sucht« und Möglichkeiten entwickelt, Denk- und Erklärungskonzepte zu erstellen. Den Grund für diese Suche, insbesondere in den Jahren, wenn unser Gehirn noch jung und unerfahren ist, sieht Braun darin, dass wir jeden Lernerfolg als Glücksgefühl erfahren (vgl. Braun 2003). Tierexperimente haben gezeigt, dass im Zuge eines solchen Lernerfolgs körpereigene »Glücksdrogen« (Dopamin) ausgeschüttet werden. Diese Tatsache macht »das kindliche Gehirn quasi von Natur aus ›lernsüchtig‹. Es sucht den ›Kick‹ und nutzt hierzu seine offenbar unerschöpfliche Leistungskapazität« (Braun 2003:7).

Es gibt jedoch einen ganz entscheidenden Unterschied

zwischen dem erwachsenen, erfahrenen und dem kindlichen, noch im Wachstum befindlichen, unreifen Gehirn: Im kindlichen Gehirn hinterlassen insbesondere emotionale Erfahrungen viel tiefere und dauerhaftere Spuren als im erwachsenen Gehirn. Das heißt: Unsere frühen Sinneseindrücke, Erfahrungen und Lernprozesse prägen die Entwicklung und Ausreifung der noch unreifen funktionellen Schaltkreise in unserem Gehirn. In dieser sensiblen Zeit werden bei uns die neuronalen Grundlagen für unsere Denkkonzepte und die individuellen Strukturen für die individuelle Art und Weise unseres Lernens sowie für unser mit jedem Lernprozess untrennbar verknüpftes emotionales Erleben angelegt. Das Zeitfenster, in dem all dies geschieht, liegt weit vor der Schulzeit; Braun verortet es in die ersten drei bis fünf Lebensjahre (ebd.). Vor diesem Hintergrund wird ersichtlich, wie wichtig es ist, uns in allen Prozessen der Persönlichkeitsentwicklung im Erwachsenenalter, wie beispielsweise auch im Üben von Yoga, unsere Zeit für die Verarbeitung dessen zu lassen, was wir darin erfahren. Yoga üben bedeutet »eine passende Anstrengung auf uns [zu] nehmen«, um uns »dem Zustand von Yoga anzunähern, ihn zu erreichen und aufrechtzuerhalten« (YS I,13; Desikachar 2003:30f.).

Genau wie in unserer Kindheit machen wir uns auch in diesem Übungssystem mit den *uns gegenwärtig gegebenen Bedingungen* auf den Weg. Machen wir uns bewusst, dass unser jetziges Gehirn ein Produkt seiner *erfahrungsabhängigen Plastizität* ist, dann wird auch klar, warum es so wichtig ist, Yoga besonnen und mit einer positiven Einstellung sich selbst gegenüber zu üben. Deswegen ist es im wahrsten Sinne des Wortes eine Wohltat, wenn wir im Yoga-Unterricht von einer Lehrerin bzw. einem Lehrer angeleitet werden, die/der uns »einlädt, motiviert und inspiriert« (Hüther), uns einfühlsam begleitet, uns in unserem So-Sein wie auch in unserem Bemühen respektiert und Möglichkeiten eröffnet, uns im Üben spielerisch zu erfahren und auszuprobieren.

Veränderungen, Krisen, Übergänge »meistern« und innere Stärke entwickeln

Wir alle kennen Empfindungen wie »Ich weiß, dass du weißt, wie ich fühle« oder »Ich weiß, dass du weißt, dass ich weiß, wie du fühlst«. Diese Fähigkeit, in Resonanz mit einem anderen Menschen zu gehen, zeigt, dass unsere Konzepte über unseren Lebenslauf und die Art, wie wir unser Leben interpretieren, stark von den Konzepten der Gesellschaft geprägt sind, in der wir aufgewachsen sind und in der wir leben. Diese Konzepte sind es, die uns erlauben, uns in einer *sozialen Realität* zu verorten, aus unseren Erfahrungen mit ihr zu lernen, unsere Persönlichkeit in ihr zu entwickeln und uns dadurch als einer Gesellschaft zugehörig zu erfahren (vgl. Singer 2003; Bauer 2006a).

Am Ende dieses Buches fassen wir den Aspekt der Neurowissenschaften, der für unsere Arbeit im Yoga die stärkste Bedeutung hat, zusammen mit: Erfahrungen zu bewältigen und Widerstandskraft zu entwickeln ist ohne *Neuroplastizität* nicht möglich. Die Entdeckung der Form- und Veränderbarkeit neuronaler Netze entsprechend ihrer Nutzung und Erfahrungsverarbeitung ist eine ganz entscheidende Erkenntnis der modernen Hirnforschung und löst die mechanistischen Metaphern des 18., 19. und 20. Jahrhunderts vom Gehirn als hydraulischem Apparat, Rechenmaschine oder Computer ab. Heute geht die Forschung davon aus, dass unser Gehirn genauso wird, wie und wofür wir es gern und daher auch intensiv benutzen.

Wann immer wir also nach langem Ringen eine wichtige Entscheidung treffen oder eine Erfahrung machen, die uns unter die Haut geht, werden im Gehirn bestimmte Netzwerke stabilisiert. In solchen Situationen werden der kognitive und der emotionale Anteil des dazugehörigen neuronalen Netzwerks im präfrontalen Kortex miteinander verbunden. Wiederholen sich Erfahrungen in ähnlichen Zusammenhängen, verdichten sie sich zu einer Art übergeordneter Erfahrung (Meta-Erfahrung), zu einer inneren Einstellung, einer inneren Überzeugung, einem inneren Konzept (vgl. auch Hüther, in: Eckoldt 2013:50f.).

Damit besitzt unser Gehirn die großartige Eigenschaft, sich zeit unseres Lebens verändern zu können – und das vor allem unter einer wichtigen Bedingung: dass wir uns möglichst oft und intensiv freuen, über das, was wir tun oder lernen, und dass wir dem, was uns Spaß bereitet, uns persönlich motiviert und befriedigt, möglichst oft nachgehen und damit Freude in unserem Leben etablieren.

»There is only one Yoga and this is your intimacy with life«, sagt der Yoga-Lehrer und -Philosoph Marc Whitwell und betrachtet die Art, wie wir unseren Platz in der Welt einnehmen, wie ein von uns selbst gestaltetes Kunstwerk. Wir alle sind darin eine perfekte Künstlerin und ein perfekter Künstler. Unser Körper ist mit seiner Anatomie in diesem Sinne der Ausdruck der »Intelligenz des Lebens«. Wir, die Autorinnen, halten es für einen befreienden Gedanken auf dem Yoga-Weg, die Quelle dieser Intelligenz nicht als abwesend oder getrennt von uns zu sehen, sondern sie als etwas aufzufassen, was sich bereits durch unser pures Dasein ausdrückt.

»So, do your own Yoga!« (Mark Whitwell)

ANHANG

Literatur

Ambo, Phie: *Free the Mind. Kann ein Atemzug Dein Denken verändern?* Dokumentarfilm, mindjazz pictures, Köln 2012

Amthor, Frank: *Das menschliche Gehirn für Dummies.* Wiley-VCH Verlag, Weinheim 2013

Ballreich, Rudi / Hüther, Gerald: *Du gehst mir auf die Nerven! Neurobiologische Aspekte der Konfliktberatung – Ein Workshop für MediatorInnen, SupervisorInnen und OrganisationsberaterInnen,* Auditorium Netzwerk, Mülheim 2009

Bartens, Werner: *Körperglück. Wie gute Gefühle gesund machen.* Droemer Verlag, München 2010

Bauer, Joachim: *Das Prinzip Menschlichkeit. Warum wir von Natur aus kooperieren,* Verlag Hoffmann und Campe, Hamburg 2006

Bauer, Joachim: *Warum ich fühle, was Du fühlst – Intuitive Kommunikation und das Geheimnis der Spiegelneuronen,* Heyne Verlag, München 2006

Bauer, Joachim: *Das Gedächtnis des Körpers,* Piper Verlag, 8. Auflage München / Zürich 2006a

Begley, Sharon: *Neue Gedanken – Neues Gehirn. Die Wissenschaft der Neuroplastizität beweist, wie unser Bewusstsein das Gehirn verändert,* Goldmann Verlag, München 2007

Benjamin, Jessica: *Der Schatten des Anderen. Intersubjektivität, Gender, Psychoanalyse,* Verlag Stroemfeld / Nexus, Frankfurt am Main / Basel 2002

Benjamin, Jessica: *Die Fesseln der Liebe. Psychoanalyse, Feminismus und das Problem der Macht,* S. Fischer Verlag, Frankfurt am Main 1999

Benjamin, Jessica: *Phantasie und Geschlecht. Psychoanaly-*

tische Studien über Idealisierung, Anerkennung und Differenz, S. Fischer Verlag, Frankfurt am Main 1996

Blech, Jörg: *Gene sind kein Schicksal. Wie wir unsere Erbanlagen und unser Leben steuern können*, S. Fischer Verlag, Frankfurt am Main 2010

Blech, Jörg: http://www.netdoktor.de/Magazin/Gene-und-Umwelt-Wir-sind-nich-11161.html (letzter Zugriff 2014-05-26)

Braun, Anna Katharina / Meier, Michaela: »Wie Gehirne laufen lernen Oder: Früh übt sich, wer ein Meister werden will!«. In: Z.f.Päd – 50. Jahrgang 2004, Heft 4, S. 507–520

Braun, Anna Katharina: »Wie Gefühle unser Gehirn verändern. Oder: Was Hänschen nicht lernt, lernt Hans nimmermehr?«. In: Forum Loccum, Nr. 4 / Nov. 2003, 22. Jahrgang, S. 7–11

Braun, Katharina: »Wie Gehirne laufen lernen«. In: Magdeburger Wissenschaftsjournal 2 / 2004, S. 3–12

Broad, William, J.: *The Science of Yoga. Was es verspricht und was es kann*, Herder Verlag, Freiburg 2012

Cantieni, Benita: »Wie gesundes Embodiment selbst gemacht wird«. In: Storch, Maja / Cantieni, Benita / Hüther, Gerald / Tschacher, Wolfgang, Embodiment. *Die Wechselwirkung von Körper und Psyche verstehen und nutzen*, Verlag Hans Huber, Bern 2006, S. 99–125

Carmichael, Mary: »Dünger für's Gehirn«. In: Stern – Gesund Leben, 1/2009,

Cyrulnik, Boris: *Rette Dich, das Leben ruft*, Ullstein Verlag, 2. Auflage, Berlin 2013

Cyrulnik, Boris: *Mit Leib und Seele. Wie wir Krisen bewältigen*, Hoffmann und Campe Verlag, Hamburg 2007

Damasio, Antonio R.: *Ich fühle, also bin ich. Die Entschlüsselung des Bewusstseins*, List Verlag, München 2000

Damasio, Antonio R.: *The feeling of what happens;* siehe deutsche Übersetzung unter Damasio 2000

Damasio, Antonio: *Descartes' Irrtum. Fühlen, Denken und das menschliche Gehirn,* List Verlag, München 1994

Davidson, Richard / Begley, Sharon: *Warum wir fühlen, wie wir fühlen. Wie die Gehirnstruktur unsere Emotionen beeinflusst und wie wir darauf Einfluss nehmen können,* Arkana Verlag, München 2012

Desikachar, T. K. V.: *Über Freiheit und Meditation, das Yoga Sutra des Patanjali. Eine Einführung,* Verlag Via Nova, Petersberg 2003

Desikachar, T. K. V. / Krusche, Hellfried: *Das verborgene Wissen bei Freud und Patanjali,* Theseus Verlag, Stuttgart 2007

Desphande, P. Y. / Bäumer, Bettina: *Patanjali – Die Wurzeln des Yoga,* O. W. Barth Verlag, München 2010

Duhigg, Charles: *Die Macht der Gewohnheit. Warum wir tun, was wir tun,* Piper Verlag, München 2014

Ebert, Dietrich: *Physiologische Aspekte des Yoga,* Georg Thieme Verlag, Leipzig 1986

Eckoldt, Matthias: *Kann das Gehirn das Gehirn verstehen? Gespräche über Hirnforschung und die Grenzen unserer Erkenntnis,* Carl Auer Verlag, Heidelberg 2013

Eliade, Mircea: *Yoga – Unsterblichkeit und Freiheit,* Insel Verlag, Frankfurt am Main 1977

Esch, Tobias: *Die Neurobiologie des Glücks.* Thieme Verlag, Stuttgart 2012

Feldenkrais, Moshé: *Das starke Selbst. Anleitung zur Spontanität,* Suhrkamp Verlag, Frankfurt am Main 1992

Feuerstein, Georg: *Die Yoga Tradition,* Yoga Verlag, Wiggensbach 2008

Fredrickson, Barbara I.: *Die Macht der guten Gefühle. Wie eine positive Haltung Ihr Leben dauerhaft verändert,* Campus Verlag, Frankfurt am Main 2011

Funderburk, James: *Science Studies Yoga*, Himalayan Institute of Science and Yoga, Honesdale 1977

Gigerenzer, Gerd: *Bauchentscheidungen. Die Intelligenz des Unbewussten und die Macht der Intuition*, Goldmann Verlag, München 2008

Gigerenzer, Gerd: *Risiko. Wie man die richtigen Entscheidungen trifft*, C. Bertelmann Verlag, München 2013

Gladwell, Malcolm: BLINK*! Die Macht des Moments*, Piper Verlag, München 2007

Glet, Beate / Trökes, Anna: *Hatha-Yoga-Pradipika. Eine Abhandlung über den Hatha-Yoga*, Übersetzung ins Deutsche auf der Grundlage der französischen Übersetzung von Tara Michaël und der englischen Übersetzung von Swami Digambarji. Eigenverlag, Berlin 2014

Goleman, Daniel: *Konzentriert Euch! Eine Anleitung zum modernen Leben*, Piper Verlag, München 2014

Hasenkamp, Wendy, et al.: »Mind Wandering and Attention During Focused Attention«. In: Neuroimage 59, Nr. 1 (2012), S. 750–760

Hanson, Rick: *Das Gehirn eines Buddha. Die angewandte Neurowissenschaft von Liebe, Glück und Weiheit*, Arbor Verlag, Freiburg i. B. 2010

Hanson, Rick: *Denken wie ein Buddha. Gelassenheit und innere Stärke durch Achtsamkeit*, Irisiana Verlag, München 2013

Hanson, Rick: *Just* 1 *Thing. So entwickeln Sie das Gehirn eines Buddha*, Arbor Verlag, Freiburg i. B. 2012

Hanson, Rick / Dr. Mendius, Richard: *Meditationen, um das Gehirn zu verändern. Wie wir unsere Nervenbahnen neu verdrahten* (Hörbuch mit 3 CDs). Windpferd Audio, Oberstdorf 2009

Hartley, Linda: *Somatic Psychology. Body, Mind and Meaning*, Whurr Publishers Ltd., London / Philadelphia 2004

Hermann-Ruess, Anita: *Wirkungsvoll präsentieren*, BusinessVillage GmbH, Göttingen 2010
Herschkowitz, Norbert: *Was stimmt: Das Gehirn. Die wichtigsten Antworten*, Verlag Herder, Freiburg 2007
Hölzel, Britta: *Die große Achtsamkeitsbox. Das Standardwerk*, 1 DVD & 2 CDs. 5W Verlag, Berlin 2012
Hölzel, Britta: *Neurobiologische Mechanismen der Achtsamkeitsmeditation*, DVD eines Vortrags auf der Jahrestagung der MEG, Bad Kissingen 2012, Auditorium Verlg, Schwarzach 2012
Huber, Michaela: *Trauma und die Folgen*, Junfermann Verlag, Paderborn 2003
Hüther, Gerald: *Bedienungsanleitung für ein menschliches Gehirn*, Gerald Vandenhoeck & Ruprecht, Göttingen 2006
Hüther, Gerald: *Brainwash*, 3 Vorlesungen auf DVD, Auditorium Netzwerk, Joker's edition, Mülheim / Baden 2006
Hüther, Gerald: *Die Evolution der Liebe*, Vandenhoeck & Ruprecht, Göttingen 2006
Hüther, Gerald: *Die Macht der inneren Bilder. Wie Visionen das Gehirn, den Menschen und die Welt verändern*, Vandenhoeck & Ruprecht, Göttingen 2008
Hüther, Gerald: *Was wir sind und was wir sein könnten. Ein neuro-biologischer Mutmacher*, S. Fischer Verlag, Frankfurt am Main 2011
Jurja, Alexander: *Das Gehirn in Aktion. Einführung in die Neuropsychologie*, Rowohlt Verlag, Hamburg 1992
Kabat-Zinn, Jon: *Zur Besinnung kommen*, Arbor Verlag, Freiamt im Schwarzwald 2008
Kandel, Eric R. / Schwartz, James H. / Jessell, Thomas M.: *Neurowissenschaften. Eine Einführung*, Spektrum – Akademischer Verlag, Heidelberg 2012
Kast, Bas: *Wie der Kopf dem Bauch beim Denken hilft.*

Die Kraft der Intuition, S. Fischer Verlag, Frankfurt am Main 2007
Kast, Verena: *Was wirklich zählt, ist das gelebte Leben,* Kreuz Verlag, Freiburg 2010
Katie, Byron: *Lieben, was ist. Wie vier Fragen Ihr Leben verändern können,* Goldmann Verlag, München 2002
Koestler, Arthur: *Die Nachtwandler. Die Entstehungsgeschichte unserer Welterkenntnis,* Suhrkamp Verlag, Frankfurt am Main 1980
Markl, Hubert: »Das Menschenbild als Palimpsest«. In: Gehirn & Geist 7/2004, S. 40–41
Metzinger, Thomas (Hg.): *Grundkurs Philosophie des Geistes.* Bd. 1: *Phänomenales Bewusstsein,* Mentis Verlag, Paderborn 2006
Ogden, Pat / Minton, Kekuni / Pain, Claire / van der Kolk, Bessel: *Trauma und Körper: Ein sensumotorisch orientierter psychotherapeutischer Ansatz,* Junfermann Verlag GmbH, Paderborn 2010
Ott, Ulrich: *Meditation für Skeptiker. Ein Neurowissenschaftler erklärt den Weg zum Selbst,* O. W. Barth Verlag, München 2010
Ott, Ulrich: *Yoga für Skeptiker. Ein Neurowissenschaftler erklärt die uralte Weisheitslehre,* O. W. Barth Verlag, München 2013
Peirce, Charles S.: »Some consequences of four incapacities«. In: Journal of Speculative Philosophy 2, 1868, S. 140–157
Pert, Candace B.: *Moleküle der Gefühle – Körper, Geist und Emotionen,* Rowohlt Verlag, Reinbeck / Hamburg 2007
Precht, Richard David: *Wer bin ich? Und wenn ja, wie viele? Eine philosophische Reise,* Goldmann Verlag, München 2007
Radatz, Sonja: *Einführung in das systemische Coaching,* Carl-Auer Verlag, Heidelberg 2010
Reddemann, Luise / Dehner-Rau, Cornelia: *Trauma – Fol-*

gen erkennen, überwinden und an ihnen wachsen, Trias Verlag, Stuttgart 2004

Reddemann, Luise / Wetzel, Sylvia: *Der Weg entsteht unter deinen Füßen: Achtsamkeit und Mitgefühl in Übergängen und Lebenskrisen,* Kreuz Verlag, Freiburg 2011

Reich, Kersten: *Die Ordnung der Blicke. Perspektiven des interaktionistischen Konstruktivismus,* Band 1 und 2, Verlag Luchterhand / Beltz, Neuwied u. a. 1998

Rizzolatti, Giacomo / Sinigaglia, Corrado: *Empathie und Spiegelneurone. Die biologische Basis des Mitgefühls,* Suhrkamp Verlag, Frankfurt am Main 2008

Robin, Mel: *A Handbook for Yogasana Teachers. The Incorporation of Neuroscience, Physiology, and Anatomy into the Practice,* Wheatmark Verlag, Tuscon / Arizona 2009

Roth, Gerhard: *Aus Sicht des Gehirns,* Suhrkamp Verlag, Frankfurt am Main 2003

Roth, Gerhard: *Das Gehirn und seine Wirklichkeit. Kognitive Neurobiologie und ihre philosphischen Konsequenzen,* Suhrkamp Verlag, Frankfurt am Main 1997

Roth, Gerhard: *Das verknüpfte Gehirn, Bau und Leistung neurobiologischer Netzwerke,* Vorlesung auf DVD, auditorium netzwerk, Joker's edition, Mühlheim / Baden 2002

Roth, Gerhard: *Fühlen, Denken, Handeln,* Suhrkamp Verlag, Frankfurt am Main 2003

Roth, Gerhard: *Fühlen, Denken, Handeln. Wie das Gehirn unser Verhalten steuert,* Suhrkamp Verlag, Frankfurt am Main 2001

Roth, Gerhard: *Selbst und Identität aus neurobiologischer Sicht,* Vorlesung auf DVD, auditorium netzwerk, Joker's edition, Mühlheim / Baden 2004

Roth, Gerhard: *Persönlichkeit, Entscheidung und Verhalten,* Verlag Klett-Cotta, Stuttgart 2008

Sacks, Oliver: »Im Strom des Bewusstseins«. In: Gehirn & Geist 4/2005, S. 32–40
Sacks, Oliver: *Stumme Stimmen. Reise in die Welt der Gehörlosen,* Rowohlt Verlag, Reinbek bei Hamburg 1997
Saint-Exupéry, Antoine: *Der Kleine Prinz,* Karl Rauch Verlag, Düsseldorf 1956
Searle, John R.: *Geist. Eine Einführung,* Suhrkamp Verlag, Frankfurt am Main 2006
Seifert, Edith: *Seele – Subjekt – Körper. Freud mit Lacan in Zeiten der Neurowissenschaften,* Psychosozial Verlag, Gießen 2008
Sentker, Andreas / Wigger, Frank (Hg.): *Rätsel Ich. Gehirn, Gefühl, Bewusstsein,* Die Zeit – Wissens Edition, Spektrum Akademischer Verlag, Heidelberg 2007
Siefer, Werner / Weber, Christian: *Ich. Wie wir uns selbst erfinden,* Piper Verlag, München 2008
Siegel, Daniel S.: *Wie wir werden, die wir sind. Neurobiologische Grundlagen subjektiven Erlebens & die Entwicklung des Menschen in Beziehungen,* Junfermann Verlag, Paderborn 2006
Siegel, Daniel: *Das achtsame Gehirn,* Arbor Verlag, Freiamt 2007
Siegel, Daniel: *Mindsight – Die neue Wissenschaft der persönlichen Transfomation,* Goldmann Verlag, München 2012
Singer, Wolf / Ricard, Matthieu: *Hirnforschung und Meditation. Ein Dialog,* Suhrkamp Verlag, Frankfurt am Main 2008
Singer, Wolf: *Bindungsprobleme. Neurobiologische Überlegungen,* Audio CD supposé Köln
Singer, Wolf: *Der Beobachter im Gehirn. Essays zur Hirnforschung,* Suhrkamp Verlag, Frankfurt am Main 2002
Singer, Wolf: *Unser Menschenbild. Neuere Erkenntnisse*

der Hirnforschung, Vorlesung auf DVD. auditorium Netzwerk, Jokers edition, Mühlheim / Baden 2006
Singer, Wolf: *Unser Menschenbild – Neuere Erkenntnisse der Hirnforschung,* Vortrag anlässlich der Systemischen Supervisionstage im Mai 2004 in Heidelberg, Vorlesung auf DVD. auditorium Netzwerk, Jokers edition, Mühlheim / Baden 2004
Skuban, Ralph: *Patanjalis Yogasutra,* Arkana Verlag, München 2011
Solms, Mark / Turnbull, Oliver: *Das Gehirn und die innere Welt. Neurowissenschaft und Psychoanalyse,* Patmos Verlag, Düsseldorf 2007
Sperling, George: »The information available in brief visual interpretations. Psychological Monographs: General and Applied« 74 (11, Whole No. 498), 1960, pp. 1–29
Spitzer, Manfred: *Braintertainment. Expeditionen in die Welt von Geist & Gehirn,* Verlag Schattauer, Stuttgart 2006
Spitzer, Manfred: *Vom Sinn des Lebens,* Verlag Schattauer, Stuttgart 2006
Sri Aurobindo: *Bhagavadgita,* Verlag Hinder + Deelmann, Gladenbach 2005
Sriram, R.: *Das Yogasutra, Von der Erkenntnis zur Befreiung,* Theseus Verlag, Berlin 2006
Stark, H. / Bischof, A. / Scheich, H.: »Increase of extracellular dopamine in prefrontal cortex of gerbils during acquisition of the avoidance strategy in the shuttlebox«. In: Neuroscience Letters 264, 1999, S. 77–88
Stark, H. / Bischof, A. / Wagner, T. / Scheich, H.: »Activation of the dopaminergic system of medial prefrontal cortex of gerbils during formation of relevant associations for the avoidance strategy in the shuttle-box«. In: progress in Neuropsychopharmacology and Biological Psychiatry 25, 2001, S. 409–426

Stark, H. / Bischof, A. / Wagner, T. / Scheich, H.: Stages of avoidance strategy formation in gerbils are correlated with dopaminergic transmission activity. In: European Journal of Pharmacology 405, 2000, S. 263–275

Storch, Maja / Riedener Astrid: *Ich packs! Selbstmanagement für Jugendliche. Ein Trainingsmanual für die Arbeit mit dem Züricher Ressourcenmodell,* Verlag Hans Huber, Bern 2006

Storch, Maja / Krause, Frank / Küttel, Yvonne: *»Ressourcenorientiertes Selbstmanagement für Lehrkräfte. Das Zürcher Ressourcen Modell ›*ZRM®‹«. In: M. Rothland (Hg.), *Belastung und Beanspruchung im Lehrerberuf. Modelle, Befunde, Interventionen,* VS Verlag für Sozialwissenschaften, Wiesbaden 2007, S. 290–309

Storch, Maja: »Wie Embodiment in der Psychologie erforscht wurde«. In: Storch, Maja / Cantieni, Benita / Hüther, Gerald / Tschacher, Wolfgang: *Embodiment. Die Wechselwirkung von Körper und Psyche verstehen und nutzen,* Verlag Hans Huber, Bern 2006, S. 37–72

Storch, Maja/Krause, Frank: *Selbstmanagement – ressourcenorientiert. Grundlagen und Trainingsmanual für die Arbeit mit dem Zürcher Ressourcen Modell* ZRM, Hans Huber Verlag, Bern 2002

Thompson, Richard F.: *Das Gehirn. Von der Nervenzelle zur Verhaltenssteuerung,* Spektrum Akademischer Verlag GmbH, Heidelberg, Berlin 2001

Todd, Mabel, E.: Der Körper denkt mit, Verlag Hans Huber, Bern / Göttingen / Toronto / Seattle 2003

Triebel Thome, Anna: *Bewegung – ein Weg zum Selbst,* Junfermann-Verlag, Paderborn 2004

Wenk, Mechthild: »Über die Bedeutung des Atems für den menschlichen Körper vom Anatomisch-Physiologischen und Biochemischen her gesehen«. In: Middendorf, Ilse: *Der erfahrbare Atem*, Jungfermann-Verlag, Paderborn 1995

Wertheim, Margaret: *Die Himmeltür zum Cyberspace. Von Dante zum Internet*, Amman Verlag, Zürich 2000

Weintraub, Amy: *Yoga for Depression. A compassionate Guide to Relieve Suffering Through Yoga*, Broadway Books, 2004

Weintraub, Amy: *Yoga Skills for Therapists. Effective Practices for Mood Management*, W. W. Norton & Company, New York / London 2012

Wesselhöft, Thomas: *Yoga und Augentraining*, Schirner Verlag, Darmstadt 2008

Wetzel, Sylvia: *Achtsamkeit und Mitgefühl. Mut zur Muße statt Hektik und Burnout*, Klett-Cotta Verlag, Stuttgart 2014

Wolz-Gottwald, Eckard: *Yoga-Philosophie-Atlas*, Verlag Via Nova, Petersberg o. J.

Abbildungsnachweis

Abb. 1: Die Linse unserer Wahrnehmung – gezeichnet von Nike Schenkl

Abb. 2a/b: Das Hand-Gehirn-Modell (geschlossen und geöffnet) – gezeichnet von Nike Schenkl

Abb. 3: Aufbau einer Nervenzelle – gezeichnet von Bettina Knothe

Abb. 4: Linke und rechte Hirnhemisphäre – gezeichnet von Nike Schenkl

Abb. 5: Übersicht Großhirnrinde – gezeichnet von Nike Schenkl

Abb. 6: Aufbau der Pyramidenzellschicht in der Großhirnrinde – gezeichnet von Bettina Knothe

Abb. 7: Gehirnregionen des Zwischenhirns, des limbischen Systems und des Hirnstamms – gezeichnet von Nike Schenkl

Abb. 8: Der hohe und der niedrige Weg der Informationsverarbeitung – erstellt von Bettina Knothe

Abb. 9: Die drei großen Motivations- und Gefühlssysteme – erstellt von Bettina Knothe

Abb. 10: Modellhafte Übersicht über die funktionellen Zusammenhänge der Motivations-und Belohnungssysteme im Gehirn – erstellt von Bettina Knothe

Abb. 11: Neuronale Verknüpfungen im Gehirn – gezeichnet von Nike Schenkl

Abb. 12: Der Präfrontalkortex und mittlere präfrontale Regionen – gezeichnet von Nike Schenkl

Abb. 13: Die Nabe des Bewusstseins – gezeichnet von Nike Schenkl

Abb. 14: Atmung über einen Nasengang – Foto: Anna Trökes

Abb. 15: Gunas – gezeichnet von Anna Trökes

ANNA TRÖKES

DIE KLEINE YOGA-PHILOSOPHIE

Grundlagen und Übungspraxis verstehen

Anna Trökes führt in den Kosmos yogischer Philosophie ein und bietet erstmalig ein leicht zugängliches und übersichtliches Werk für alle Interessierten. Wer seiner Praxis mehr Hintergrund geben möchte, bekommt hier Geschichte und Grundideen der großen Weisheitslehre in einem Guss. Denn Yoga umfasst viel mehr als nur die bekannten Körperstellungen. Es ist ein Weg, der jeden zu seinem wahren seelischen Selbst führen kann.

Ein spannender philosophischer Begleiter für das ganze Yoga-Leben

»Mit dem Buch ... hat Yoga-Expertin Anna Trökes ein Buch für alle geschrieben, für die Yoga mehr als nur ein Workout ist.«
brigitte.de

O.W. BARTH

ULRICH OTT

YOGA FÜR SKEPTIKER

Ein Neurowissenschaftler erklärt die uralte Weisheitslehre

Ulrich Ott verbindet Weisheit, Wissenschaft und Praxis des Yoga zu einem kompakten Basiswissen. Präzise erklärt er, warum Yoga als Körper-, Atem- und Bewusstseinsschulung so enorm wertvoll und wirksam ist. Für jeden dieser Bereiche erhält man viele anschaulich erklärte und sofort umsetzbare Übungen, die aufeinander aufbauen und optimal für Beginner sind.

O.W. BARTH

YOGA FÜR SKEPTIKER